托幼一体化教材

中等职业教育精品教材

· 幼儿保育系列 ·

版

幼儿卫生与保健

主　编　喻正莹　贾　鲁

副主编　邓　猛　权莉春

王春红　郭艳丽

孙明哲

中国人民大学出版社

·北京·

图书在版编目（CIP）数据

幼儿卫生与保健：微课版 / 喻正莹，贾鲁主编. --北京：中国人民大学出版社，2023.12
中等职业教育精品教材. 幼儿保育系列
ISBN 978-7-300-31844-8

Ⅰ. ①幼… Ⅱ. ①喻… ②贾… Ⅲ. ①幼儿－卫生保健－中等专业学校－教材 Ⅳ. ① R174

中国国家版本馆 CIP 数据核字（2023）第 122011 号

托幼一体化教材
中等职业教育精品教材·幼儿保育系列
幼儿卫生与保健（微课版）
主　编　喻正莹　贾　鲁
副主编　邓　猛　权莉春　王春红　郭艳丽　孙明哲
You'er Weisheng yu Baojian

出版发行　中国人民大学出版社
社　　址　北京中关村大街 31 号　　邮政编码　100080
电　　话　010－62511242（总编室）　010－62511770（质管部）
　　　　　010－82501766（邮购部）　010－62514148（门市部）
　　　　　010－62515195（发行公司）　010－62515275（盗版举报）
网　　址　http://www.crup.com.cn
经　　销　新华书店
印　　刷　天津中印联印务有限公司
开　　本　787 mm × 1092 mm　1/16　　版　　次　2023 年 12 月第 1 版
印　　张　14.75　　印　　次　2023 年 12 月第 1 次印刷
字　　数　290 000　　定　　价　49.00 元

前言

儿童是祖国的希望、民族的未来。幼有所育，让每名儿童都能伴随新时代的脚步茁壮成长是全党全社会的共同心愿。守护儿童健康，就是为人民谋幸福、为中华民族的伟大复兴添砖加瓦，这也是每一个儿童保健人的使命与担当。

本教材依据《幼儿园教师专业标准（试行）》《教师教育课程标准（试行）》《幼儿园保育教育质量评估指南》《托育机构保育指导大纲（试行）》的要求编写而成，课程内容体现了最新的幼儿保育的具体要求，编写方向与新课标理念一致，注重课程结构改革。

党的二十大报告提出：把保障人民健康放在优先发展的战略位置，重视心理健康和精神卫生。“幼儿卫生与保健”作为幼儿保育专业的一门核心课程，是研究如何保护和增进幼儿健康的一门综合性学科，它探究影响幼儿健康成长的各种因素，提出与幼儿身心发展相适应的各项卫生要求和措施，指导广大保教人员为幼儿创设良好的卫生环境，促进幼儿身心健康发展。本教材以当前学前心理学、学前教育学、学前卫生学、保健学和儿科医学为理论支撑，立足科学性与先进性，密切结合托幼机构的工作实践，系统地阐述了幼儿卫生与保健的基本知识与技能，注重保教结合、保教并重，引导学生树立正确的保教观，提高学生综合运用幼儿卫生与保健的知识解决幼儿园工作实际问题的能力，具有较强的实用性和指导性。

本教材采用“项目—任务”编写模式，包括基础理论、见习实习、特殊养护三部分内容。基础理论部分包括项目一至项目五，即幼儿的身体特点、幼儿的营养卫生、守护幼儿心理健康、幼儿疾病的预防与护理、幼儿安全教育和意外事故现场救护。见习实习部分包括项目六和项目七，即幼儿园保健活动与卫生、幼儿园环境卫生。特殊养护部分包括项目八，即特殊儿童的养护卫生。特殊养护体现了融合教育的理念，顺应党的二十大提出的强化特殊教育普惠发展的需要。每个项目下设有教学导航、知识图谱、项目引入、实践操作、项目小结、同步练习、学习评价等模块，每个任务下设有案例导入、知识准备、资料贴吧、任务实施、任务测评等环节。本教材体例新颖，编排上有较强的逻辑性，呈现形式多样化，兼具知识性、操作性与趣味性。本教材有电子课件、微课、微视频等立体化教材配套资源，为教师实现因材施教和“教学做一体化”，以及学生进行个性化学习提供支持。

本教材由来自高等师范学校、职业学校、省级示范园等的多名一线教师联合编写。聊城幼儿师范学校喻正莹老师、聊城高级财经职业学校贾鲁老师担任主编，华东师范大学邓猛教授、西宁市世纪职业技术学校权莉春老师、东阿县实验幼儿园王春红园长、淄博信息工程学校郭艳丽老师、聊城幼儿师范学校孙明哲老师担任副主编。全书由喻正莹老师负责统稿，邓猛教授负责审稿。

在本教材的编写过程中，我们参考了同行专家的研究成果，得到了中国人民大学出版社的大力支持，在此一并表示衷心的感谢！

由于编写时间仓促、编者水平有限，本教材难免有疏漏及不当之处，恳请广大读者批评指正。

编　者

2023 年 8 月

目录

项目一 幼儿的身体特点

教学导航

教学目标	知识目标	1. 认识人体形态、结构和生理功能 2. 明白幼儿身体的解剖结构特点和生理特点 3. 认识幼儿生长发育的规律
	技能目标	1. 在相应理论指导下，联系实际，领会幼儿保教要求和操作要点 2. 初步掌握不同年龄阶段幼儿的保育要点
	素养目标	熟悉并配合家长做好保教工作，激发爱岗敬业和服务社会的精神
教学方法	任务驱动教学法、讲授法	
建议学时	10 课时	
实践操作	健康观察	

知识图谱

- 幼儿的身体特点
  - 幼儿的生理解剖特点
    - 动作执行者——运动系统
    - 气体交换站——呼吸系统
    - 食品的加工——消化系统
    - 物质运输线——循环系统
    - 尿液的产生和排出——泌尿系统
    - 化学信使——内分泌系统
    - 人体“司令部”——神经系统
    - “看与听”的感觉器官——眼睛和耳
    - 身兼数职的器官——皮肤
    - 身体防御机构——免疫系统
    - 幼儿生殖系统
  - 幼儿的生长规律与测评
    - 年龄阶段划分法
    - 幼儿生长发育的含义及规律
    - 影响幼儿生长发育的因素
    - 生长发育的评价指标
    - 生长发育的评价方法
  - 实践操作：健康观察

项目引入

婴儿一出生就具有人体的基本结构和生理功能。在从出生到发育成熟的近20年的时间里，人体的器官和功能还要发生一系列的变化。本项目着重介绍幼儿的解剖生理特点和生长发育特点，这些内容也是学习全书知识的基础。

任务一 幼儿的生理解剖特点

案例导入

下午爸爸去幼儿园接女儿楠楠，这时天要下雨了，姥姥打电话催他们早点回家，可是楠楠赖在地上不肯走，让爸爸拽她起来。爸爸可能一时用力过猛，楠楠被拽起后疼哭了。回到家洗手时，姥姥发现楠楠抬不起右手，才觉得问题严重，赶紧和爸爸一起送楠楠去医院看急诊。从拉拽到看急诊大概隔开一个小时，接诊医生非常有经验，打招呼哄楠楠，趁其不备，把她袖子提起来摆弄了一下，说复位好了，全程大概十秒钟。一两分钟后楠楠的胳膊就能抬起来了。爸爸和姥姥都松了一口气。离开时，医生给了爸爸一份桡骨小头半脱位的科普材料。

请分析楠楠出现这种问题的原因，并思考该如何避免类似事件的发生。

知识准备

人体可以分为头、颈、躯干和四肢四部分。头由脑颅和面颅组成。颅腔内容纳脑，与椎管里的脊髓相连；颈是头与躯干相连的部分，较短而运动灵活。躯干的前面可分为胸部和腹部；后面可分为背、腰、臀等部分。躯干内部的体腔以膈肌为界，分为胸腔和腹腔。四肢包括上肢和下肢各一对。上肢包括肩、上臂、肘、前臂、手等部分。下肢粗壮，有髋、大腿、膝、小腿、足等部分。

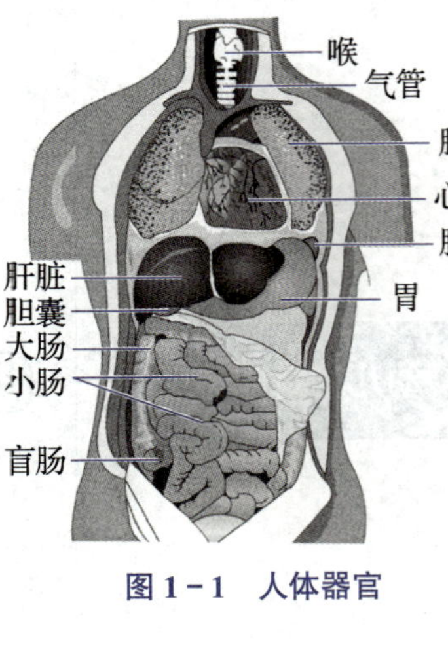

图1-1 人体器官

人体由数以亿计的细胞构成，细胞是人体结构和功能的基本单位。结构相似、功能相关的细胞和细胞间质共同构成组织，例如上皮组织、肌肉组织。多种类型的组织按一定的次序集合在一起，构成具有特定形态，能够执行特定生理功能的器官，如心脏、肺、肝脏、脾脏、胃等（见图1-1）。若干功能相近的器官组成系统。人体中各个系统的活动各自独立又互相联系，每个组成部分都有各自独特的结构和功能，各部分之间又相互联系、密切合作，形成一个统一的整体，共同完成正常的生命活动。

人体的生命活动具有新陈代谢、兴奋性、生长发育、生殖、遗传和变异等基本特征，其中，最基本的特征是新陈代谢。新陈代谢一旦停止，生命也就结束了。新陈代谢包括同化作用和异化作用两个基本方面。同化作用是人体从外界摄取各种营养物质，把它们转化成自身物质或暂时储存起来，这个过程要吸收能量；异化作用是人体把组成自身的物质或储存于体内的物质不断进行分解，并把分解后的终产物排出体外，这个过程会释放能量。同化作用和异化作用是对立统一的两个过程，同时进行，互相依赖，密不可分。同化作用大于异化作用是幼儿生长发育的基本保证。

一、动作执行者——运动系统

人的运动有简单的动作，还有高级活动如语言、书写等，这些动作都是在神经系统支配下，由运动系统来实现的。

（一）运动系统的组成和功能

人体的运动系统由骨、骨连结和骨骼肌（见图 1－2）组成。骨和骨连结构成人体的支架，称为骨骼（见图 1－3）。

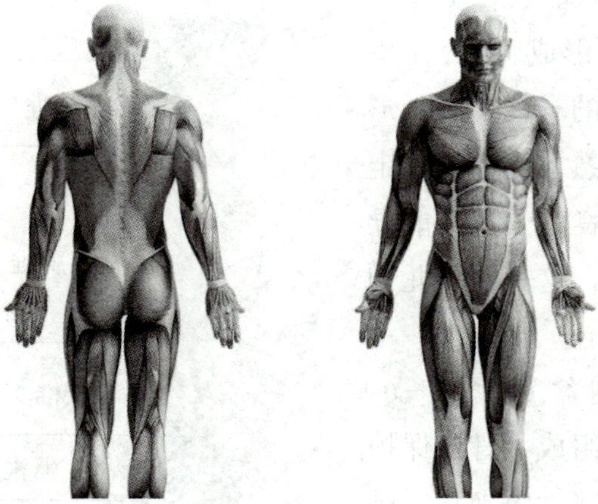

图 1－2　人体骨骼肌

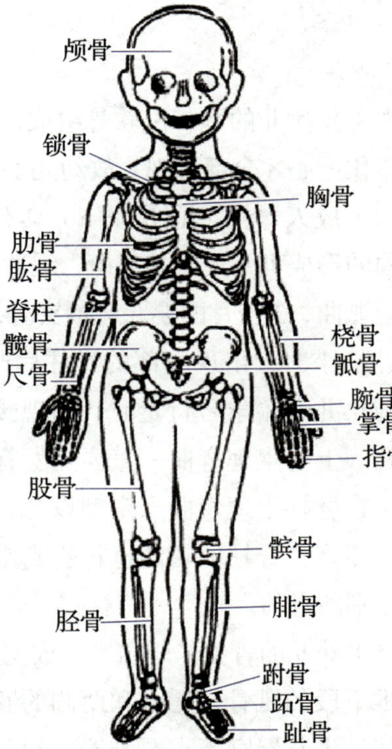

图 1－3　人体骨骼

（二）幼儿运动系统的特点

1. 骨骼

（1）与成年人相比，幼儿的骨组织中含有的有机物相对较多，无机物相对较少，因而硬度小，易弯曲或变形，要注意培养幼儿良好的姿势。一旦发生骨折，常出现折而不断的现象，称为“青枝骨折”。

（2）新生儿颅骨尚未发育完全，颅骨顶部留有间隙，由结缔组织膜覆盖，称囟门，分为前囟和后囟（见图 1－4）。通常出生时，后囟就很小或已闭合，最晚在 2 ～ 4 个月时闭合。前囟一般在 1 ～ 1.5 岁时闭合。

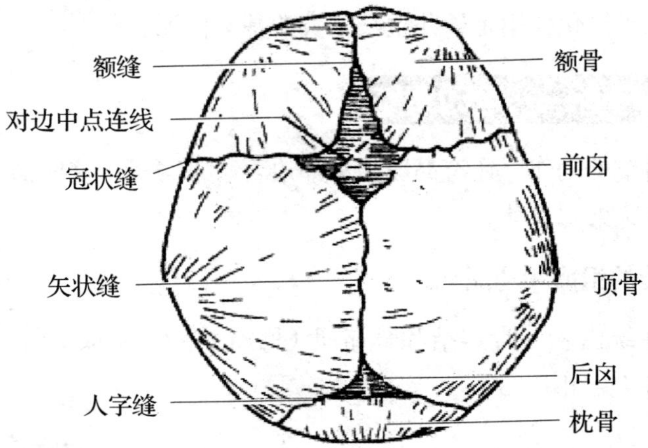

图 1－4　囟门

（3）新生儿的腕骨由软骨组成，6 个月后逐渐出现骨化中心；10 个月左右，8 块腕骨的骨化中心才全部出现，故幼儿手部力量不足。

（4）成人脊柱（见图 1－5）具有四个生理弯曲，即颈曲、胸曲、腰曲、骶曲。这些弯曲的形成可令人保持平衡，缓冲运动时从脚下传来的震动，保护内脏。新生儿的脊柱仅有骶曲，3 个月的婴儿会抬头时，出现颈曲；6 个月的婴儿能坐时，出现胸部的脊柱后凸，形成胸曲；1 岁左右的小儿开始学习行走时，出现腰部的脊柱前凸，形成腰曲。上述生理弯曲一直要到发育成熟才能完全固定下来。在脊柱生理弯曲未定型以前，不良的体姿可能导致脊柱变形，脊柱的功能也将受到影响，这是在幼儿期需要特别注意的。

（5）幼儿的骨盆未长结实。成人的骨盆（见图 1－6）由脊椎下段的骶骨、尾骨和两侧的髋骨组成，骨盆保护着膀胱、生殖器官等重要脏器。幼儿的髋骨由坐骨、耻骨和髂骨（见图 1－7）三块骨借着软骨连在一起，一般

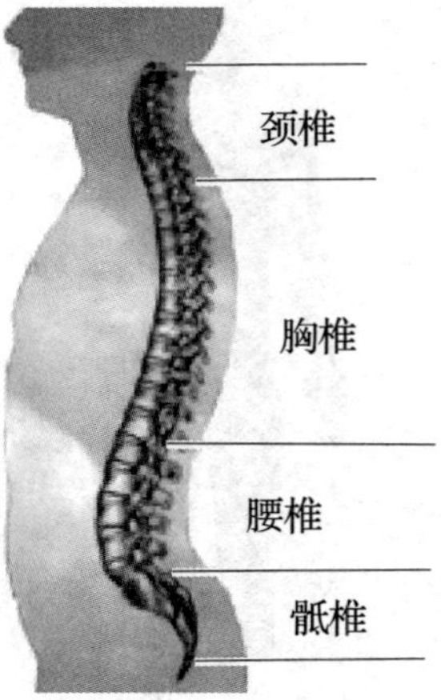

图 1－5　脊柱

要到25岁左右，髋骨才能成为一块完整的骨。由于这种特点，幼儿在蹦蹦跳跳的时候要特别注意安全，尤其不要从高处向硬的地面跳，避免三块骨头在外力的作用下发生移动和错位，女孩尤其要注意。

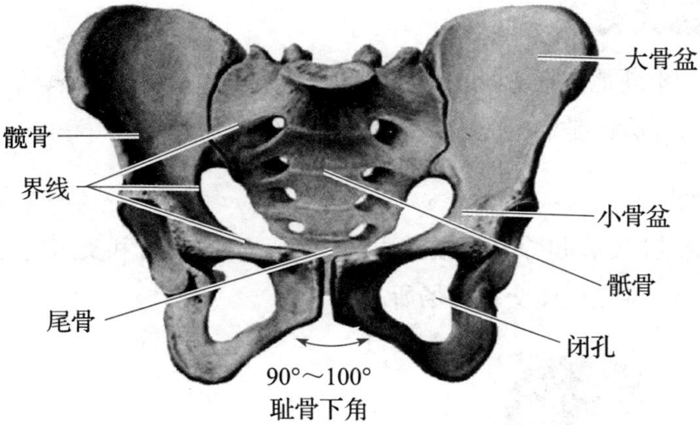

图1－6　骨盆（女性）

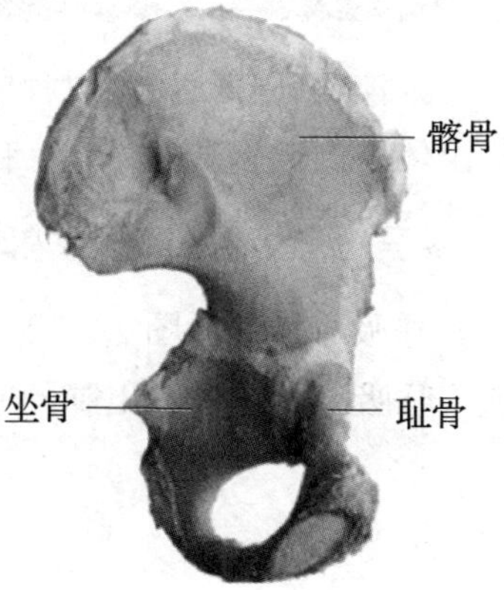

图1－7　髋骨

2. 肌肉

幼儿肌肉柔软，收缩力差，容易疲劳，但因新陈代谢旺盛，也易恢复；肌肉群发育不平衡，大肌肉发育早，小肌肉发育迟。3～4岁的幼儿上下肢的活动已比较协调，但手部的细小肌肉群发育较迟，还不能很好地拿笔和拿筷子。5岁之后这些小肌肉群才开始发育，才能比较协调地做精细的动作。

3. 肘关节和韧带

（1）幼儿肘关节较松，当肘部处于伸直位置时，若被猛力牵拉手臂就可能导致肘关节损伤，造成“牵拉肘”，这是一种常见的肘关节半脱臼现象。肘部受伤后，手臂不能再活动，医生复位后还要注意保护，以免再次使肘关节受伤。

（2）幼儿脚底的肌肉韧带还不结实。幼儿会站立和走路以后逐渐出现脚弓，若运动量不合适，容易使脚弓塌陷，形成“扁平足”。

（三）幼儿运动系统的保育要点

1. 在组织活动时，做适宜的运动项目

（1）注意安全，预防骨折、脱臼、肌肉损伤等伤害性事故的发生，避免用力过猛牵拉幼儿手臂，防止脱臼和肌肉损伤。不宜从高处往硬的地面上跳，以免损伤骨盆。

（2）合理锻炼小肌肉群的力量和协调性，使孩子的上下肢均参加活动，且交替使用。

微课
学前儿童运动系统的保健

2. 培养良好的坐、立、行姿势，以防脊柱变形

培养良好体姿，做到坐有坐相，站有站相。坐着时，两脚平放在地上，不耸肩，不佝背，身体坐正；站着时，身体正，腿不弯，抬头挺胸，不浑身乱扭。

3. 衣服鞋帽应宽松适度

过小或过紧会影响骨骼和肌肉的发育；过于肥大则活动不便，并影响动作的发展。

二、气体交换站——呼吸系统

人体在新陈代谢的过程中，不断地消耗氧气，同时产生二氧化碳，人体吸入氧气并排出体内二氧化碳的过程，称为呼吸，是通过呼吸系统完成的。

（一）呼吸系统的组成和功能

呼吸系统（见图 1－8）包括呼吸道和肺。呼吸道由鼻、咽、喉、气管和支气管组成。呼吸道是气体进出肺的通道；肺是气体交换的场所。

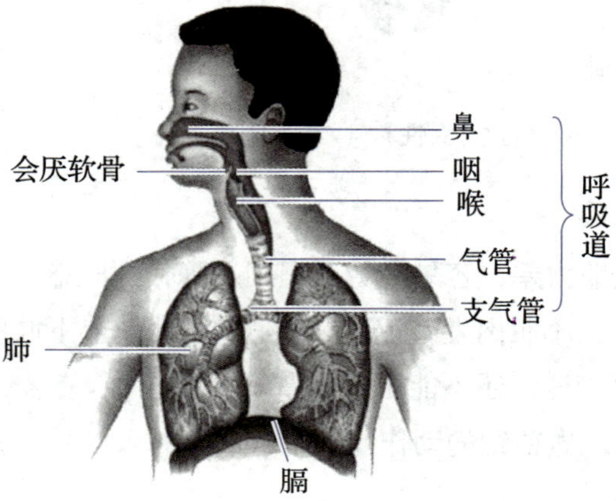

图 1－8　人体呼吸系统

1. 呼吸道

鼻腔是呼吸道的起始部分，体外的空气通过鼻腔后，会变得清洁、湿润、温暖，从而减轻对呼吸道和肺的刺激。鼻是保护肺的第一道防线；鼻还是嗅觉器官。

咽是呼吸道与消化道的共同通道，分别与鼻腔、口腔和喉腔相通。鼻咽部两侧各有一个咽鼓管的开口，与中耳相通。

喉是呼吸通道也是发音器官，是呼吸道最狭窄的部位。喉腔的前上部有一块叶状的会厌软骨，吞咽时，会厌软骨就会遮住喉的入口，防止食物进入气管。声带位于喉腔两侧壁，呼出的气流引起声带振动，发出声音。

气管和支气管内壁覆有一层带纤毛的黏膜，黏膜分泌的黏液将来自体外的灰尘和微生物黏住，并通过纤毛的不断摆动扫到咽部，形成痰经咳嗽吐出来。

2. 肺

肺是气体交换的场所，血液里的二氧化碳进入肺被呼出；吸入的氧气进入肺泡，再经血液循环运往全身。

胸腔有节律地扩大与缩小，称呼吸运动。呼吸的快慢与年龄和活动强度有关。

微课
学前儿童呼吸系统的特点

（二）幼儿呼吸系统的特点

1. 年龄越小，呼吸越快

幼儿因为新陈代谢快，需氧量大，但胸腔狭窄，肺容量小，一次吸入和呼出的气体量少，所以只能靠加快呼吸频率来代偿，呼吸频率较成人快（见表 1－1）。若空气污浊，幼儿很容易缺氧。

表 1－1　不同年龄呼吸次数的平均值

年龄	新生儿	0～1 岁	2～3 岁	4～7 岁
每分钟呼吸次数	40～44	30	24	22

2. 发育不完善

（1）由于幼儿的鼻腔内还未长鼻毛，不能阻挡灰尘和细菌，因此易受感染。

（2）幼儿的咽鼓管短而水平，当咳嗽或擤鼻涕时，口咽部的病原体易通过咽鼓管进入中耳，引起中耳炎。

（3）幼儿的声带短而薄，且不够坚韧，肌肉容易疲劳。

（4）幼儿的肺弹性差，肺泡数量少，气体交换能力弱。

（三）幼儿呼吸系统的保育要点

1. 培养幼儿良好的呼吸卫生习惯，正确擤鼻涕

微课
学前儿童呼吸系统的保健

引导幼儿养成用鼻呼吸的习惯，不用口呼吸；不要挖鼻孔；打喷嚏或咳嗽时捂住口鼻；学会正确擤鼻涕，即轻轻捂住一侧鼻孔，擤完一侧，再擤另一侧。

2. 保护声带

鼓励幼儿以自然优美的声音唱歌、说话，避免大声喊叫，杜绝蒙头睡觉；幼儿音域窄，不宜唱成人的歌曲，且唱歌时间不要过长；严防异物进入咽、喉部；经常通风换气，保持室内空气新鲜。

3. 科学地进行户外活动和体育锻炼

多给幼儿喝水，保持呼吸系统湿润状态；可以增强幼儿呼吸肌的力量，促进胸廓和肺的正常发育，增加肺活量；注意避免让幼儿在雾霾天气进行户外锻炼。

4. 防止异物进入呼吸道

不要让幼儿玩纽扣、硬币、药片、豆粒之类的物品，教育幼儿不要把上述物品放进口鼻内；吃饭、喝水时不要哭笑和打闹，防止异物进入呼吸道。

三、食物的加工——消化系统

我们每天摄取的食物必须经过消化和吸收，才可以变成可被人体吸收的营养物质。

食物的消化和吸收是由消化系统完成的。

（一）消化系统的组成和功能

消化系统由消化管和消化腺两部分组成（见图 1－9）。消化系统的功能是摄取食物并进行消化，吸收其中的营养物质，将剩余的残渣排出体外。

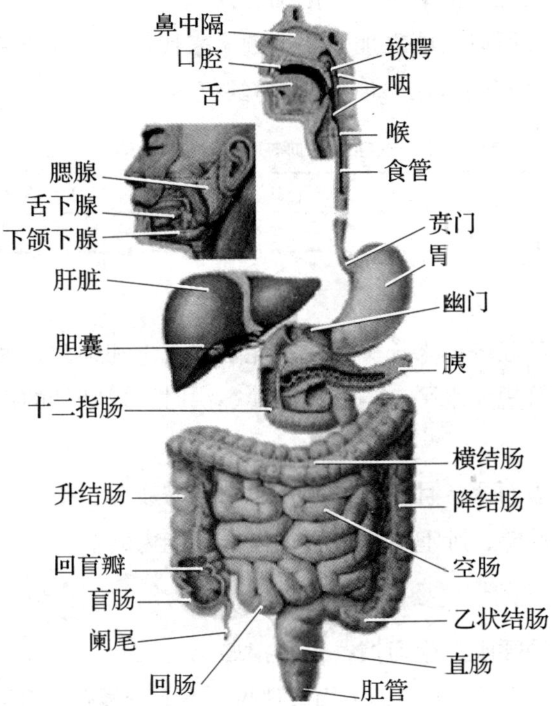

图 1－9　人体消化系统

消化管包括口腔、咽、食管、胃、小肠（包括十二指扬、空肠、回肠）、大肠（包括盲肠、阑尾、结肠、直肠、肛管）、肛门等。消化腺是可以分泌消化液的腺体，包括唾液腺、胃腺、肠腺、肝脏和胰腺等。消化腺有导管与消化道相通，消化液通过导管流入消化道，对消化道内的食物进行消化。

（二）幼儿消化系统的特点

1. 牙齿

微课

学前儿童消化系统的特点

乳牙（见图 1－10）在出生 6 个月开始萌出，2 ～ 3 岁出齐，共 20 颗。

乳牙的正常萌出对于幼儿有重要意义：可以保证幼儿咀嚼功能的正常进行，帮助消化；促进颌骨的正常生长，使面容和谐自然；有助于发音正常，口齿清晰；有助于恒牙顺利萌出。

幼儿牙釉质薄，牙本质密度低，容易被酸腐蚀而患龋齿。幼儿阶段的营养对恒牙是否坚固有很大的影响。

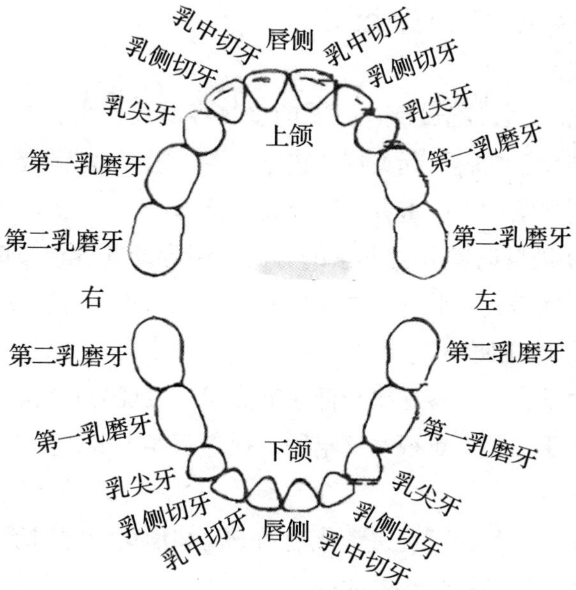

图 1－10　乳牙

6 岁左右开始出现第一颗恒牙，是“第一恒磨牙”，又称“六龄齿”。上、下、左、右共四颗六龄齿，长在乳磨牙的里面，并不与乳牙替换。

2. 胃

胃是消化道最庞大的部分，上连食道，下接小肠，能暂时储存食物，对食物进行初步的消化，并经过胃蠕动把食物推送至小肠。

3. 小肠和大肠

小肠是最主要的消化吸收场所。小肠内有多种消化酶，可以充分地消化食物。小肠壁上有环形的褶皱和丰富的绒毛，增加了小肠的吸收面积，有利于小肠的吸收。

大肠能暂时储存粪便，并通过肠道的运动将粪便排出体外。

幼儿的肠管较长，肠黏膜毛细血管及淋巴管丰富，吸收能力强。但是肠壁肌肉发育不完善，神经调节能力差，容易发生肠道功能紊乱，引起腹泻或便秘。

4. 幼儿的消化能力弱

幼儿肝功能不健全，分泌胆汁少，对脂肪的消化能力弱；解毒功能差。此外，肝脏内肝糖原储存较少，在饥饿时容易出现低血糖症状。

幼儿胰腺发育尚未完善，消化脂肪、蛋白质的能力较弱，容易发生消化不良。

（三）幼儿消化系统的保育要点

1. 保持口腔卫生，保护乳牙和六龄齿

幼儿 5 ～ 6 个月将要出牙时，可以给予其适宜的刺激，例如烤馍片、面包干等稍微有点硬度的食物，让幼儿磨磨牙床，促使牙齿萌出。2 岁左右的幼儿学会饭后漱口，3 岁左右的幼儿学会正确刷牙，养成好习惯。幼儿不宜吃过冷、过热、过硬的食物。要定期检查幼儿的牙齿，发现龋齿应及时治疗。

2. 合理安排膳食

幼儿的食管较细、短，吃过辣、过烫的食物容易烫伤食管壁；吃坚硬的食物如鱼刺、碎骨片等易刺破食管黏膜引起炎症；边吃边谈笑则容易把米粒、黄豆、花生仁等呛入喉腔或气管引起剧烈咳嗽，严重者甚至造成窒息死亡。

要合理安排幼儿进餐时间和营养素的分配，引导幼儿养成按时进餐的习惯，不偏食、不吃零食、不暴饮暴食。此外，要多饮水，多吃粗粮和含膳食纤维多的蔬菜（如芹菜、青菜、红薯等），防止便秘。

幼儿的肝脏发育不完善，容易出现低血糖症状，表现为心慌、出冷汗、乏力。为幼儿准备的膳食不应过于油腻，重视幼儿早餐，提倡营养丰富、少食多餐，避免一次进食过多而引起消化不良。

保持进餐时的愉快情绪，可促进消化液的分泌和消化管的蠕动，提高消化能力。进餐前 1 小时不吃零食，以免影响正餐的进行。

3. 防止便秘，预防脱肛

引导幼儿养成每天在相对固定时间排便的习惯，从而形成条件反射，一到时间就产生便意。防止因玩耍便意被抑制而出现大便干燥、便秘等。

幼儿长期消化不良、腹泻，会导致肛门松弛、直肠脱出；长期便秘，排便时十分用力，也会使直肠脱出。防止幼儿脱肛要做到彻底治疗腹泻；保持大便通畅，不久坐便桶。

四、物质运输线——循环系统

人体从外界摄取的营养物质和吸入的氧气，要运输到体内各个细胞；而体内的各个细胞产生的二氧化碳等废物要运输到排泄器官。这些都要依靠循环系统完成。

（一）循环系统的组成和功能

1. 血液循环系统

血液循环系统是一个密闭的连续性管道系统（见图 1－11），它由心脏和血管组成，血液在其中流动。

心脏主要由心肌构成，是循环系统中的动力。心脏每分钟搏动的次数叫作心率。

血管分为动脉、静脉和毛细血管三类。动脉是将血液由心脏带至全身各处的器官组织的血管。静脉是将血液从全身各部分运回心脏的血管。毛细血管是连通于最小的动脉和最小的静脉之间的血管，是血液和组织细胞进行物质交换的场所。

血液由血浆和各种血细胞组成。血浆是血细胞生活的环境，含有 90% ～ 92% 的水分，另有少量的无机盐、蛋白质、葡萄糖等化学物质。红细胞主要成分为红色的血红蛋白，主要功能是携带氧气和一部分二氧化碳。白细胞参与机体的免疫反应。血小板的主要功能是促进止血和加速凝血。

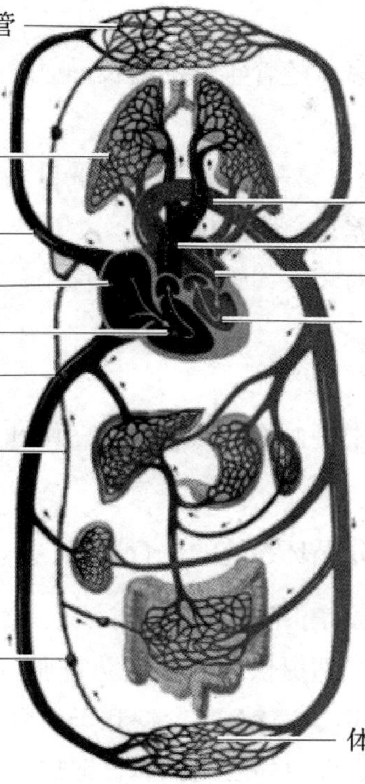

图 1－11　人体血液循环系统

血液由心脏搏出，经动脉、毛细血管、静脉再返回心脏。血液在循环全身的过程中，把携带的氧气和营养物质输送给组织和细胞，再把组织和细胞产生的二氧化碳和其他代谢废物送到肺及排泄器官。

2. 淋巴系统

淋巴系统是血液循环系统辅助部分，由淋巴管、淋巴结和脾脏组成，淋巴管里流动着淋巴液。通过淋巴循环，可把少量由毛细血管渗透出的蛋白质和由小肠吸收的大部分脂肪成分运回血液。淋巴液里有淋巴细胞，淋巴细胞有免疫功能，可以消除体内的病原微生物。

（二）幼儿循环系统的特点

1. 心率和血压

幼儿心脏肌纤维细弱，心排血量较小。但幼儿的新陈代谢旺盛，需要的血量大，故心率比成人快，且年龄越小，心率越快（见表 1－2）。

表 1－2　不同年龄心率的平均值

年龄	新生儿	1～12 个月	1～2 岁	3～4 岁	5～6 岁
心率（次 / 分）	140	120	110	105	95

幼儿支配心脏的自主神经发育不全，致使心搏不稳定，节律性差，一般 10 岁以后

才基本稳定下来。

幼儿的血压比成人低得多。随着年龄的增长，血压逐渐升高。

2. 心脏和血管

幼儿时期心脏生长较快，第一年比出生时重量增加 2 倍，5 岁时为刚出生时的 4 倍；心壁较薄，收缩能力较差；心肌易疲劳。

幼儿动静脉血管内径相对较大，管壁薄，弹性小，毛细血管丰富，营养和氧气供应充足。

3. 血液

幼儿血液量较大，血浆中凝血物质、纤维蛋白原和无机盐含量较少，水分多，故幼儿出血时凝血较慢。

（三）幼儿循环系统的保育要点

微课

学前儿童循环系统的保健

1. 合理营养，防止贫血

为幼儿合理提供营养，预防贫血。幼儿生长时期，营养需求量大，生长发育过快，注意多吃含铁和蛋白质丰富、易吸收的食物。

2. 适度进行户外活动和体育锻炼

科学组织幼儿进行体育锻炼和户外活动，把握好运动的形式和持续的时间，增强幼儿机体的免疫力和抵抗力。改善幼儿心肌纤维的收缩性和弹性，运动前要做好准备活动；引导幼儿剧烈运动后不要喝大量的水，防止增加心脏负荷；注意不同体质的幼儿在运动中的表现。

3. 衣着要宽松舒适，有利于血液循环

避免幼儿过度的或突然的神经刺激，否则将会影响心脏的正常机能。幼儿应有正常的睡眠和适当的休息，以保护心脏。

避免用力牵拉幼儿的手臂，防止伤着肘关节。身体锻炼要全面、均衡、多样化；动静交替，劳逸结合。服装宽松适度，衣服和鞋袜不宜过小、过紧，以免影响血液循环。

五、尿液的产生和排出——泌尿系统

人体每天必须排除一定量的尿液。喝水多时，尿量会增加；喝水少时，尿量会减少。排尿对人体有什么意义呢？为什么医生通过化验尿液的各种成分，来了解人体的健康状况？要想知道这些答案，必须了解泌尿系统的组成部分和各个部分的功能。

（一）泌尿系统的组成和功能

1. 组成

泌尿系统由肾脏、输尿管、膀胱、前列腺（男性）和尿道组成（见图 1－12）。肾脏是生成尿液的器官，位于脊柱两侧，左右各一个，呈红褐色扁豆状。输尿管是一对输送尿液的肌性管道，将肾脏产生的尿液输送到膀胱。膀胱位于盆腔内，有暂时储存尿液的作用。尿道是将尿液从膀胱向体外排出的通道。

2. 尿液的形成和排出

当血液流经肾脏时，血浆中的尿素、尿酸、部分无机盐和水，形成尿液，经输尿管流入膀胱储存。当膀胱储尿到一定量时，膀胱内压力逐渐加大，便刺激膀胱壁上的感受器，使之产生兴奋；兴奋经传入神经传到脊髓的排尿中枢，再上传至大脑皮质，使人产生尿意。大脑皮质根据当时的情况决定是否排尿，如果当时情况不适于排尿，大脑皮质就暂时将排尿中枢抑制，等情况许可时，大脑皮质再取消其对排尿中枢的抑制而排尿。

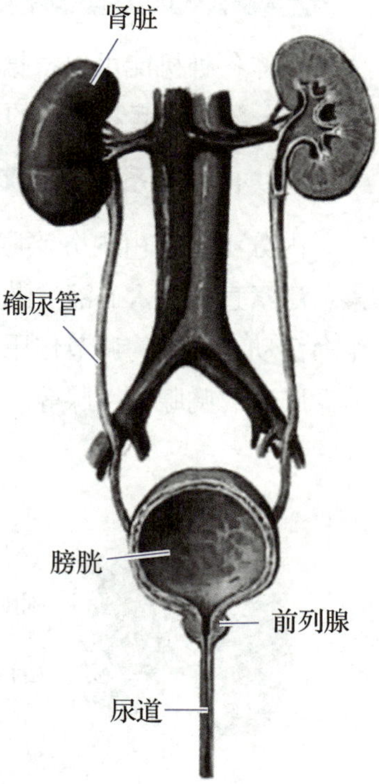

图 1－12　人体泌尿系统（男性）

（二）幼儿泌尿系统的特点

1. 幼儿的肾脏尚未发育完善

幼儿肾脏的重量相对大于成人。在 1 岁前后和 12 ～ 15 岁两个阶段，肾脏的发育最快。幼儿肾脏功能较差，排泄代谢废物的能力相对不如成人。

2. 尿道短，容易发生上行性感染

幼儿的尿道短，尤其女童更短，且女童尿道口离阴道和肛门很近，尿道口容易被粪便等污染。细菌经尿道上行，到达膀胱、肾脏，引起膀胱炎、肾盂肾炎等，叫上行性泌尿道感染。

3. 由“无约束”排尿到“有约束”排尿

3 岁以前的幼儿主动控制排尿能力较差，时常出现遗尿现象。原因有：幼儿新陈代谢旺盛，尿总量相对较多，而膀胱容量小，黏膜柔弱，肌肉层及弹性组织不发达，储尿功能差；幼儿神经系统发育不健全，对排尿的约束能力差。年龄越小，遗尿现象表现得越突出。一般到了 3 岁，幼儿就不尿裤子或者尿床了。

（三）幼儿泌尿系统的保育要点

1. 供给充足的水分

每天让幼儿饮适量的水，使体内的代谢产物及时随尿液排出体外。另外，充足的尿液对尿道有清洗作用，可以减少感染的机会。

2. 养成定时排尿的习惯

应引导幼儿养成定时排尿的习惯，防止尿频、憋尿及遗尿。

3. 注意会阴部的清洁，预防尿路感染

养成每晚睡前给幼儿清洗会阴部的习惯，要用专用的毛巾和盆；教会幼儿擦屁股的正确方法（从前往后）；一般 1 岁左右的幼儿就应穿封裆裤。

六、化学信使——内分泌系统

人体各种机能可以根据内外环境而产生特定的变化，维持人体内环境的动态平衡，其中内分泌系统起着重要的调节作用。

（一）内分泌系统的组成和功能

内分泌系统由内分泌腺和内分泌细胞组成（见图 1－13）。内分泌系统分泌物称激素，激素直接进入血液、淋巴液作用于组织器官细胞，对身体的生长发育和生殖免疫等生命活动有重要的调节作用。人体主要的内分泌腺有：脑垂体、甲状腺、肾上腺、松果体、胰腺、胸腺和性腺等。

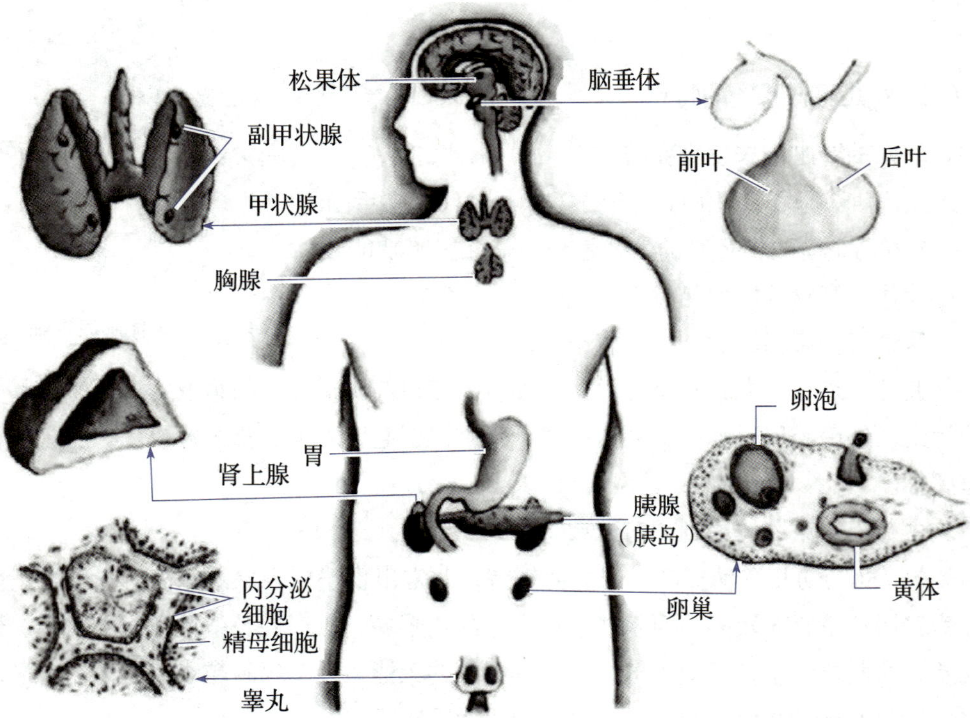

图 1－13 人体内分泌系统[①]

脑垂体是人体最重要的内分泌器官，有“内分泌之王”之称，可分泌多种激素。脑垂体分泌的生长激素能促进人体的生长发育。

甲状腺是人体最大的内分泌腺，分泌甲状腺素。碘是合成甲状腺激素的原料。甲状腺素的主要功能是调节新陈代谢，提高神经系统的兴奋性，具有促进生长发育的作用，对维持骨和脑的发育非常重要。甲状腺素分泌过多或者过少都会影响人体正常生命活动。

胰岛分泌胰高血糖素和胰岛素，胰高血糖素可以使血糖升高，胰岛素使得血糖降低，二者功能对立统一，因此可以调节血糖浓度在一定的正常范围内波动。胰岛素是人

① 为表述方便，这里将男性和女性生殖系统绘制在同一图中。

体内唯一可以降低血糖的激素。

（二）幼儿内分泌系统的特点

1. 脑垂体在睡眠时分泌的生长激素较多

生长激素的分泌昼夜间并不均匀，幼儿入睡后，生长激素才大量分泌，所以睡眠也是使人长高的重要因素。

幼年时生长激素分泌不足会患侏儒症，患者生长迟缓，身材矮小；幼年时生长激素分泌过多，则患巨人症。

2. 缺碘影响甲状腺功能

如果幼儿的食物中碘缺乏，会使得甲状腺激素分泌不足，患“克汀病”，又称“呆小症”，患儿身材矮小，智力明显低下。

（三）幼儿内分泌系统的保育要点

1. 保证足够的睡眠，以促进幼儿正常生长发育

如果幼儿睡眠时间不够或睡眠不安，生长激素的分泌减少，就会影响身高的增长，使遗传的潜力不能得到充分发挥。

微课

学前儿童内分泌系统的保健

2. 合理使用加碘盐

缺碘地区的孕妇和幼儿要注意食用海带、紫菜等含碘丰富的海产品，或食用加碘盐来补充碘。高碘地区的人群则不食用加碘盐。

3. 为幼儿提供科学合理的膳食，防止糖尿病，防止性早熟

幼儿往往因不合理饮食、缺乏锻炼、高脂肪食物引发肥胖，而肥胖恰恰是儿童 2 型糖尿病的重要致病因素。让幼儿多食用谷物、粗粮、豆类及豆制品、水果、蔬菜、坚果等；限制食用糖果、各种膨化食品、蜜饯、碳酸饮料等。

营养品中大多含有激素成分，孩子在食用和大量吸收后，很容易导致性早熟。

七、人体“司令部”——神经系统

人体由功能不同的器官系统组成，然而机体的各种功能并不是孤立的。通过神经系统的调节，使人体成为统一的整体。

（一）神经系统的组成和功能

1. 神经系统的组成

神经系统（见图 1－14）由中枢神经系统和周围神经系统两部分组成。

中枢神经系统包括脑和脊髓。脑位于颅腔内，脊髓位于脊柱的椎管内。脑分为大脑、小脑、脑干三部分。大脑有左、右两个半球，是中枢神经系统最高级的部分，是人体的“司令部”，控制人的感觉、运动、语言、情感、思维等。脊髓起着上通下达的桥梁作用，把接收到的刺激传递到脑，再把脑发出的命令下达到各个器官。

周围神经系统由脑神经和脊神经组成，它们把中枢神经系统与全身各器官联系起来。脑神经支配头部各器官的运动，并接受外界的信息，产生视觉、听觉、嗅觉、味觉等。脊神经的功能主要是感受刺激和支配躯干和四肢的运动。植物性神经由脑神经和脊神经的一部分组成，它是支配内脏运动的神经，根据功能可分为交感神经和副交感神经。各脏器都受到这两种神经的双重支配，它们的作用却是相反的：交感神经兴奋，可使消化管的运动减弱，消化腺的分泌减少；副交感神经兴奋，可使消化管的运动加强，消化腺的分泌增加。

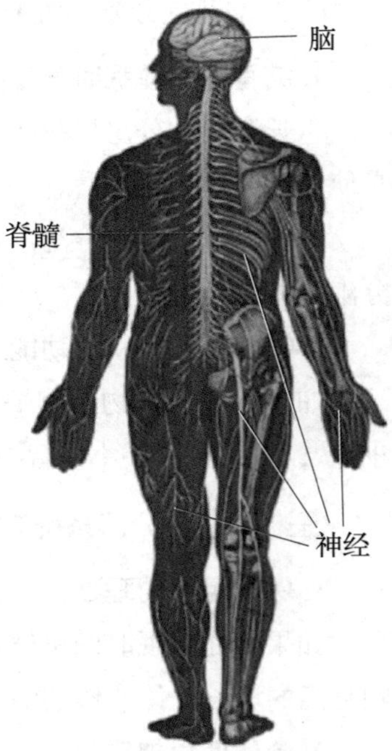

图 1－14　人体神经系统

2. 神经系统的活动方式

神经系统的基本活动方式是反射，反射可分为非条件反射和条件反射两种。非条件反射是生来就具备的本能，是较低级的神经活动，比如食物进入口腔就会引起唾液分泌，就是一种非条件反射。条件反射是后天获得的，它建立在非条件反射的基础上，是一种高级的神经活动，比如“望梅止渴”，看见梅林就流唾液，就是一种条件反射。条件反射的建立提高了人适应环境的能力，一切学习活动和习惯的养成，都是建立条件反射的过程。

3. 大脑皮层活动的某些特性

大脑的最外一层称为大脑皮层，大脑皮层有许多沟和回，大大增加了皮层的表面积。大脑皮层的活动有其规律，了解其中的一些规律对开发智力有很大的帮助。

大脑皮层功能定位：大脑皮层可以分为多个独立的功能区（见图 1－15），又称神经中枢。不同功能区对机体的某一特定的生理机能具有调节和控制作用，较为重要的有躯体感觉中枢和躯体运动中枢。一侧大脑半球的这两个中枢分别管理对侧半身的运动和感觉。例如，左侧大脑半球的躯体运动中枢遭到损伤，会造成右侧躯体出现半身不遂。

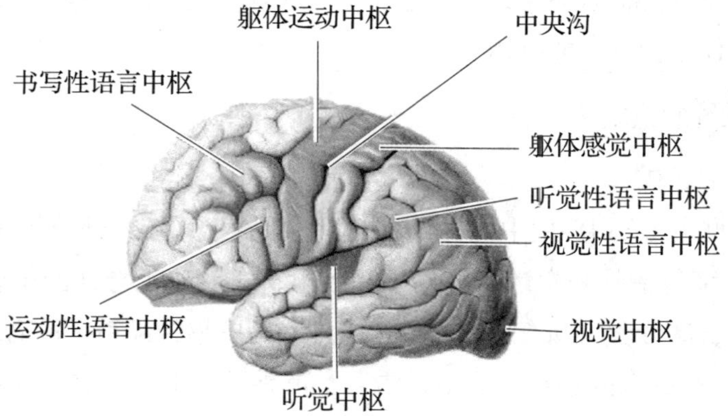

图 1－15　大脑皮层的功能区

此外，大脑皮层还有专门负责视、听和语言的视觉中枢、听觉中枢和语言中枢（包括视觉性语言中枢、听觉性语言中枢、书写性语言中枢、运动性语言中枢）等，语言中枢是人类所特有的功能区。多数人的语言中枢在左侧大脑半球，因此又将左侧大脑半球称为优势半球。

优势原则：人们学习和工作的效率与相关的大脑皮质区域是否处于优势兴奋状态有关。兴趣能促使优势兴奋状态的形成，例如幼儿对感兴趣的事情注意力比较集中，对没有兴趣的刺激则视而不见、听而不闻等。

镶嵌式活动原则：脑是人体的“司令部”，在“司令部”里有着十分细致的分工。当人在从事某一项活动时，只有相应区域的大脑皮质在工作；与这项活动无关的区域则处于休息抑制状态。随着工作性质的转换，大脑皮质的工作区与休息区不断轮换。这种活动方式使大脑皮质的神经细胞能劳逸结合，都能得到充分的休息，从而维持高效率。

动力定型：若一系列刺激总是按照一定的时间、一定的顺序先后出现，当重复多次后，这种时间和顺序的关系就会在大脑皮质上固定下来，条件反射的出现越来越恒定和精确，每当前一个刺激出现，大脑就提前做了准备，知道下面该干什么，这种大脑皮质活动的特性叫动力定型。建立动力定型以后，脑细胞以最经济的消耗收到最大的工作效果。幼儿的一切技能和习惯的训练培养等，就是动力定型的形成过程。

睡眠：睡眠是大脑皮质的抑制过程，当大脑皮层细胞工作超负荷时，其功能活动就会降低，防止进一步损耗，这是大脑皮层的自我保护机制。若大脑过度疲劳，仍继续超时工作、学习，会出现头昏脑涨、反应迟钝等现象。睡眠可使人的精神和体力得到恢复，有规律的、充足的睡眠是生理上的需要。

（二）幼儿神经系统的特点

1. 脑细胞增长

妊娠 3 个月时，胎儿的神经系统已基本成型。出生前半年至出生后第一年是脑细胞数目增长的重要阶段。1 岁以后虽然脑细胞数目不再明显增加，但是细胞的突起却由短变长、由少变多，逐渐形成复杂的网络。脑的迅速增长可从脑重变化得到反映（见表 1－3）。

表 1－3 不同年龄的脑重

年龄	新生儿	6 个月	1 岁	3 岁	6 岁	成人
脑重（克）	350	200	900	1 000	1 200	1 450

2. 中枢神经系统的发育

新生儿的脊髓和延髓发育基本成熟，功能比较完善，保证了呼吸、消化、血液循环和排泄器官的正常活动。

小脑发育较差，是幼儿早期肌肉活动不协调的主要原因。1 岁左右小脑发育迅速，此时幼儿动作发展得特别快。3 岁时小脑的发育基本和成人相同，肌肉活动的协调性大大增强，幼儿的生活与前期相比能基本上自理。这是幼儿 3 岁可以进入幼儿园过集体生活的生理基础之一。

中枢神经系统发育是随年龄的增长而逐渐发育成熟的，出生时神经体细胞体积小，神经纤维短、分支少，对外来刺激不能迅速而精确地进行传导和分化。3 岁左右大脑皮质细胞体积不断增大，8 岁时大脑皮质的发育基本接近成人。

3. 0 ～ 6 岁是生长发育的关键时期

0 ～ 6 岁是大脑生长发育的一个关键阶段（见表 1－4），这个阶段的幼儿只有接触丰富的环境刺激，脑的发育才能完善，控制视觉、听觉、动觉、语言等的区域才能变得更加敏锐。在 0 ～ 6 岁年龄段对幼儿进行教育，可以为其一生的智力发育奠定基础。

表 1－4　0 ～ 6 岁发育关键期

发育关键期	能力类型
3 ～ 6 个月	双手抓握
7 ～ 8 个月	爬行
9 ～ 10 个月	双手动作协调配合
11 ～ 17 个月	独立行走
1.5 ～ 2 岁	认知功能
2 岁左右	计数能力
3 岁左右	动手能力开始成熟
3 ～ 5 岁	音乐能力开始萌芽
5 岁左右	学习与生活观念开始掌握
6 岁左右	观察能力开始成熟

4. 容易兴奋，容易疲劳

幼儿大脑皮质易兴奋，不易抑制，表现为容易激动，自控能力较差；虽然幼儿大脑容易兴奋，但兴奋容易扩散，所以注意力很难持久。

5. 脑细胞的耗氧量大

幼儿神经系统的耗氧量较其他系统高。在神经系统中，脑的耗氧量最高，幼儿脑的耗氧量占全身耗氧量的 50% 左右，成人只占 20%。故幼儿脑组织对缺氧十分敏感，对缺氧的耐受力较差。充足的氧气是维持幼儿脑细胞正常活动的基本条件。

微课

学前儿童神经系统的保健

（三）幼儿神经系统的保育要点

1. 科学用脑

在教幼儿做事或学习的时候，要设法引起幼儿的兴趣（利用优势原则)。幼儿干一件事坚持不了多久，就需要经常变换活动的内容和方式（利用镶嵌式活动原则），脑体结合，动静结合，如学习之后唱歌、跳舞等，使幼儿不觉得疲劳。合理安排作息，把吃、喝、拉、撒、睡、玩等日常生活环节安排妥当，建立起生活的节奏（利用动力定型），使习惯成自然。

2. 提供合理的膳食，保证大脑的健康与功能正常

大脑需要多样、平衡的营养。蛋白质、脂肪和碳水化合物被称为三大产能营养素，但是大脑首选以碳水化合物为能源。幼儿膳食中的五谷杂粮和薯类在体内代谢后分解成葡萄糖，为大脑提供热能。食物中的多不饱和脂肪酸在体内可演变为DHA，俗称“脑黄金”，鱼类所含的脂肪以及植物油（椰子油例外）含多不饱和脂肪酸较多。鸡蛋、动物肝脏和大豆在人体内都可以分解出磷脂，具有增强大脑记忆力的功能，并与神经传递有关。

贫血可能导致大脑缺氧，因此幼儿膳食中要有适量的动物性食品和含铁丰富的食物，预防缺铁性贫血。

3. 保证充足的睡眠

睡眠几乎对整个大脑皮层和皮层以下的中枢有保护性抑制作用，经过睡眠可以使脑的功能得到最大程度的恢复。幼儿应有充足的睡眠，年龄越小，睡眠时间应越长（见表1－5）。

表1－5 不同年龄所需睡眠时间

年龄	新生儿	1岁	2岁	4岁	7～13岁	成人
小时	18～20	14～15	12～13	11～12	9～10	8

八、“看与听”的感觉器官——眼睛和耳

眼睛是人体的视觉器官，耳是人体的听觉器官。

(一) 眼睛

1. 眼睛的结构和功能

（1）眼睛的组成。眼睛由眼球（见图1－16）及其附属结构组成。

眼球由眼球壁及其内容物构成。

眼球壁从外到内分三层。外膜的前1/6无色透明，叫角膜。角膜富含神经末梢，微小的刺激或损伤都能引起疼痛。外膜的后5/6呈乳白色，坚韧不透明，叫巩膜（俗称白眼珠）。中膜又称血管膜，含丰富的血管和色素细胞，分三部分：①虹膜在角膜内面，中央围成瞳孔，光线由此进入眼内。②脉络膜是中膜的后2/3部分。虹膜和脉络膜都是不透光的，使眼球内部形成一个暗室。③睫状体是由脉络膜向前延伸到虹膜的内面增厚而形成的，借悬韧带与晶状体相连，用以调节晶状体的曲度。内膜即视网膜，含有许多感光细胞，能接受强光、有色光及弱光刺激，并形成物像。

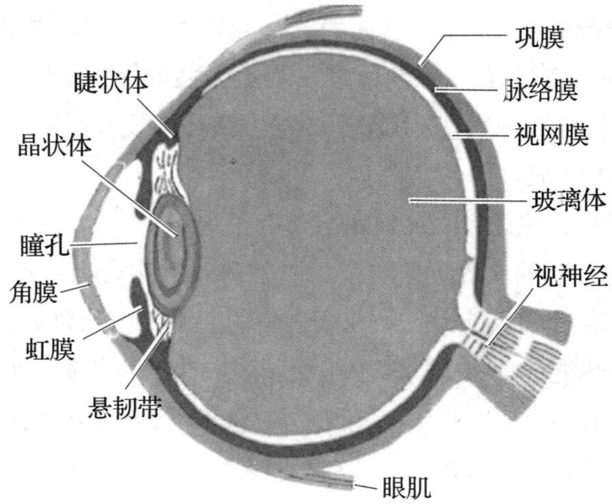

图 1－16　眼球的结构

眼球的内容物有房水、晶状体和玻璃体。房水位于前房和后房，是水样液，能够滋养角膜和晶状体。晶状体位于虹膜和瞳孔的后方，似双凸透镜，有弹性，依靠悬韧带附着在睫状体上，具有折光作用。玻璃体位于晶状体的后方，是透明的胶状物，除了能够折光外，还能支撑眼球呈球形。

眼睛的附属结构主要包括眼睑、结膜、泪器、眼外肌等，另外还有睫毛。眼睑的开闭，可以使泪液湿润眼球表面。结膜是一层黏膜，薄而透明，覆盖在眼睑内面和巩膜上。

（2）视觉的形成。人的眼睛像一架照相机，角膜、房水、晶状体（可改变曲度）、玻璃体可看作一系列的透镜。外界物体发出的光线透过折光系统发生折射，使物像清晰地落在视网膜上，视网膜上的感光细胞产生兴奋，兴奋由神经传到大脑皮层的视觉中枢，从而使人看到物体的存在。

2. 幼儿眼睛的特点

（1）生理性远视。幼儿眼球前后径较短，物体往往成像于视网膜的后面，称为生理性远视。随着年龄的增长，前后径逐渐变长，一般到 5 岁左右，就可成为正视。

（2）预防近视。晶状体弹性大，调节能力强，因此能看清很近的物体。如果长时间视物过近，则会使睫状肌过度紧张而疲劳，致使晶状体变凸，形成近视。

3. 幼儿眼睛的保育要点

（1）引导幼儿养成良好的用眼习惯。不要长时间或近距离看书、看电视，玩手机或电脑；阅读时注意科学采光，光线亮度适宜，且最好是从左上方射入。幼儿使用的桌椅应按照身高配置。给幼儿选配的图书字体要大，字迹、图案要清晰，教具大小要适中，颜色鲜艳，画面清楚。

（2）定期给幼儿测查视力，发现问题，尽早干预、矫治。幼儿时期是视觉器官发育的重要时期，也是矫治视觉缺陷效果最明显的时期，年龄越小，治疗效果越好。

（3）加强安全教育，预防眼外伤。教育幼儿不要玩容易对眼睛造成伤害的玩具，如剪刀、竹签、气枪等。

（4）预防各种眼病的发生。教育幼儿不要揉眼睛，脸盆、毛巾、手绢要清洁、专用。

（二）耳

1. 耳的结构和功能

（1）耳的组成。耳分为外耳、中耳和内耳三部分（见图 1－17）。外耳包括耳郭和外耳道，耳郭可以聚集声波，外耳道将声波传入中耳。中耳包括鼓室和咽鼓管。鼓膜位于外耳道的底部，为卵圆形、半透明的薄膜，是外耳和中耳的分界处。鼓室位于鼓膜的里面，内有三块相互连接的听小骨，即锤骨、砧骨和镫骨。内耳包括半规管、前庭和耳蜗。耳蜗内有听觉感受器，半规管和前庭是位置觉和平衡觉感受器。

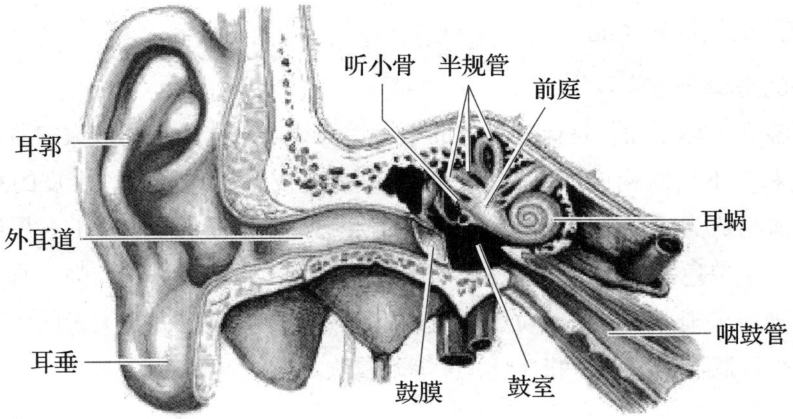

图 1－17　耳的结构

（2）听觉的形成。声波由外界经外耳道传入，使鼓膜产生振动并引起听小骨振动，传至内耳，刺激耳蜗内的听觉感受器发生兴奋，兴奋由神经传至大脑皮层的听觉中枢，从而使人听到声音。

2. 幼儿耳的特点

（1）幼儿耳郭皮下组织少，易患冻疮。

（2）幼儿外耳道比较狭窄，外耳道壁尚未完全骨化，皮肤娇嫩易受刺激，眼泪、脏水流入外耳道或挖耳朵等均可使外耳道感染，且感染后易扩散到邻近的组织和器官。

（3）易患中耳炎。幼儿咽鼓管相对比较短、平直，且管径较粗，因此，当鼻腔有感染时，病菌容易通过咽鼓管侵入中耳，引起中耳炎。此外，由于幼儿的鼓膜血管与硬脑膜血管相连，中耳炎可能会导致脑膜炎。

（4）对环境因素敏感。幼儿听觉较成人敏锐，对噪声敏感，经常处于 80 分贝以上的噪声环境中，听觉就会迟钝，严重时可导致耳聋。

3. 幼儿耳的保育要点

（1）谨慎挖耳。禁止用锐利工具给幼儿掏耳朵，以防鼓膜和外耳道损伤，严重时会导致听觉障碍。

（2）预防中耳炎。要教会幼儿正确的擤鼻涕的方法：用手指按住一个鼻孔擤另一个鼻孔，不要太用力，否则会将鼻涕挤进咽鼓管。避免游泳、洗澡时污水进入耳朵。积极预防并治疗鼻炎、扁桃体炎、腮腺炎等，减少中耳炎发病的概率。

（3）保护听力。应减少环境中的噪声，如电视音量不要过大，持续看电视时间不要太长。此外，应注意不要让幼儿戴立体声耳机听音乐，以免引起听觉疲劳，损伤听力。

（4）要避免一些耳毒性药物的影响，如链霉素、庆大霉素、卡那霉素等。

（5）定期对幼儿进行听力检查，如发现问题，及时治疗。

九、身兼数职的器官——皮肤

（一）皮肤的结构和功能

1. 皮肤的结构

皮肤覆盖在人体表面，是保护人体的第一道防线。皮肤是人体最大的器官。皮肤由表皮、真皮和皮下组织构成（见图 1－18）。表皮是皮肤的最表层。表皮的最外层是角质层，不断脱落成为皮屑。表皮的最里层是生发层，能不断产生表皮的各层细胞。生发层内还有能产生黑色素的细胞。真皮位于表皮的下面，弹性和韧性较强。真皮内含有丰富的血管和神经末梢。皮下组织位于真皮的下面，疏松柔软，内含大量的脂肪组织。皮肤内有毛发、汗腺、皮脂腺、指（趾）甲等附属物。

微课
身体的“城墙”——皮肤

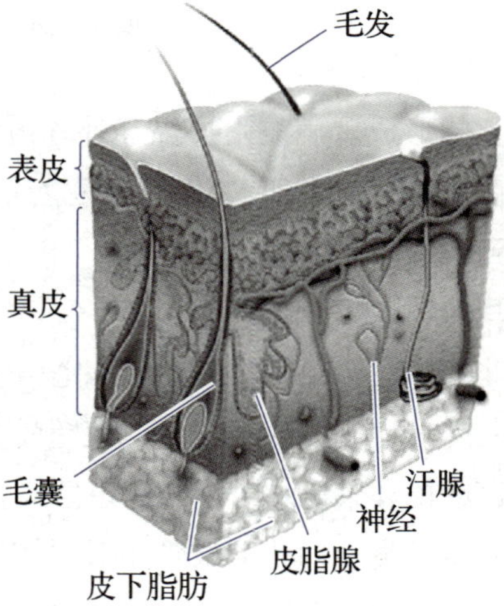

图 1－18　皮肤结构模式

2. 皮肤的功能

（1）保护：皮肤的结构坚韧柔软且富于弹性，能防御和缓冲外力的机械性损伤。皮肤中的色素可以吸收阳光中的紫外线，避免紫外线对内部组织的损伤。

（2）感觉：真皮内有丰富的感觉神经末梢，可感受热、冷、痛、触、压等各种感觉。

（3）调节体温：体温的相对恒定是维持生命活动的重要条件，皮肤在体温调节方面起着重要作用。皮肤受到寒冷刺激时，毛细血管收缩，立毛肌收缩，减少热量的散失；受到热刺激时，毛细血管舒张，汗液分泌增多，促进热量的散发。

（4）分泌与排泄：皮脂腺分泌皮脂，能滋润皮肤和毛发。汗腺分泌汗液，一些代谢废物随之排出体外。

（二）幼儿皮肤的特点

1. 皮肤的保护功能差

幼儿皮肤细嫩，表皮的角质层薄，因此，皮肤对来自外界的冲击、紫外线辐射、细菌侵蚀等的抵抗力远不如成人，易脱落；真皮的结缔组织和弹性纤维发育差，皮下脂肪也比较少，易受损伤和感染。

2. 皮肤的体温调节能力差

幼儿皮肤中的毛细血管丰富，散热较成人快；因汗腺发育还不完善，故不能很好地适应外界环境温度变化，容易着凉或过热。

3. 皮肤的吸收功能强

幼儿皮肤薄嫩，渗透性较强，化妆品、外用药、农药、酒精等都可经皮肤被吸收到体内，易引起中毒。

（三）幼儿皮肤的保育要点

1. 选择合适的衣着

幼儿衣服要简便而宽大，舒适而柔软，吸水性能好，最好穿全棉制品。衣服汗湿后要及时换洗，要根据气温的变化及活动情况帮助幼儿选择合适的衣着并及时增减衣物。

2. 保持皮肤清洁

每天用清水洗脸、手、耳、颈等身体裸露的部分，勤洗澡，浴后用干毛巾擦干。勤剪指（趾）甲，以防皮肤被抓破感染。

3. 保护皮肤，预防中毒或划伤

不要让幼儿使用有刺激性的化妆品及成人的护肤、清洁用品；在皮肤上涂抹的药物要注意浓度和剂量，不得过量；凡是盛过有毒物品的容器要妥善处理，不能让幼儿触碰玩耍；不要给幼儿佩戴各种金银饰物。

4. 加强锻炼

经常带幼儿去户外锻炼，让幼儿多接受阳光和空气的沐浴，增强皮肤对冷热的适应能力；同时注意不要在烈日下曝晒。

十、身体防御机构——免疫系统

（一）免疫系统的组成和功能

免疫是人体的一种生理功能，人体依靠这种功能识别“自己”和“非己”成分，从而破坏和排斥进入人体的抗原性异物（如细菌、病毒），以维持人体的健康。

1. 免疫系统的组成

人体免疫系统包括免疫器官、免疫活性细胞和免疫分子三个部分。

（1）免疫器官包括胸腺、脾脏、扁桃体和淋巴结。

胸腺位于胸骨后。胸腺可以分泌多种激素，刺激淋巴细胞生长。胸腺对幼儿免疫功能的建立和生长发育起着重要作用。

脾脏是人体内最大的免疫器官，在这里产生淋巴细胞。

扁桃体（见图 1－19）是呼吸道及消化道的“门户”，里面含有白细胞及吞噬细胞，正常时分泌少量黏液，当有细菌、病毒从这里经过，就被吸附在上面，然后被吞噬消化掉。

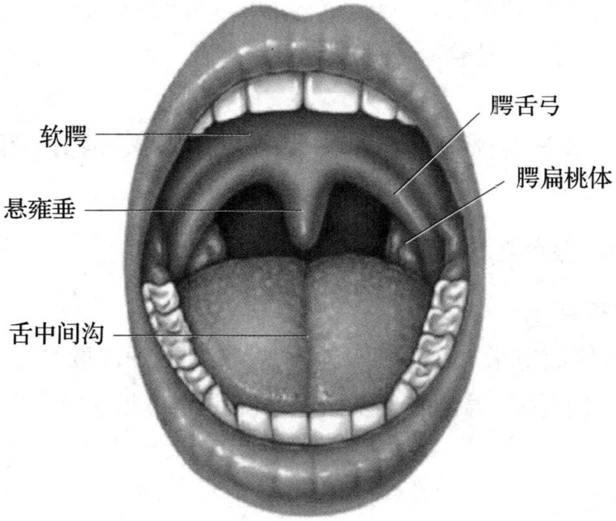

图 1－19　扁桃体

淋巴结呈圆形，由淋巴细胞集合而成。几个淋巴结在一起组成淋巴结群，在颈部、枕部、腋窝、腹股沟处可以摸到。正常状态下，淋巴结像黄豆大小，柔软，可略微活动。

（2）免疫活性细胞是在特定环境下发挥免疫功能的细胞，在不同的免疫反应中，它的种类可能不同，主要包括 T 淋巴细胞和 B 淋巴细胞。

（3）免疫分子是免疫活性细胞或其他细胞产生的发挥免疫作用的物质。例如 B 淋巴细胞产生的抗体。

2. 免疫系统的功能

（1）防御功能：保护机体不受损害，帮助机体消灭外来的细菌、病毒以及避免发生疾病。

（2）自身稳定功能：不断清除衰老死亡的细胞，保持体内的净化更新。

（3）免疫监视功能：及时识别和清除突变的细胞，以防发展成癌瘤。

（二）幼儿免疫系统的特点

幼儿免疫系统发育不成熟，免疫功能尚未完善，对疾病的抵抗力不如成人。由于母体的抗体能通过胎盘传递给胎儿，婴儿出生后最初几个月内较少患麻疹之类的传染病，但几个月后这些来自母体的抗体会逐渐消失，幼儿对这些传染病的易感性增加。

（三）幼儿免疫系统的保育要点

新生儿应母乳哺养，母乳比代乳品含有更多的免疫活性物质，它们可以增强免疫功能，阻止有害菌的生长；计划免疫，预防接种，早期有效的预防接种可防止传染病对幼儿的危害；注意保护淋巴器官，扁桃体是人体重要的淋巴器官，当这部分的淋巴组织受感染，出现炎症时，通常进行保守治疗，不要轻易将其割除。

注意适度锻炼和合理营养，满足身体需求，提高免疫力。日常活动饮食等要注意保护幼儿的皮肤和黏膜，避免受损。

十一、幼儿生殖系统

（一）生殖系统的组成和功能

人类新个体的产生要经历由雌雄生殖细胞的结合，通过胚胎发育形成新个体的过程。这一过程是靠生殖系统完成的。男性生殖系统包括内生殖器和外生殖器：内生殖器包括睾丸、附睾、输精管、精囊腺和前列腺；外生殖器包括阴囊和阴茎。女性生殖系统分为内生殖器和外生殖器：内生殖器包括卵巢、输卵管、子宫和阴道；外生殖器包括外阴。

学前儿童生殖系统的特点与保健

（二）幼儿生殖系统的特点

幼儿期，生殖器的发育很缓慢，处于幼稚状态。进入青春期，在内分泌系统的影响下，内、外生殖器官迅速发育。

（三）幼儿生殖系统的保育要点

1. 注意科学的、随机的性教育，自然回答性问题

幼儿期是性心理发育的关键时期。3 岁左右，幼儿常会提问“为什么他站着小便”之类的问题；5 ～ 6 岁时可出现恋父、恋母的情感，并提出“我是怎么来的”之类的问题。回答此类问题不能信口开河，如“你是妈妈捡回来的”等，应该自然、简单，如“你是妈妈生的”。

2. 培养性角色意识

家长应培养幼儿对自己性别的正确认识。男孩应着男装，玩男孩玩的玩具；女孩亦然。家长不要让幼儿男扮女装或女扮男装，应使幼儿形成正确的性别自我认同，并提高自我保护意识，防范性侵害。

3. 保持外生殖器的卫生与健康

让幼儿养成每天清洗外阴的习惯。若幼儿出现玩弄生殖器的现象，或出现习惯性擦腿动作，成人不要责骂幼儿，要以有趣的事情吸引其注意力，并查明幼儿出现这类行为的原因。日常保护外生殖器健康，避免翻越或跨坐在硬物上，造成外伤。

4. 生殖器官疾病要及早诊治

男孩可能有包茎或包皮过长，这两种情况都易因包皮腔内污物的刺激引发炎症，导致阴茎头红肿疼痛，排尿困难。幼男要注意每天清洗外阴，保持清洁。幼女外阴红肿、发炎、阴道流液或有尿频尿急、尿痛，突然尿床时，要及时带其到医院就诊。

资料贴吧

什么是性早熟？如何预防性早熟？

近几年来，孩子性早熟的发病率越来越高，这让很多家长颇为担忧。那么，如何认识孩子性早熟呢？促成孩子性早熟的因素有哪些？性早熟是一种以性成熟提前出现为特征的性发育异常。一般认为，以下情况可诊断为性早熟：女孩在8周岁前出现第二性征，如乳房发育、阴道出现分泌物等，或月经初潮发生在10周岁以前；男孩在9周岁前开始性发育，比如长胡须、喉结突出等。

预防性早熟，第一，家长要学习科学育儿知识，不要盲目给孩子进补。有些家长盲目购买增高保健品，或不分析孩子厌食的原因，盲目给孩子服用可以增强食欲的保健品。一些能够增加食欲的保健品常常含有激素成分，长期服用会引起儿童血液中激素水平上升，进而导致性早熟。第二，避免环境类激素危害。被污染的水源、食物有可能引起儿童性早熟，避免儿童摄入；避免儿童误食避孕药等。

任务实施

利用实习时间进行幼儿身体健康访谈，完成访谈记录：

访谈者		时间		地点	
访谈提纲	1. 您认为户外活动对幼儿的生长发育有什么益处？ 2. 针对不同年龄段的幼儿，您对活动时间及活动方式有什么安排？				

任务测评

［活动主题］适当的户外活动促进幼儿的生长发育和身心健康。

［活动目标］明白户外活动对幼儿生长发育的益处，并学会组织户外活动，同时重视活动中应注意的事项。

［建议时间］20 分钟。

［活动准备］

知识准备：通过上网及其他方式查找相关资料，做好知识储备。

材料准备：将不同的户外活动形式做成卡片。

［活动步骤］

（1）学生分为 A、B 两组，A 组学生拿出事先准备好的卡片，说出人体某个系统名称，B 组学生回答户外活动对此系统的益处，答对者得分。

（2）B 组学生拿出事先准备好的卡片，说出某个活动形式及活动时间，A 组学生判断该活动是否恰当，答对者得分。

（3）教师汇总分数，宣布获胜小组，比赛结束。

［总结评价］

（1）户外活动对幼儿生长发育的益处。

（2）在组织户外活动时应注意的问题。

任务二　幼儿的生长规律与测评

案例导入

彤彤今年 3 岁了，由于妈妈个子不高，因此妈妈十分关心彤彤的身高。彤彤出生时身长 50 厘米，出生后第一年增长的速度很快，到 1 岁时，身高就达 76 厘米左右。可是到了 2 周岁以后，彤彤的身高增长速度明显放缓，看着好像比班里其他小朋友矮。“邻居家的孩子比我们还小几个月呢，怎么看起来比我们还高一点呢?”妈妈有点着急，想带孩子去咨询医生。彤彤爸爸上网去查了这方面的资料，发现孩子的身高除了受先天的遗传因素影响外，后天的努力也是不容小觑的，身高不是特别高的父母，如果能抓住孩子身高、体重发育的关键期，注意营养和锻炼，孩子也能长到理想的身高。

知识准备

一、年龄阶段划分法

人体的生长发育，从受精卵开始一直发育到成熟，是一个长达 20 多年的过程。

（一）医学儿科的年龄段划分法

胚发育期：从受精卵分化开始，直至胚大体成形，一般指妊娠初期 8 周。

胎儿期：从妊娠 8 周直至出生。

新生儿期：从胎儿娩出结扎脐带时开始至出生后 28 天。

婴儿期（或称乳儿期）：满月至 1 周岁。

幼儿期：出生后第 2 年和第 3 年。

学前期：3 ～ 6 岁或 7 岁。

学龄期：进入小学以后到青春发育期以前，一般指 6 ～ 7 岁至 7 ～ 12 岁。

青春发育期：这是童年过渡到成年的阶段。女童为 11 ～ 12 岁至 17 ～ 18 岁。男童为 13 ～ 15 岁至 19 ～ 21 岁。

（二）教育学的年龄段划分法

在教育学中，从妊娠到 14 岁被划分为以下 6 个阶段。

胎儿期、新生儿期、婴儿期：与医学儿科划分法相同。

幼儿前期：1 ～ 3 岁。

学龄前期或幼儿期：3 ～ 6 岁。

学龄期：7 ～ 14 岁。

二、幼儿生长发育的含义及规律

（一）生长和发育的含义

生长是指细胞的繁殖、增大和细胞间质的增加，表现为器官组织大小、长短、重量和形态的变化，属于量变范畴，如身高和体重的增长、牙齿数量的增多等。发育是指身体各组织器官和系统功能上的不断分化和完善过程，属质变范畴，如消化能力的增强、注意力持续时间的延长，会行走、跑跳等。生长和发育两者共同展示了机体量和质的动态变化过程，二者相互依存，密不可分。生长是发育的前提，发育寓于生长之中。

（二）幼儿生长发育的规律

1. 生长发育的顺序性

幼儿的生长发育是以既定的发育顺序和时间顺序进行的。身体发育普遍遵循“头尾发展”规律，自上而下地发展。如婴儿首先发展颈部的力量，出现抬头动作；然后向躯干、四肢发展，出现翻身、坐立、爬行、站立、行走等动作。同时，在发育时间上，基本按照“三抬头、四翻身、七坐、八爬、九站立、十二走”的顺序进行。

2. 生长发育的连续性和阶段性

生长发育是一个连续的过程，由不同的阶段组成，各个阶段各有特点。各阶段又是互相联系、互相衔接的，不能跨越。前一阶段的发育为后一阶段奠定必要的基础，任何阶段的发育出现障碍，都会对后一阶段产生不良影响。

3. 生长发育的不均衡性

（1）速率不同。幼儿生长发育的速度不是直线上升的，而是波浪式的，有时快些，有时慢些。出生后第一年为第一个生长高峰，是身长、体重增长最快的一年，身长增长约 25 厘米，增长值约为出生时身长（约 50 厘米）的 50%；体重增加约 6 千克，增加值约为出生时（约 3 千克）的两倍。出生后第二年内身高可增长 10 ～ 12 厘米，体重增加 2.5 ～ 3.5 千克，速度也是较快的。2 岁以后保持相对平稳且较慢的增长速度。以后生长速度逐渐减慢，至青春期生长速度又加快，出现第二个生长高峰。

（2）长度比例不同。生长发育过程中，身体各部分的生长速度不同，因而身体各部分的增长幅度也不一样。每一个健康的儿童在迈向成熟的过程中，头颅增长了 1 倍，躯干增长了 2 倍，上肢增长了 3 倍，下肢增长了 4 倍。

（3）各系统生长发育的不均衡性和统一协调性。人体各系统的发育快慢不一，各有先后。神经系统发育较早，脑的发育在出生后第一年最快，6 岁时脑重已经达到成人脑重的 90%。淋巴系统出生后生长迅速，到青春期达到顶峰，然后逐渐退化。生殖系统发育较晚，到青春期才迅速发育。其他系统如呼吸、循环、消化、泌尿、肌肉系统的发育与体格生长保持平行。

人体各系统的发育虽然不平衡，但是相互协调、相互影响和相互适应。这是人类在长期生存和发展中对环境的一种适应性表现。任何一个系统的发育都不是孤立的，任何一种作用于人体的因素都可对多个系统产生影响。例如，适当的体育锻炼不仅促进肌肉、骨骼的发育，也促进呼吸、心血管、神经系统功能水平的提高。幼儿各系统生长发育是不均衡性与统一协调性的矛盾统一。

4. 生长发育的个体差异性

每个幼儿的生长发育都有其自身的特点。虽然幼儿的生长发育有一定的规律，但受遗传和环境的交互影响，存在相当大的个体差异。每个幼儿有其自己的生长“轨道”，其体型、生理功能的强弱和心理特点等各不相同，即使是一对同卵双胞胎之间也存在微小的差别。因此，在评价某个幼儿的生长发育状况时，不能简单地将指标数据与标准平均数做比较，应考虑到个体发育的差异性，观察其动态发育，才更有意义。

三、影响幼儿生长发育的因素

（一）遗传因素

遗传决定机体生长发育的可能性。研究表明，同卵双胞胎身高的差别很小，头围也很接近，这说明骨骼系统的发育受遗传因素影响较大。

（二）环境因素

环境因素决定生长发育的现实性。

1. 营养

营养是生长发育的物质基础。如前所述，机体的同化作用大于异化作用是幼儿生长发育的基本保证。营养丰富且平衡的膳食能促进生长发育；反之，营养缺乏的膳食不仅会影响生长发育，而且会导致疾病。长期营养不良，则会影响骨骼的增长，致使幼儿身材矮小。孕妇营养不良可使胎儿生长发育迟缓。

2. 疾病

任何急、慢性疾病对幼儿生长发育都可产生直接影响，影响程度取决于病变涉及部位、病程的长短和疾病的严重程度。如患佝偻病的孩子，抵抗力下降，容易患消化不良、感冒等多发病，若反复发作就会影响生长发育。

3. 体育锻炼

体育锻炼可以全面促进机体的新陈代谢，增强心肺功能，促进消化吸收，增强皮肤、黏膜对气候突然变化的适应能力，且有益于骨骼的生长，对增强体质、减少疾病、提高发育水平有很大作用。

4. 生活制度

有规律、有节奏的生活制度可以保证幼儿进行足够的户外活动。适当的学习和劳动，定时进餐和充足的睡眠，有利于促进幼儿的生长发育。

5. 其他因素

环境污染会损害幼儿的身心健康。另外，药物、气候与季节等因素对幼儿的生长发育也有一定的影响。

四、生长发育的评价指标

（一）形态指标

1. 体重

指人体各器官、组织及体液的总重量。新生儿出生体重平均 3 千克，6 个月内婴儿体重每月平均增长 600 ～ 700 克，6 ～ 12 个月体重每月平均增长 250 ～ 300 克，之后每年增长约 2 千克。接近青春期儿童体重每年增长可达 6 千克左右。

体重估算公式：

小于 6 个月婴儿体重（千克）= 出生体重（千克）+ 月龄 × 0.7

7 ～ 12 个月婴儿体重（千克）= 6（千克）+ 月龄 × 0.25

1 ～ 10 岁儿童体重（千克）= 年龄 × 2 + 7（或 8）

2. 身高

指从头顶至足底的垂直长度，表示全身生长的水平和速度。婴儿出生时身长仅 50 厘米左右。0 ～ 6 个月的婴儿每月平均增长约 2.5 厘米，7 ～ 12 个月的婴儿每月平均增长约 1.5 厘米，出生后第二年身长可增长 10 ～ 12 厘米，以后身高每年增长值波动在 5 ～ 7.5 厘米。接近青春期儿童身高每年增长可达 8 厘米左右，女童较男童略早开始 2 年。

身高估算公式：

2 ～ 10 岁儿童身高（厘米）= 年龄 ×7 + 70

3. 头围

指经眉弓上方、枕后结节绕头一周的长度，反映颅骨及脑的大小与发育程度。婴儿出生时头围约 34 厘米，1 岁内增长迅速，上半年增长约 8 厘米，下半年增长约 4 厘米，1 岁时达到约 46 厘米。1 岁后增长速度减慢，2 岁时达到约 48 厘米。若头小且畸形，提示脑发育不良；若头围过大，则要怀疑脑积水。

4. 胸围

指沿乳头下缘绕胸一周的长度，表示胸廓容积以及胸部骨骼、胸肌、背肌、脂肪层的发育情况。胸围在第一年发育最快，1 ～ 1.5 岁超过头围，第二年增长速度明显减慢，平均增长 3 厘米，以后每年平均增长约 1 厘米。

5. 坐高

指从头顶至坐骨结节的长度，表示躯干的生长情况，与身高比较可说明下肢与躯干的比例关系。儿童 1 岁后身高增长主要是下肢增长，坐高占身高的比例随年龄增长而降低，一般出生时约为 66%，4 岁时约为 60%，10 岁时约为 54%。若儿童患克汀病、软骨发育不良时，坐高占身高百分比明显增大。

（二）生理功能指标

幼儿的生理功能发育与形态发育有所不同，生理功能发育变化更加迅速，变化的范围更广，对外界环境的影响比较敏感。幼儿期常用的生理方面的功能指标有：反映心血管机能的脉搏、心率和血压；反映呼吸系统机能的肺活量；反映骨骼肌肉系统机能的握力、拉力、背肌力；反映循环、呼吸系统机能和肌肉发育水平的最大耗氧量。

（三）其他评价指标

除了形态指标和生理功能指标外，还有其他的评价指标，如视力指标、听力指标、微量元素指标、血红蛋白以及免疫指标等，都可作为幼儿生长发育的测定标准。

五、生长发育的评价方法

（一）生长发育标准

生长发育标准是用于评价个体或集体儿童生长发育状况的统一尺度。一般是在某一时间内，在一定的地区范围内，选择有代表性的儿童，就某几项发育指标进行大数量的测量，并将测量数据做统计学处理，所得的资料即为该地区个体或集体儿童生长发育评价标准。由于参照人群不同，所制定的评价标准也不同，主要分为以下两类：

1. 现状标准

制定现状标准时不严格限制参照人群的条件，代表某一国家或地区儿童生长发育的一般水平。

2. 理想标准

理想标准选择的参照人群是生活在最适宜的环境中的儿童，即这些儿童的喂养、膳食安排合理，能得到足够营养素，有良好的生活居住环境，可以得到及时、良好的医疗保健服务。在适宜环境中，这些儿童的生长潜力得到充分发挥，所以体格生长较理想，高于一般儿童的标准。

生长发育的标准是相对的、暂时的，每 5 ～ 10 年就应该重新修订一次。

（二）生长发育评价方法

1. 发育等级评价法

该方法是将个体儿童的发育数值和作为标准的均值及标准差做比较，以评价个体儿童发育状况的方法。它以均值（$\overline{X}$）为基准值，以其标准差（S）为离散距，制成生长发育评价标准。评价时将个体各项发育指标的实测数值与当地发育标准中同年龄、同性别相应指标的均值做比较，将其差数除以标准差，以获得超过或低于均值的标准差数，然后再评定其等级。发育等级评价法常用的指标是身高和体重。国内常用五等级评价标准（见表 1－6）。

表 1－6　儿童生长发育等级评价标准

等级	标准
上等	$\overline{X}+2S$ 以上
中上等	$\overline{X}+S$ 至 $\overline{X}+2S$
中等	$\overline{X}-S$ 至 $\overline{X}+S$
中下等	$\overline{X}-2S$ 至 $\overline{X}-S$
下等	$\overline{X}-2S$ 以下

2. 身体指数法

身体指数法就是根据人体各部分之间的比例，用数学公式，将几项有关体格发育的指标联系起来，用以综合评价生长发育水平的方法。

（1）身高体重指数：

体重（kg）/ 身高（cm）

此指数表示每厘米身高所含的体重量。此指数随着年龄增长而增加，且男孩大于女孩。

（2）身高胸围指数：

胸围（cm）/ 身高（cm）×100

此指数反映胸围与身高间的比例关系，即每厘米身高的胸围数，与儿童胸廓发育和皮下脂肪量有关。此指数在出生后 3 个月内有一定增加，而后随年龄增长而减少，且男孩大于女孩。

（3）身高坐高指数：

坐高 / 身高 ×100

此指数是反映上下身长度比例的一个指数，它随年龄增长而逐渐减少，说明下身比例逐渐增加。

（4）考泊（Kaup）指数：

体重（kg）/［身高（cm）］^{2}×10^4

此指数将儿童身高的平方设想为儿童的体积，表示一定体积内的重量。其标准是 15 ～ 18 为正常，小于 15 有瘦的倾向，大于 18 有肥胖的倾向。

3. 三项指标综合评价法

该方法是世界卫生组织（WHO）近年来推荐的一种国际通用的评价标准。它是用身高别体重、年龄别身高和年龄别体重三项指标（俗称“三把尺子”）全面评价儿童生长发育状况的方法（见表 1－7）。

举例：一个 3 岁的女孩，身高 88 厘米，体重 16 千克。请用三项指标综合评价法对其发育状况作出评价：

查“身高别体重”表，女童身高 88 厘米时，体重的正常范围应是 10.3 ～ 14.1 千克。女孩身高 88 厘米，体重 16 千克，超出正常范围。

查“年龄别身高”表，3 岁女童身高的正常范围是 86.5 ～ 101.4 厘米。女孩是 88 厘米，属正常。

查“年龄别体重”表，3 岁女童体重的正常范围是 11.2 ～ 17.9 千克。女孩的体重是 16 千克，属正常。

由此可见，这个女孩的体型正常，目前营养好。

表 1－7 三项指标综合评价

身高别体重	年龄别身高	年龄别体重	评价
高	高	高	高个子，近期营养过度
高	中	高	近期营养过度
高	中	中	目前营养好
高	低	高	肥胖（++）
高	低	中	既往营养不良，现在营养良好
中	高	高	高个子，体型匀称，营养正常
中	高	中	高个子，营养正常
中	中	高	营养正常
中	中	中	营养正常
中	中	低	营养尚可
中	低	中	既往营养不良，现在正常
中	低	低	既往营养不良，现在营养尚可
低	高	中	瘦高体型，目前轻度营养不良
低	高	低	目前营养不良（++）
低	中	中	近期营养不良
低	中	低	目前营养不良（+）
低	低	低	既往、近期营养不良

资料贴吧

新生儿的特殊生理现象

新生儿有一些特殊的生理现象，看上去好像是病态，其实不需要治疗，但也不能随意处理。

1. 生理性体重下降

婴儿在出生后一周左右，由于吃奶的量少，又排出胎便，尿和皮肤蒸发使机体丢失一些水分，从而体重下降，比出生时体重减少 100 ～ 300 克。正常情况下在出生后 7 ～ 10 天，体重可恢复到出生时的水平，以后体重明显增加。

2. 生理性黄疸

在胎儿时期，胎儿处于低氧的环境，为了获得生长发育所需要的氧气，造血器官制造出大量的红细胞以携带氧气。出生后，婴儿建立了肺循环，氧气多了，就不再需要那么多的红细胞了，多余的红细胞分解成胆红素。胆红素过多会将皮肤、巩膜染黄形成黄疸。约有半数的婴儿在出生后 2 ～ 3 天，皮肤、巩膜出现轻度的黄疸，一般经过 7 ～ 10 天即可消退。如果除了有轻度的黄疸，其他都正常，那么就是生理性黄疸，不需要治疗。如果黄疸出现过早或消退过晚，或消退后又出现，可能就是疾病引起的黄疸，应尽早诊治。

3. 螳螂嘴和板牙

新生儿口腔两侧颊部有较厚的脂肪层，使颊部隆起，俗称“螳螂嘴”；新生儿的牙龈上有一些灰白色的小颗粒，俗称“板牙”。这些都会自然消失，不需要处理。

4. 乳房肿大

有的男婴或女婴在出生后数日出现乳房肿胀，甚至还有乳汁分泌，这种现象一般经 2 ～ 3 周消退。这是因为出生时体内有来自母体的生乳素且会维持较长的时间，使新生儿出现乳房肿大的现象。注意不要按摩、挤压新生儿乳房，以免使乳腺发生感染。

5. 女婴阴道流血

有的女婴出生后 2 ～ 3 天，阴道会排出少量血性分泌物，持续一两天。这是因为胎儿受母亲雌激素的影响，阴道细胞增殖充血，出生后体内雌激素的来源中断，原来一直充血的细胞脱落，使新生儿出现假月经。若血性分泌物较多，可用棉花蘸低浓度高锰酸钾水清洗外阴。

任务实施

利用实习时间就幼儿身体生长发育状况进行访谈，完成访谈记录：

访谈者		时间		地点	
访谈提纲	1. 工作过程中，您经常采用什么样的方法粗略评价幼儿的生长和发育状况？ 2. 您在对幼儿进行身高和体重的测量时应注意些什么问题？				

任务测评

[活动主题] 评价幼儿的生长发育状况。

[活动目标] 会用“三把尺子”评价幼儿的身高和体重；会粗略评估幼儿的身高和体重；知道对幼儿进行身高和体重的测量时应注意的事项。

[建议时间] 20 分钟。

[活动准备]

知识准备：联系实际，或通过上网及其他方式查找相关资料，做好知识储备。

材料准备：将不同年龄、身高和体重的幼儿资料做成卡片。

[活动步骤]

（1）学生分为 A、B、C 三组，A 组学生拿出事先准备好的卡片，说出幼儿年龄、身高和体重，B 组学生用“三把尺子”评价幼儿的身高和体重是否正常，答对者得分。

（2）B组学生拿出事先准备好的卡片，说出幼儿的年龄，A组学生估算该幼儿的身高和体重，答对者得分。

（3）C组学生回答本年龄段身高、体重测量的方法和注意事项，答对者得分。

（4）教师汇总分数，宣布获胜小组，比赛结束。

［总结评价］

（1）怎样用“三把尺子”评价幼儿的身高和体重？怎样粗略评估不同年龄段幼儿的身高和体重？

（2）对幼儿进行身高和体重的测量时有哪些注意事项？

实践操作

健康观察

结合幼儿园见习或保育实习，进入一个班级，对在园幼儿进行常规检查，包括晨检、午检、晚检及全日健康观察。

【操作目的】

及时发现患病幼儿的早期症状和异常表现并及时处理，以减轻对幼儿的伤害；及时发现传染病患儿并及时隔离，防止传染病在园内传播流行；检查有无危险物品被带入幼儿园。

【操作内容与要求】

1. 晨检。幼儿早晨入园时，协助班级教师或保健医生对每个入园幼儿进行例行检查。通过“一摸二看三问四查”了解幼儿的状况。“摸”幼儿有无发烧；“看”幼儿的精神面貌和是否有当前流行传染病的早期表现；“问”幼儿在家的饮食、睡眠和大小便情况；“查”有无携带不安全物品。如发现问题或可疑情况，要及时报告给保健医生。

2. 午检和晚检。重点检查幼儿的体温和皮肤有无改变。

3. 全日健康观察。注意对幼儿的健康状况进行观察，随时了解幼儿的异常变化。主要观察幼儿的精神状况和是否有异常症状。

4. 根据班级晨检和全日健康观察登记制度，对检查中发现的异常情况进行登记并报告给保健医生以及时处理。

5. 归纳完成见习报告，并在班级交流。

项目小结

人体是一个统一的整体。运动系统由骨、骨连结和骨骼肌三部分组成，是动作的执行者。呼吸系统由呼吸道和肺组成，是气体的交换站；消化系统包括消化管和消化腺，完成对食物的消化和吸收；血液循环系统是物质的运输线，由心脏、血管组成，其中流淌着血液，淋巴系统是血液循环系统的补充；泌尿系统由肾脏、输尿管、膀胱、前列腺

（男性）和尿道组成，排泄人体产生的废物；内分泌系统由内分泌腺和内分泌细胞组成，对身体的生长发育和生殖免疫等生命活动有重要的调节作用；三大感觉器官有皮肤、眼睛和耳，其中皮肤身兼数职，有保护、调温、排泄等作用，眼睛是视觉器官，耳是听觉器官；免疫系统是人体的防御机构；生殖系统在婴幼儿时期发育缓慢，到青春期才迅速发育。幼儿的各大系统具有人体的基本结构和生理功能，但又有其年龄独具的发育特点以及相对应的保育要点。

生长发育的一般规律有生长发育的顺序性、连续性和阶段性、不均衡性及个体差异性。生长发育受遗传因素和环境因素的影响。

生长发育的评价指标有形态指标和生理功能指标等，身高和体重是最重要的形态指标。生长发育常用的评价方法有发育等级评价法、身体指数法和三项指标综合评价法。

同步练习

一、选择题

1. 因睡眠时间不足、质量不高而减少从而影响身高的激素是（　　）。

A. 甲状腺素　　B. 生长激素

C. 肾上腺素　　D. 胰岛素

2. 脊柱生理弯曲完全固定下来的年龄大约是（　　）。

A. 1 岁　　B. 5 岁

C. 8 岁　　D. 12 岁

3. 血液循环的动力器官是（　　）。

A. 心脏　　B. 动脉

C. 静脉　　D. 毛细血管

4. 转换工作性质，使大脑皮质工作区和休息区不断轮换，这体现了大脑皮质活动的哪种特性？（　　）

A. 动力定型　　B. 镶嵌式活动原则

C. 优势原则　　D. 抑制活动原则

5. 幼儿时期是形成性角色、发展性心理的关键时期，孩子知道自己是男孩或女孩，有了稳定清楚的性角色意识的年龄一般是在（　　）。

A. 2 岁左右　　B. 3 岁左右

C. 4 岁左右　　D. 5 岁左右

6. 学前期是指（　　）。

A. 0 ～ 1 岁　　B. 1 ～ 3 岁

C. 3 ～ 6 岁或 7 岁　　D. 11 ～ 12 岁

7. 幼儿淋巴系统发育迅速，而生殖系统在童年期几乎没有发展。这体现了生长发育的什么规律？（　　）

A. 速率不同　　B. 长度比例不同

C. 个体差异性　　D. 各系统发育不均衡

8. 6 岁时脑重相当于成人脑重的（　　）。

A. 60%　　B. 70%

C. 80%　　D. 90%

9. 儿童正值生长发育阶段，以下关于生长发育的表述，正确的是（　　）。

A. 生长是指人体生理功能的变化和不断完善

B. 儿童的生长速率具有不均衡性，但各系统的发育是均衡的

C. 营养丰富且均衡的膳食能促进儿童的生长发育

D. 只有“年龄别身高”“年龄别体重”可以准确衡量儿童的生长发育

10. 个体儿童的身高数值在标准值（　　）范围以内均被认为是正常的。

A. 1 个标准差　　B. 2 个标准差

C. 1 厘米　　D. 2 厘米

二、判断题

1. 缺碘最容易导致的疾病是侏儒症。（　　）

2. 年龄越小，心率越快。（　　）

3. 幼儿易患中耳炎的原因是因为咽鼓管短，咽鼓管管腔比较宽，细菌容易经咽鼓管进入中耳。（　　）

4. 幼儿运动系统的小肌肉发育较早，大肌肉发育较晚。（　　）

5. 动脉硬化是中老年人的疾病，幼儿不用预防。（　　）

6. 季节对幼儿的生长发育具有明显的影响，春季幼儿的身高增长最快。（　　）

7. 对同卵双胞胎研究发现，成年后两个人身高差别很小，说明对骨骼发育影响较大的因素是遗传因素。（　　）

8. 幼儿长高、长胖、学会走路、出牙都属于生长现象。（　　）

9. 体育锻炼决定了幼儿生长发育的可能性。（　　）

10. 人体从出生到发育成熟，下肢增长了 4 倍。（　　）

三、简答题

1. 婴儿易出现漾奶的现象，导致这一现象的生理解剖原因是什么？

2. 幼儿消化系统的保育要点是什么？

3. 幼儿眼睛的保育要点是什么？

4. 幼儿神经系统的特点是什么？

5. 简述生长和发育的关系。

6. 幼儿生长发育的一般规律是什么？

7. 为什么说幼儿各系统生长发育是不均衡性与统一协调性的矛盾统一？

四、思考题

1. 小班小朋友飞飞经常尿裤子。教师和妈妈交流后得知，妈妈认为大小便是与生俱来的生理现象，没有训练过飞飞自主排尿。教师希望妈妈以后重视飞飞自主排尿的训练，家园配合促进孩子健康成长。请从幼儿泌尿系统的特点来分析教师和妈妈的观点。

2.《幼儿园工作规程》明确指出，幼儿户外活动的时间在正常情况下每天不得少于 2 小时，寄宿制的幼儿园不得少于 3 小时。请结合幼儿身体发育特点，分析为什么要保证幼儿充足的课外活动时间。

学习评价

序号	评价内容	评价标准	学生自评（是 / 否）	分值	得分
1	幼儿的生理解剖特点	1. 明白各系统的组成和功能 2. 熟悉幼儿各大系统的生理特点 3. 能准确说出幼儿各大系统的保育要点		6	
2	幼儿的生长规律与测评	1. 明白生长发育的含义 2. 熟悉生长发育的一般规律 3. 能列举影响生长发育的因素 4. 能列举常用的评价指标 5. 会使用常用的评价方法		3	
3	健康观察	1. 能准确说出幼儿园常规检查的主要内容 2. 能列举晨检、午检、晚检及全日检的内容 3. 会写实习报告		1	

项目二 幼儿的营养卫生

教学导航

教学目标	知识目标	1. 理解营养、营养素的基本概念 2. 知道各种营养素的生理功能和食物来源
	技能目标	1. 掌握婴幼儿各年龄段喂养指南要点及膳食宝塔组成 2. 了解托幼机构的膳食管理制度及膳食计划
	素养目标	熟悉幼儿膳食配置的特点，会编制幼儿食谱，确保幼儿对营养的需要，促进幼儿的生长发育和身心健康
教学方法	任务驱动教学法、讲授法	
建议学时	10 课时	
实践操作	组织饮水、进餐、盥洗	

知识图谱

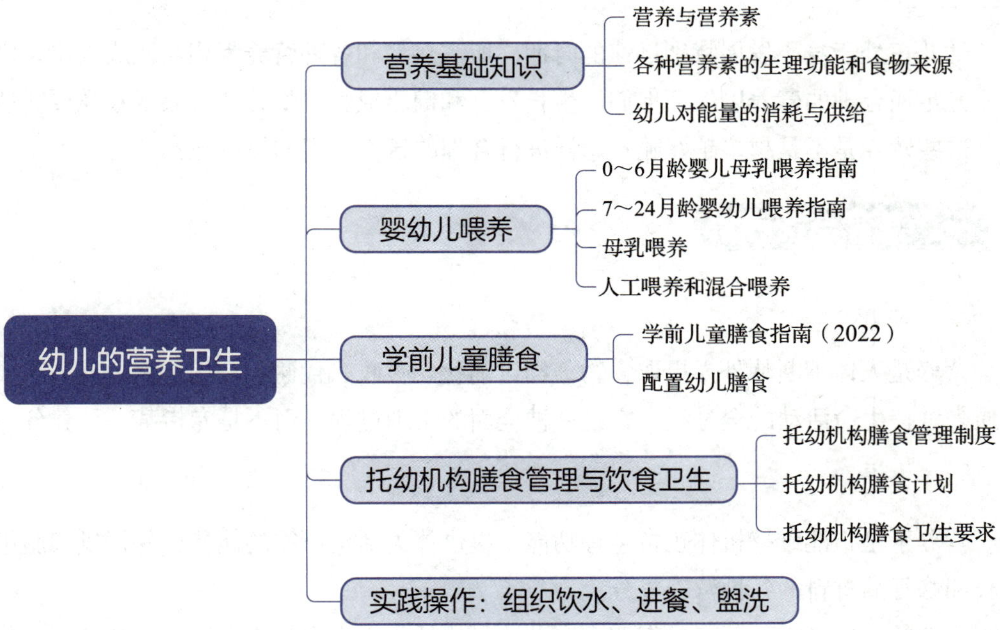

项目引入

幼儿期生长发育迅速，新陈代谢旺盛，是生长发育的关键时期。为幼儿提供合理的营养，培养幼儿良好的饮食习惯，是生长发育的基本保证。本项目对正确的营养观念及如何实行科学、合理的营养搭配进行了讨论和阐述，并根据幼儿的年龄特点，提出幼儿的膳食卫生要求，从而维护和促进幼儿的健康成长。

任务一　营养基础知识

案例导入

开学了，王老师发现班里的“小胖墩”硕硕又胖了许多，通过与硕硕家长的交流了解到，硕硕妈妈觉得天气太热，孩子胃口不佳，怕营养跟不上，就买了很多的儿童营养品，嘱咐他每天按时吃。其实硕硕的食量并没有下降，这多余的营养素就转化为脂肪储存起来了。王老师觉得有必要给家长普及一下儿童营养方面的知识了，但是自己对这方面也只是一知半解。如何做好幼儿园内的膳食卫生保健？如何为家长排疑解惑？王老师为难起来。

知识准备

幼儿正处于身心发展特别迅速的时期，所需热量和各种营养素相对比成人多，因此需要充足而合理的营养以保证他们的生长发育和健康成长。幼儿的健康成长需要哪些营养，这些营养是不是越多越好呢？怎样进行合理的营养分配和供应呢？

一、营养与营养素

（一）营养

营养是人体不断从外界摄取食物，经过消化、吸收、代谢和利用食物中身体需要的物质来维持生命活动的全过程，它是一种全面的生理过程，而不是专指某一种养分。

（二）营养素

营养素是指能维持机体正常生理功能，提供体力活动所需的能量，并提供细胞组织生长和修复的材料的各种营养成分。

已知的人体必需的营养素有四十多种，可概括为六大类：蛋白质、脂肪、碳水化合物、无机盐、维生素和水。其中，蛋白质、脂肪、碳水化合物是能量的主要来源，称为产能营养素；无机盐、维生素和水又称为非产能营养素。产能营养素是机体热能的主要来源，人们利用这些热能维持正常的生命活动、生长发育以及机体从事的各种活动。近年来，人们发现膳食纤维也是维持人体健康必不可少的物质，可以称之为“第七类营养素”。

二、各种营养素的生理功能和食物来源

（一）水

水是人体的重要组成部分，是维持生命极其重要的营养素之一。

1. 水的生理功能

（1）构成机体的基本成分。水是构成细胞的必需物质，是人体组织、体液的主要成分。细胞内液约占体重的 40%，细胞外液约占体重的 20%。

（2）调节体温，保持体温的相对恒定。人体在新陈代谢过程中会产生大量的热量，水吸收这些热量，通过血液循环使体热均匀分布于全身，并通过排汗散热调节体温，保持体温恒定。

（3）水是机体物质代谢所必不可少的溶剂，机体内许多生化反应都必须有水参与才能进行。

（4）作为各种物质吸收、运输及排泄的载体。

（5）润滑作用。水能使体内的摩擦部位润滑，减少损伤，如眼泪、唾液、关节液、胸膜和腹膜的浆液、呼吸道和胃肠道黏液，都有良好的润滑作用。

2. 水的主要来源

人体内的水有 3 个来源：饮水；汤、食物中所含的水；代谢产生的水。

3. 幼儿对水的需要量

（1）幼儿体内的水分相对成人多，占体重的 70% ～ 75%。幼儿新陈代谢旺盛，体表面积相对较大，水分蒸发多，所以水需要量多。

（2）幼儿对水的需要量主要取决于幼儿活动量的大小、外界的气温、食物的质与量等。通常气温越高，活动量越大，幼儿出汗就会越多，对水的需要量就会增加；摄入的蛋白质、无机盐较多，在排泄这些物质时，幼儿对水的需要量也会增大。

（3）幼儿年龄越小，水需要量相对越大。

（4）幼儿如果摄取的水量低于每日每千克体重 60 毫升，即可出现脱水症状。脱水对幼儿机体各系统功能的影响很大，尤其是夏天，水分随汗液丢失较多，因此应及时补充。一般情况下，人体失水占体重 2% 时，即可感到口渴、尿少；失水占体重 10% 以上时，可出现烦躁、眼球内陷、皮肤失去弹性、全身无力、体温与脉搏增加、血压下降等症状；失水超过体重 20% 时，会造成死亡。

如果摄入超过正常需要量的水量，也会对身体产生危害。正常幼儿水需要量参见表 2 - 1。

表 2 - 1　正常幼儿水需要量参考表

年龄（岁）	体重（千克）	24 小时总入量（毫升）	24 小时每千克体重入水量
1	9.5	1 150 ～ 1 300	120 ～ 135
2	11.8	1 350 ～ 1 500	115 ～ 125
3	16.2	1 600 ～ 1 800	100 ～ 110
4	20.0	1 800 ～ 2 000	90 ～ 100

4. 饮用水的选择

理想的饮用水是白开水。生水烧开后，水的密度和表面张力增大，活性增加，温的或凉的开水很容易透过细胞膜，使组织细胞较快获得足够水分。

日常生活中，尽量不选用矿泉水、纯净水、井水、果汁、饮料代替白开水。矿泉水的无机盐含量不确定；纯净水中不含矿物质等营养成分；井水等很难达到饮用水的卫生标准；果汁、饮料等含糖过多，有的还含有色素等物质，对幼儿不利。

（二）无机盐

存在于人体中的各种元素，除碳、氢、氧、氮 4 种元素主要以有机化合物的形式存在外，其余各种元素无论含量多少，统称为无机盐，又称矿物质。其中，人体内含量较多的钙、磷、钾、钠、硫、氯、镁 7 种元素称为大量元素；含量甚微的铁、锌、铜、钴、铬、钼、碘、硒、锰、锡、氟、硅、钒、镍等称为微量元素。

1. 无机盐的生理功能

无机盐是构成机体的重要材料，如钙、磷、镁是骨骼和牙齿的重要成分；磷、硫是蛋白质的成分。

无机盐有维持和调节机体生理功能的作用：无机盐在维持机体酸碱平衡以及维持细胞渗透压方面有重要作用；维持神经和肌肉的兴奋性以及细胞膜的渗透性；构成体内生物活性物质；构成酶系统的活化剂。

2. 幼儿较易缺乏的无机盐

（1）钙。

①钙的生理功能。钙是构成骨骼和牙齿的主要原料。人体中 99% 的钙存在于骨骼、牙齿之中，另外 1% 存在于血液、细胞外液及组织中，具有维持细胞正常功能等重要作用，并参与调节神经兴奋性、血液凝固等机制。

②钙的吸收。钙在肠道中吸收不完全，膳食中的钙只有 20% ～ 30% 能被人体吸收。影响钙吸收的因素很多，维生素 D 可以促进钙的吸收；食物中某些物质（例如菠菜中的草酸）与钙混合易形成不溶性的钙盐，阻碍钙的吸收。

③钙的食物来源。钙的来源比较丰富，其中，乳和乳制品含钙量高，且极易吸收，是最理想的钙源。海产品中的虾皮、虾米、紫菜、海带，豆类及豆制品，谷类，大多数绿叶蔬菜，各种瓜子和芝麻酱等，含钙量也比较丰富（见表 2－2）。

表 2－2 常见食物中的钙含量（mg/100g）

食物	含钙量	食物	含钙量	食物	含钙量
人奶	30	豆腐	164	小麦粉	31
牛奶	104	黑豆	224	瘦猪、牛、羊肉	69
蛋黄	112	青豆	200	虾皮	991
大米	13	杏仁	71	干海带	348
紫菜	364	花生仁	284	油菜	108
柠檬	101	枣	80	红苋菜	178

④钙的供给量。钙是人体含量最多的无机盐，成人体内钙总量约为 1 200 克，占体重的 1.5% ～ 2.0%。幼儿对钙的需要量相比成人要大得多。根据中国居民膳食营养素参考摄入量，幼儿每日膳食中钙的供给量是：6 个月前为 300 毫克，6 个月～ 1 岁为 400 毫克，1 ～ 4 岁为 600 毫克，4 ～ 7 岁为 800 毫克。

长期缺乏钙和维生素 D 可导致儿童生长发育迟缓、骨软化及骨骼变形，严重者可导致佝偻病；钙缺乏者牙齿质量也不高，易患龋齿。血浆中钙离子明显下降，神经、肌肉兴奋性增强，会引起手足搐搦症。

钙过量同样会影响健康，可能增加肾结石危险；持续摄入大量钙还会使降钙素分泌增多，以及发生骨硬化。

（2）铁。

①铁的生理功能。人体中铁的 60% ～ 75% 存在于血红蛋白中，3% 存在于肌红蛋白中，1% 为含铁酶类，其余存在于肝脏、脾脏与骨髓中。铁的主要生理功能是经血红蛋白参与氧的转运、交换和组织呼吸过程。

②铁的吸收。动物性食物中的铁吸收利用率高，如瘦肉、鱼类等所含的铁吸收率达 11% ～ 22%。植物性食物中的铁吸收率低，如大米仅为 1%，小麦和面粉为 5% 等。

在食物中加入维生素 C、乳糖和果糖、氨基酸等，有利于铁的吸收利用。凡在肠道中能与铁形成不溶性铁盐的元素，都不利于铁的吸收，如谷类所含植酸、某些蔬菜所含草酸、茶中所含鞣酸等。

③铁的食物来源。动物性食物，如肝脏、血、瘦肉、鱼类等含铁丰富且吸收率高。植物性食物中含铁量高的有黑木耳、海带、芝麻酱等。

特别要注意的是，乳类含铁极少，以乳类为主食的婴儿要注意补充铁。此外，大力提倡使用铁锅、铁铲等炊具，以利在烹饪过程中增加铁的供给。

④铁的供给量。铁在人体中总量为 4 ～ 5 克，是含量最多的微量元素。铁可在体内被反复利用，机体排出的铁很少，因此人体对铁的需要量并不大。根据中国居民膳食营养素参考摄入量，幼儿每日膳食中铁的供给量是：出生～ 8 岁为 10 毫克。饮食中摄入的铁不足或生长发育较快的幼儿，会出现缺铁性贫血。

（3）锌。

①锌的生理功能。锌主要存在于骨骼、皮肤和头发中。锌是人体中多种酶的组成成分或酶的激活剂，已知锌与 60 种以上的酶有关，在物质代谢中起重要作用。锌能使人保持正常味觉，促进食欲。锌还参与维持免疫功能、促进创伤愈合等。缺锌会导致生长发育障碍、第二性征迟现、性器官发育不良、生殖功能障碍等。

②锌的食物来源。锌的食物来源主要是动物性食物，如瘦肉、动物内脏、蛋黄、鱼及其他海产品等，墨鱼卵及牡蛎含锌量尤高。蔬菜、水果中含锌很少。

③锌的供给量。根据中国居民膳食营养素参考摄入量，幼儿每日膳食中锌的供给量是：6 个月前为 1.5 毫克，6 个月～ 1 岁为 8.0 毫克，1 ～ 4 岁为 9.0 毫克，4 ～ 7 岁为 12.0 毫克。注意：锌可随汗液流失，多汗季节尤应重视锌的补充。

（4）碘。

①碘的生理功能。碘是人体必需的微量元素之一。成人体内碘的总量为 20 ～ 50 毫克，其中 20% 存在于甲状腺中，其余分布于血浆、肌肉、肾上腺、皮肤等处。碘为构成甲状腺素的主要原料，甲状腺素对促进组织氧化、调节机体新陈代谢、促进机体正常生长发育有直接影响。

②碘的食物来源。海产品是含碘最丰富的食物来源，如海带、紫菜、海鱼、海虾、海贝、海参等。我国推行多年的食用碘盐也是摄入碘的重要途径。碘不耐热，为保证碘不被破坏，烹调时应尽量在出锅时加碘盐。

③碘的供给量。根据中国居民膳食营养素参考摄入量，幼儿每日膳食中碘的供给量是：4 岁前为 50 微克，4 ～ 7 岁为 90 微克。孕妇缺碘，会使胎儿的生长发育受到严重影响，以致造成出生后的“克汀病”，也称“呆小症”。碘缺乏症可以防治，重要的是早期发现。碘缺乏或碘过量都对身体有害。

（三）糖类

微课

糖类

1. 糖类的组成

糖类又名碳水化合物，分为单糖、双糖、多糖三类。单糖可以直接透过肠壁进入血液，双糖和多糖必须先经过消化液中酶的分解作用，成为单糖后才能被人体吸收。

（1）单糖：不经消化即可被人体吸收利用，有葡萄糖、果糖、半乳糖（乳糖的组成成分）等。葡萄糖是最重要的单糖，人体葡萄糖主要来自食物中淀粉的水解。果糖存在于蜂蜜和水果中。

（2）双糖：有蔗糖、乳糖、麦芽糖等。乳糖主要存在于哺乳动物的乳汁中，是婴儿的主要糖类来源，而且能比促进钙的吸收。

（3）多糖：按其是否能被人体消化吸收可以分为两大类。能被人体消化吸收的多糖有淀粉和糊精等；不能被人体消化吸收的多糖总称为粗纤维，包括纤维素、果胶等。

2. 糖类的生理功能

（1）构成机体组织。糖类是构成机体的重要物质，并参与细胞的许多生命活动。是糖蛋白、黏蛋白、糖脂不可缺少的部分。糖蛋白是细胞膜的成分；黏蛋白是结缔组织的成分；糖脂是神经细胞的成分。另外，核糖和脱氧核糖参与核酸的形成，在遗传中起着重要的作用。

（2）主要的能量来源。糖类具有经济、易消化吸收、产热快等特点，且人体大脑能源的供给主要是糖类（血糖）。人体内 50% ～ 70% 的热量来自糖类。糖类又能转化成脂肪，在体内将能量储存备用。

（3）节省蛋白质。在某些情况下，当膳食中热能供给不足时，机体会消耗食物和体内的蛋白质来产生热能，使蛋白质不能发挥其更重要的功能，影响机体健康。而膳食中糖类供给充足时，膳食中热能也相应增加，这样就可以使蛋白质得到节省。因此，完全不吃主食而只吃肉类是不适宜的。

（4）解毒作用。糖类能增加肝脏内肝糖原的储存量，机体肝糖原丰富时对有害物质的解毒作用增强，肝糖原不足时，机体对有害物质的解毒作用显著下降。

（5）促进消化和排泄。膳食纤维虽不被消化吸收，但能促进胃肠蠕动，防止便秘，为人体不可缺少的物质。

3. 糖类的需要量和食物来源

（1）需要量。糖类在人体中储存量极少，人体每日消耗糖类的量比体内的储存量大得多，因此必须保证一日数餐，及时供给糖类。

若膳食中碳水化合物供给不足，可使体内蛋白质消耗增加，体重减轻，导致营养不良。若摄入碳水化合物过量，蛋白质不足，则脂肪积存体内，肌肉松软，出现虚胖。

乳儿以奶类为主食，母乳中含糖量较多。牛奶含糖量少，需另加糖。幼儿膳食中碳水化合物所供热能可占总热能的 50% 左右。

（2）食物来源。

谷类：如大米、白面、玉米、高粱等。

根茎类：如红薯、马铃薯、山药、芋头等。

乳糖：如母乳、乳制品等。

果糖：如蔬菜、水果等。

各种食糖：如蜂蜜、蔗糖、麦芽糖等。

（四）脂类

1. 脂类的组成

脂类是脂肪和类脂的总称。脂肪由一分子甘油和三分子脂肪酸组成，分布于人体的皮下、肠系膜、大网膜，以及心脏、肾脏、肾上腺等器官的周围。类脂有胆固醇、磷脂等，是构成细胞的基本成分。

2. 脂类的生理功能

（1）构成身体组织。类脂主要有胆固醇、磷脂等，它们是组成细胞所必不可少的物质，尤其在神经组织中含量较丰富。

（2）供给热能。脂肪是人体热能的重要来源之一，是人体储存热能的仓库。

（3）保护机体。脏器周围的脂肪垫，有固定、润滑和保护内脏的作用。皮下脂肪不易导热的特性，还能减少体热散失，保持体温恒定。

（4）促进脂溶性维生素 A、D、E、K 的吸收。

（5）提供必需脂肪酸。必需脂肪酸是指体内不能合成，必须由食物提供的不饱和脂肪酸，如亚麻酸和亚油酸。

（6）参与调节生理功能（某些固醇类激素如性激素、肾上腺激素）。

3. 脂类的需要量和食物来源

（1）需要量。乳类中的脂肪基本可以满足乳儿的需要。在幼儿膳食中，脂肪提供的热能占 35% 左右。若脂肪摄取不足，幼儿体重会下降、皮肤干燥，易发生脂溶性维生素缺乏症。

（2）食物来源。膳食中的脂肪来源主要是各种植物油和动物脂肪两大类。动物脂肪（鱼类脂肪除外）含饱和脂肪酸较多，如猪油、牛油、羊油等；植物油（椰子油除外）含不饱和脂肪酸较多，其中必需脂肪酸含量较高，如葵花籽油、豆油、花生油、玉米油、芝麻油、菜籽油等（见表 2－3）。不饱和脂肪酸，特别是多不饱和脂肪酸，有利于动脉的健康，是防止动脉硬化的重要营养素。多不饱和脂肪酸在体内可以转化为 DHA，俗称“脑黄金”，对视网膜以及大脑神经细胞的发育有促进作用。所以，含不饱和脂肪酸的油脂，营养价值较高。

表 2－3　几种食用油脂的脂肪酸含量（%）

油脂	饱和脂肪酸	不饱和脂肪酸
棉籽油	24	69.4
花生油	19	79.4
菜籽油	13	45
豆油	16	81
芝麻油	15	84.3

续表

油脂	饱和脂肪酸	不饱和脂肪酸
椰子油	92	8
猪油	43	53
牛油	62	32
羊油	57	38

（五）蛋白质

1. 蛋白质的组成

蛋白质由氨基酸组成，目前已知的氨基酸有 20 多种，分为必需氨基酸（成人 8 种：异亮氨酸、亮氨酸、赖氨酸、甲硫氨酸、苏氨酸、苯丙氨酸、色氨酸、缬氨酸；幼儿 9 种：成人 8 种 + 组氨酸）和非必需氨基酸两种。人体自身无法合成，必须由食物提供的氨基酸，称必需氨基酸；人体可以合成或可由其他氨基酸转化而来的氨基酸，称非必需氨基酸。

2. 蛋白质的生理功能

（1）构成和修补组织。人体每个细胞都由蛋白质组成，蛋白质是构成人体细胞组织的重要物质，其含量仅次于水，约占体重的 18%。成人体内蛋白质一般每天更新 3%。儿童生长发育过程中增生新细胞、新组织，需要更多的蛋白质。

（2）调节生理功能。蛋白质是人体内各种酶、激素和许多重要物质的基本原料，这些物质都能调节人体的生理功能。

（3）提供机体的抵抗力。抗体是由蛋白质组成的，蛋白质是机体产生抵抗力必需的营养素。

（4）提供热能。蛋白质是可供给热能的营养素之一，但不是提供热能的主要来源。只有在机体内储存的糖类、脂肪不足时才消耗蛋白质。通常情况下，蛋白质产热不宜超过总热量的 15%。蛋白质分解代谢时产生的代谢产物对肾脏等器官有害。

3. 蛋白质的营养价值、需要量和食物来源

（1）营养价值。动物性食物的蛋白质所含的必需氨基酸种类较齐全，构成比例适当，与人体蛋白质的组成相似，容易被人体吸收，因而其营养价值较高；而植物性食物的蛋白质所含的必需氨基酸种类不够齐全，如小麦中缺乏赖氨酸，大米中缺乏赖氨酸和异亮氨酸，故营养价值较低。但大豆及其制品除外，尤其黄豆，其蛋白质的营养价值接近肉类，营养价值较高。

蛋白质的互补作用：若把谷类和豆类混合食用，豆类中的氨基酸正好补充谷类中的不足，二者相互补充，可使混合物蛋白质营养价值提高。这在营养学上被称为蛋白质的互补作用。

（2）需要量。由于蛋白质在体内不会储存，人体必须每天供给一定含量的蛋白质。幼儿处于生长发育期，除了需要蛋白质来维持正常的生理功能，还需要它来增长和构成新的组织，故对蛋白质需要量比成人多。幼儿由蛋白质所供应的能量占总能量的12%～15%。但是，如果膳食蛋白质供给过量，会增加肝脏和肾脏的负担，引起代谢紊乱。为了满足机体生长的需要，摄取的蛋白质中，动物性蛋白质、豆类蛋白质占所需蛋白质的50%左右。

（3）食物来源。蛋白质的来源有两大类：一类是动物蛋白质，如各种奶类、鱼虾水产类、蛋类、瘦肉、动物内脏等；另一类是植物蛋白质，如多种豆类（尤其黄豆）及其制品、坚果类、谷类等。

根据中国居民膳食营养素参考摄入量，婴幼儿每日膳食中蛋白质的推荐摄入量如表2－4所示。

表2－4 婴幼儿每日膳食中蛋白质的推荐摄入量

年龄	蛋白质（克）	年龄	蛋白质（克）
0～6个月	9（AI）	3岁	30
7～12个月	20	4岁	30
1岁	25	5岁	30
2岁	25	6岁	35

（六）维生素

1. 维生素的生理功能

维生素是维持人体正常生理功能所必需的一类营养素，在物质代谢中起着重要的作用。维生素不能在体内合成或合成量很少，只能从食物中摄取。其需要量虽然很小，但缺乏时会导致相应的缺乏症，过量时则导致中毒。

维生素根据溶解性，可分为水溶性维生素和脂溶性维生素两大类。水溶性维生素包括B族维生素（维生素B_1、维生素B_2、维生素B_6、维生素B_{12}、叶酸、烟酸等）和维生素C等；脂溶性维生素有维生素A、D、E、K等。

2. 儿童较易缺乏的维生素

（1）维生素A。

①功能：维生素A，又叫视黄醇，与人的视觉有密切关系。维生素A是眼的感光物质——视紫红质的主要成分，起到保护弱光下视力的作用。维生素A与上皮细胞的正常形成有关，是上皮细胞生长、结构完整所必需的营养素。维生素A维持皮肤、眼睛、口腔、胃肠道、呼吸道以及泌尿生殖器官等表面上皮细胞的完整性。维生素A还具有促进生长发育、提高机体免疫力的作用。

②食物来源：维生素A主要存在于动物的肝脏，心脏、肾脏、乳类、禽蛋也含有

一部分。胡萝卜素可以转化为维生素 A，故胡萝卜素也被称为维生素 A 原。橙黄色或深绿色蔬菜、水果中胡萝卜素含量较高，如胡萝卜、菠菜、木瓜、柑橘等。

③缺乏症：夜盲症。夜盲症俗称“雀蒙眼”，患者白天视力很好，但到了傍晚或光线暗的地方就看不清。其原因就是缺乏维生素 A，导致视紫红质合成不足，暗适应能力下降。维生素 A 缺乏进一步发展，则形成角膜及结膜干燥、粗糙，眼泪减少，严重的可使角膜软化穿孔，甚至失明。缺乏维生素 A 除表现为眼部症状外，还有皮肤干燥、粗糙，毛发干脆、易于脱落，并易反复发生呼吸道、消化道感染。

④维生素 A 中毒：摄入过量可致中毒。急性中毒表现为食欲减退、烦躁、呕吐、前囟隆起（婴儿前囟未闭合时）。慢性中毒表现为脱发、骨头疼、体重不增等。此外，由于维生素 A 中毒常因家长给儿童服用过多浓缩鱼肝油或维生素 A 制剂所致，因此服用鱼肝油或维生素 A 制剂时要严格掌握剂量。

⑤预防：喂养不合理，如长期以脱脂乳、稀粥、乳儿糕为主食，或者长期腹泻都可能比导致缺乏维生素 A。合理喂养、预防和治疗消化道疾病是预防维生素 A 缺乏症的主要措施。

（2）维生素 B_1。

①功能：维生素 B_1，又称硫胺素，是一种水溶性维生素，有保护神经系统的作用，能促进肠胃蠕动，增加食欲，预防和治疗脚气病。

②食物来源：维生素 B_1 主要存在于谷类外皮及胚芽中，故糙米、全麦粉中维生素 B_1 含量比精米、精面粉要高。豆类以及瘦肉、动物内脏等动物性食品中维生素 B_1 的含量也比较高。维生素 B_1 在碱性环境中遇热极不稳定，如在煮粥煮豆时加入碱，大部分维生素 B_1 会被破坏。

③缺乏症：维生素 B_1 缺乏时体内糖代谢不能正常进行，可导致多发性神经炎、心脏扩大及水肿，俗称“脚气病”。婴儿缺乏维生素 B_1，表现为烦躁不安，哭声嘶哑，吮吸困难，颈肌和四肢无力，严重时发生心率衰竭、抽搐、昏迷，甚至可发生猝死。

（3）维生素 B_2。

①功能：维生素 B_2，又称核黄素，是一种水溶性维生素，它在蛋白质、脂肪和碳水化合物的代谢中起着重要的作用。

②食物来源：维生素 B_2 在动植物中分布较广，常与维生素 B_1 共存。动物食品中的含量高于植物食品，特别是动物内脏，如肝脏、肾脏等含量较高，其次是奶类、蛋类、豆类及新鲜绿叶蔬菜。维生素 B_2 在碱性溶液中和光照下易被破坏，在烹调中应注意减少损失。

③缺乏症：口角炎、舌炎。表现为口角湿润、发白、糜烂、渐生裂缝；唇部纵裂增多，在张大嘴或哭时裂缝可出血；舌面光滑，呈鲜艳的红色。长期缺乏还可导致儿童生长迟缓、轻中度缺铁性贫血。

（4）维生素 C。

①功能：维生素 C，又称抗坏血酸，是一种水溶性维生素。维生素 C 能促进组织

中胶原的形成，维护血管、肌肉、骨骼、牙齿的正常生理功能，促进伤口的愈合，促进铁的吸收和叶酸代谢，对缺铁性贫血和巨幼红细胞性贫血有一定治疗作用，并有利于钙的吸收，提高机体免疫力。

②食物来源：维生素C主要来源于新鲜蔬菜和水果，其中鲜枣、柑橘、山楂、猕猴桃、橘子、西红柿、辣椒等含量特别丰富。维生素C在储存、加工、烹调中极易被破坏，因此在储存时，要求低温、高湿、空气流通；能够生吃的蔬菜就生吃，避免烹调损失；蔬菜应先洗，临炒时再切，这些都是保护维生素C的好做法。

③缺乏症：维生素C缺乏症，又称“坏血病”，毛细血管通透性增大，皮下、黏膜、肌肉、牙龈等处易出血、易感染，伤口愈合缓慢，毛细血管壁脆性增加，骨质疏松，机体的抵抗力下降。

（5）维生素D。

①功能：维生素D为固醇类衍生物，又称抗佝偻病维生素，能增进小肠对钙、磷的吸收和利用，促进儿童骨骼的正常生长，对预防佝偻病有重要作用。

②来源：胆固醇是合成维生素D的原料，它在体内可转变为7-脱氢胆固醇，并储存于皮下，在日光或紫外线的照射下，7-脱氢胆固醇可以转变成维生素D，这是人体获得维生素D的主要途径。食物来源：肝脏、鸡蛋黄、鱼肝油等动物性食品中含有少量维生素D，植物性食物几乎不含维生素D。

③缺乏症：人体缺乏维生素D会引起佝偻病、手足抽搐和软骨病。

④维生素D中毒：引起维生素D中毒的原因多为使用不当，如家长误认为是补药，多多益善，而长期给小儿服用或者反复注射维生素D。维生素D中毒的表现：食欲减退，过度口渴，恶心，呕吐，烦躁，睡眠不安，体弱，严重时可损坏心、肾功能。

三、幼儿对能量的消耗与供给

（一）用于基础代谢

基础代谢是指机体在清醒而又非常安静的状态下，不受肌肉活动、环境温度、食物以及精神紧张等影响时，用以维持基本生命活动的能量需要量，包括维持体温、肌肉紧张、循环、呼吸、肠蠕动、腺体活动等。

一般说来，男性的基础代谢率比女性高；年龄越大，基础代谢率越低。如儿童的基础代谢率比成人高20%左右；幼儿时期的基础代谢的能量需要量约占总能量的60%。

（二）进食的特殊动力作用

食物虽然可为我们提供热量，但在摄取和消化、吸收这些食物时也需要消耗能量。这种因为进食而消耗热量的过程叫作食物的特殊动力作用。碳水化合物、脂肪、蛋白质的特殊动力作用各不相同，其中蛋白质的特殊动力作用最大。

（三）排泄、排遗的损失

排泄废物也会损失一些热量，如冬天小便之后，常常会打个冷战。此外，摄入体内的食物有少量未被吸收利用而随粪便排出体外，这部分未能有效产生热能的损失也可以看作热能的消耗，此部分损失通常约占基础代谢的 10%。

（四）用于儿童活动

用于活动的能量消耗是人体能量消耗中最主要的一项支出。幼儿活动消耗的能量多少与身体大小、活动量大小、活动时间、活动类型等都有密切关系。活泼好动的孩子，比不好动、不喜欢锻炼的孩子能量消耗要大得多。

（五）用于儿童生长发育

用于长身体的能量消耗是儿童所特有的。婴幼儿正处于生长发育阶段，长身体所需的能量与生长发育的速度成正比，即生长越快，能量需要量越多。如 1 岁内的婴儿生长最快，所需能量占总能量的 25% ～ 30%。

资料贴吧

"脚气病"与"脚气"

脚气病和脚气是两种不同的疾病。

脚气病，医学上特指维生素 B_1 缺乏症，通常由于饮食不当，主要吃精磨的白米或者过度地淘米，损失了维生素 B_1 而引起临床症状。主要有两种类型：干性脚气病，如对称性的周围神经炎、四肢肌肉酸痛无力；湿性脚气病，主要表现为浮肿，心包、胸腔、腹腔积液等，这是一种系统性疾病。

脚气，主要是指脚部皮肤癣菌等真菌感染所引起的真菌性皮肤病。它的表现主要是脚部皮肤的水泡、鳞屑，脚趾浸渍、糜烂，或者脚部角化过度，一般使用抗真菌药物就可以治好。

任务实施

利用实习时间进行幼儿营养状况访谈，完成访谈记录：

访谈者		时间		地点	
访谈提纲	1. 您对幼儿营养有哪些科学的认识？ 2. 您对幼儿营养的认识还有哪些误区？				

任务测评

［活动主题］营养学基础知识。

［活动目标］科学认识营养学基础知识及相关生活常识。

［建议时间］20 分钟。

［活动准备］

知识准备：联系实际，或通过上网及其他方式查找相关资料，做好知识储备。

材料准备：将营养学基础知识（各营养素作用等）做成卡片。

［活动步骤］

（1）学生分为 A、B 两组，A 组学生拿出事先准备好的卡片，说出营养素名称，B 组学生抢答其作用，答对者得分。

（2）B 组学生拿出卡片，说出某种营养素的缺乏症，A 组学生抢答是哪种营养素，答对者得分。

（3）联系实际，A、B 两组学生各举例说明生活中关于婴幼儿的营养认识误区，说出者得分。

（4）教师汇总分数，宣布获胜小组，比赛结束。

［总结评价］

（1）各营养素的作用是什么？

（2）科学解释生活中关于营养的认识误区。

任务二　婴幼儿喂养

案例导入

王女士一直给女儿琪琪喂养母乳。转眼间，琪琪已经三个月了，长得健康可爱，王女士也将投入繁忙的工作了。王女士认为已经母乳喂养了三个月，母乳营养渐渐减少，换用婴儿配方奶粉应该没什么问题，且婴儿配方奶粉成分合理、全面，比母乳更符合婴儿的营养需要，喂养方便，于是准备放弃母乳喂养，将婴儿配方奶粉作为琪琪的首选食物。你认为王女士这种做法是否正确？

知识准备

中国营养学会妇幼营养分会于 2022 年 6 月 1 日发布了《中国婴幼儿膳食指南（2022）》。指南对不同年龄的婴幼儿膳食都有非常明确的准则和核心推荐，按照不同的年龄分为 0 ～ 6 月龄婴儿母乳喂养指南、7 ～ 24 月龄婴幼儿喂养指南和学前儿童膳食指南三个部分，并根据婴幼儿不同年龄生长发育的特点，充分考虑当前婴幼儿喂养存在的突出问题，提出准则和推荐。

一、0～6月龄婴儿母乳喂养指南

0～6月龄是人一生中生长发育的第一个高峰期，对能量和营养素的需要相对高于其他任何时期。但婴儿的胃肠道和肝脏、肾脏等器官尚未发育成熟，对食物的消化吸收能力及代谢废物的排泄能力仍较低。母乳既可提供优质、全面、充足和结构适宜的营养素，满足婴儿生长发育的需要，又能完美地适应其尚未成熟的消化能力，促进其器官发育和功能成熟，且不增加肾脏的负担。

0～6月龄婴儿需要完成从宫内依赖母体营养到宫外依赖食物营养的过渡，来自母体的乳汁是完成这一过渡最好的食物，用其他任何食物喂养都不能与母乳喂养相媲美。母乳中丰富的营养和活性物质为婴儿提供全方位的呵护和支持，使其在离开母体保护后，仍能顺利地适应自然环境，健康成长。

母乳中适宜的营养既能为婴儿提供充足而适量的能量，又能避免过度喂养，使婴儿获得最佳的健康生长速度，为一生的健康奠定基础。6月龄内的婴儿应给予纯母乳喂养。

对0～6月龄的婴儿喂养，指南提出六条准则条目（见图2-1）：

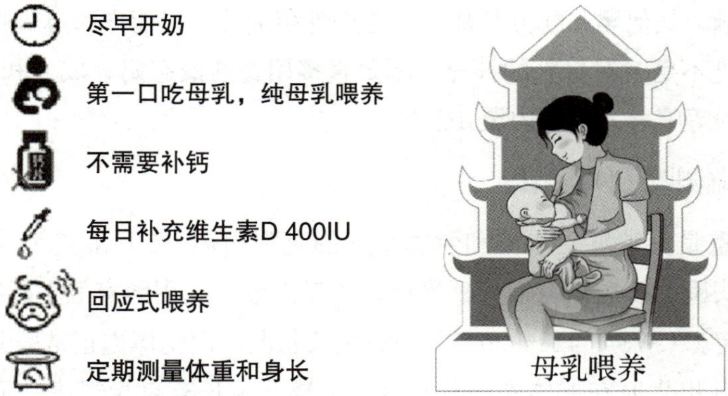

图2-1 中国0～6月龄婴儿母乳喂养关键推荐

资料来源：中国营养学会.

（一）母乳是婴儿最理想的食物

母乳喂养是婴儿出生后的最佳喂养方式。婴儿出生后不要喂任何母乳以外的食物，应坚持纯母乳喂养至婴儿满6月龄。坚持让婴儿直接吸吮母乳，只要母婴不分开，就不用奶瓶喂哺人工挤出的母乳。由于特殊情况需要在婴儿满6月龄前添加母乳之外其他食物的，应咨询医务人员后谨慎做出决定。配偶和家庭成员应支持鼓励母乳喂养。

（二）尽早开奶

生产后1小时内开奶，尽早让婴儿吸吮。分娩后母婴即刻开始不间断地肌肤接触，观察新生儿觅食表现，帮助开始母乳喂养，特别是让婴儿吸吮乳头和乳晕，刺激母乳分泌。婴儿出生后体重下降，只要不超过出生体重的 7%，就应坚持纯母乳喂养。婴儿吸吮前无须过分擦拭乳房。通过精神鼓励、专业指导、温馨环境、愉悦心情等辅助开奶。

（三）回应式喂养

及时识别婴儿饥饿及饱腹信号并尽快做出喂养回应，哭闹是婴儿表达饥饿信号的最晚表现。按需喂养，不要强求喂奶次数和时间，但生后最初阶段每天会在 10 次以上；婴儿异常哭闹时，应考虑非饥饿原因。

（四）适当补充维生素 D

纯母乳喂养的婴儿出生后数日开始每日补充维生素 D 10 微克；纯母乳喂养的婴儿不需要补钙。婴儿出生后应注意补充维生素 K。

（五）坚持进行母乳喂养

绝大多数母亲都能纯母乳喂养自己的孩子。母乳喂养遇到困难时，需要医生和专业人员的支持。母亲不要放弃纯母乳喂养，除非医生针对母婴任何一方原因明确提出不宜母乳喂养的建议。相对于纯母乳喂养，给 6 月龄内婴儿任何其他食物喂养，对婴儿健康都会有不利影响。任何婴儿配方奶都不能与母乳相媲美，只能作为母乳喂养失败后的无奈选择，或母乳不足时对母乳的补充。不要直接用普通液态奶、成人和普通儿童奶粉、蛋白粉、豆奶粉等喂养 6 月龄内婴儿。

（六）定期监测婴儿体格指标

身长和体重是反映婴儿喂养和营养状况的直观指标。6 月龄内婴儿每月测量一次身长、体重和头围，病后恢复期可适当增加测量次数。选用国家卫生标准《7 岁以下儿童生长状况判定》（WS/T 423—2022）判断生长状况。出生体重正常婴儿的最佳生长模式是基本维持其出生时在群体中的分布水平。婴儿生长有自身规律，不宜追求参考值上限。

二、7 ～ 24 月龄婴幼儿喂养指南

本指南适用于满 6 月龄（出生 180 天）至刚不满 2 周岁（24 月龄内）的 7 ～ 24 月龄婴幼儿（见图 2－2）。

对于 7 ～ 24 月龄婴幼儿，母乳仍然是重要的营养来源，但单一的母乳喂养已经不能完全满足婴幼儿对能量及营养素的需求，必须引入其他营养丰富的食物。

随着消化系统、免疫系统、感知觉及认知行为能力的发展，7 ～ 24 月龄婴幼儿需要通过接触、感受和尝试，来体验各种食物，逐步适应并耐受多样的食物，从被动接受喂养转变到自主进食。父母及喂养者的喂养行为对 7 ～ 24 月龄婴幼儿的营养和饮食行

为也有显著的影响。回应婴幼儿摄食需求，有助于婴幼儿健康饮食习惯的形成，并具有长期而深远的影响。适宜的营养和喂养不仅关系到婴幼儿近期的生长发育，也关系到长期的健康。

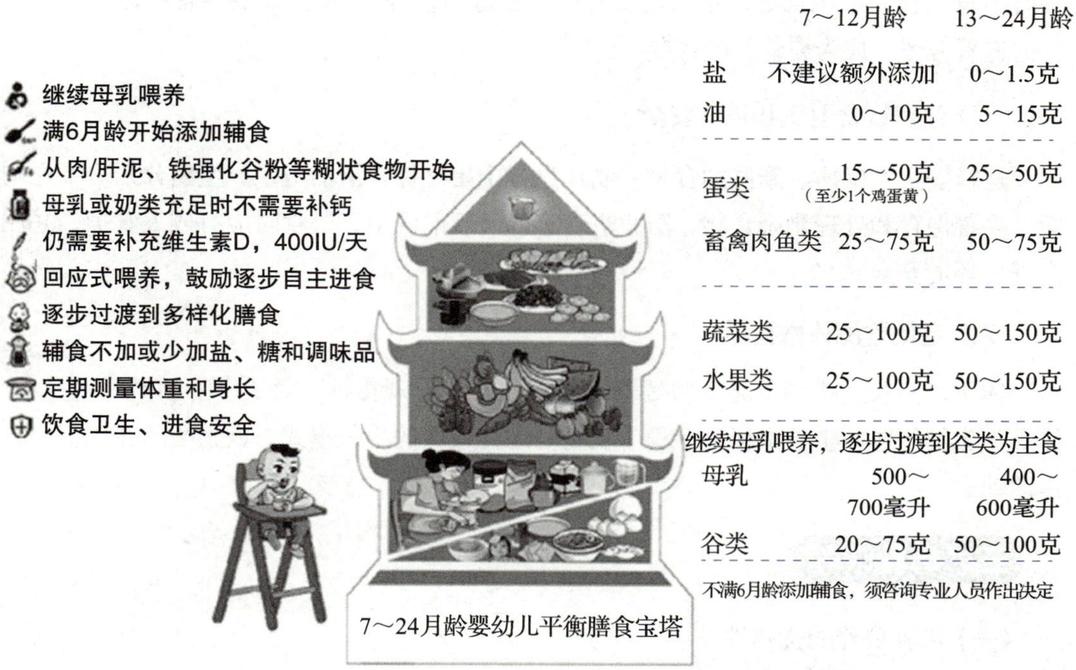
继续母乳喂养
满6月龄开始添加辅食
从肉/肝泥、铁强化谷粉等糊状食物开始
母乳或奶类充足时不需要补钙
仍需要补充维生素D，400IU/天
回应式喂养，鼓励逐步自主进食
逐步过渡到多样化膳食
辅食不加或少加盐、糖和调味品
定期测量体重和身长
饮食卫生、进食安全
7～12月龄 13～24月龄
盐 不建议额外添加 0～1.5克
油 0～10克 5～15克
蛋类 15～50克（至少1个鸡蛋黄） 25～50克
畜禽肉鱼类 25～75克 50～75克
蔬菜类 25～100克 50～150克
水果类 25～100克 50～150克
继续母乳喂养，逐步过渡到谷类为主食
母乳 500～700毫升 400～600毫升
谷类 20～75克 50～100克
不满6月龄添加辅食，须咨询专业人员作出决定
7～24月龄婴幼儿平衡膳食宝塔

图 2-2 中国 7 ～ 24 月龄婴幼儿平衡膳食宝塔

资料来源：中国营养学会.

对 7 ～ 24 月龄婴幼儿喂养，指南提出六条准则条目：

（一）继续母乳喂养

婴儿满 6 月龄后继续母乳喂养到 2 岁或以上。从满 6 月龄起逐步引入各种食物，辅食添加过早或过晚都会影响健康。首先添加肉 / 肝泥、铁强化谷粉等糊状食物。

有特殊需要时须在医生的指导下调整辅食添加时间。

微课
宝宝的辅食

（二）及时引入多样化食物

每次只引入一种新的食物，逐步达到食物多样化。不盲目回避易过敏食物，1 岁内适时引入各种食物。重视动物性食物的添加。从糊状食物开始，逐渐过渡到固体食物。逐渐增加辅食频次和进食量。

（三）尽量少加糖、盐

婴幼儿辅食应单独制作。保持食物原味，尽量少加糖、盐及各种调味品。辅食应含有适量油脂。1 岁以后逐渐尝试淡口味的家庭膳食。

（四）提倡回应式喂养

进餐时父母或喂养者应与婴幼儿有充分的交流，识别其饥饱信号，并及时回应。耐心喂养，鼓励进食，但绝不强迫喂养。鼓励并协助婴幼儿自主进食，培养进餐兴趣。进餐时不看电视，不玩玩具，每次进餐时间不超过 20 分钟。父母或喂养者应保持自身良好的进餐习惯，成为婴幼儿的榜样。

（五）注意饮食卫生和进食安全

选择安全、优质、新鲜的食材。制作过程中始终保持清洁卫生、生熟分开。不吃剩饭，妥善保存和处理剩余食物，防止进食意外。饭前洗手，进食时应有成人看护，并注意进食环境安全。

（六）定期监测体格指标

体重、身长、头围等是反映婴幼儿营养状况的直观指标。每 3 个月测量一次身长、体重、头围等体格生长指标。平稳生长是婴幼儿最佳的生长模式。鼓励婴幼儿爬行、自由活动。

三、母乳喂养

（一）母乳喂养的优越性

1. 母乳是婴儿最好的食物和饮料

母乳是 6 月龄以内婴儿最理想的天然食品。纯母乳喂养能满足 6 月龄内婴儿所需要的全部水分、能量和营养素。母乳所含的营养物质齐全，各种营养素之间的比例合理，含有其他动物乳类不可替代的免疫活性物质，易于婴儿吸收，非常适合于身体快速生长发育、生理功能尚未完全发育成熟的婴儿。

母乳营养全面，钙磷比例合适，吸收、利用率高，有利于婴儿牙齿和骨骼的发育；母乳中的蛋白质——乳清蛋白（牛奶中蛋白质以酪蛋白为主），容易被消化；母乳中乳糖含量较其他乳类多；因直接哺乳，母乳中的维生素 C 和维生素 B_1 不被破坏，优于喂哺其他需加热消毒的乳类；母乳中所含水分可满足婴儿的需要，喂母乳既能解饥又能解渴。同时，母乳喂养经济、方便、安全、卫生，不易发生过敏反应。喂养时应按需喂奶，每天可以喂奶 6 ～ 8 次甚至更多。至少坚持纯母乳喂养 6 个月；从婴儿满 6 月龄开始添加辅食，同时应继续坚持母乳喂养，最好到 2 岁。

2. 母乳喂养可以使婴儿健康发育

母乳中含有抗体，可增强婴儿的抗病力；母乳喂养的婴儿不易患过敏性疾病，如婴儿湿疹。母乳干净且无菌，喂养简便，不会受到环境中病菌的污染。

母乳中含丰富的牛磺酸，是促进脑细胞发育的重要物质；母乳中含有较多的乳糖，能为脑细胞提供更多的热能。

3. 母乳喂养对于母子均有益处

哺育的过程，婴儿会感到温暖、舒适和安全。婴儿情绪好，是婴儿心理正常发展的条件。

母乳喂养也有利于增进母子感情，并可促进母体的复原。婴儿吸吮乳汁，可促使母亲子宫收缩，有利于产后的子宫复原，减少产后出血；哺乳的母亲，日后患乳腺癌的概率较未哺乳的母亲低；哺婴是只有母亲才能享受到的天伦之乐；哺乳可以消耗母体多余的脂肪，有利于产后体型的健美。

（二）母乳喂养应注意的问题

产后半小时即可哺乳；0 ～ 6 个月纯母乳喂养，回应式喂奶；预防吐奶和呛奶；乳母平时应充足饮水，预防婴儿生理性腹泻；乳母注意休息，保证营养，保持心情愉快。

四、人工喂养和混合喂养

（一）什么是混合喂养

因母乳不足或母亲不能按时给婴儿喂奶，需加喂配方奶粉或其他乳品的喂养方式，称为混合喂养。

（二）什么是人工喂养

由于种种原因，母亲不能哺乳，采用牛奶、羊奶等代乳品喂哺婴儿称为人工喂养。

（三）代乳品的选择

适合婴儿月龄的配方奶粉（首选）；鲜牛奶（补充维生素 A 和维生素 C），鲜羊奶（补充维生素 B_{12} 和叶酸）；全脂乳粉（重量 1∶8 或容积 1∶4 加温开水配置）；豆浆或豆制代乳品（补充鱼肝油）。

不宜做代乳品的食品有米粉或面粉、麦乳精、甜炼乳等。

（四）喂养注意事项

哺乳次数和间隔同母乳喂养。奶瓶以直式为宜，每次喂奶前，可把奶滴在手腕的内侧试一下乳汁温度，不凉、不烫才可以喂给婴儿。喂奶时让乳汁充满橡皮奶头，以免婴儿吸入空气。奶瓶、奶头等食具每次用后洗净、煮沸、消毒。橡皮奶头可等水沸后放入，煮 5 分钟。

资料贴吧

幼儿易过敏的食物

食物过敏原 1：牛奶或奶粉

牛奶或奶粉过敏主要是牛奶蛋白过敏，即牛奶里的大分子蛋白过敏。每当接触到大的蛋白质分子，幼儿身体就会发生不适症状。

预防措施：对于有过敏家族史的幼儿，要坚持母乳喂养。如果妈妈产后几天没有母乳，最好用低敏奶粉（部分水解蛋白）替代普通奶粉，也就是关于第一口奶的问题，幼儿接触过敏原（牛奶的大分子蛋白）越早，越容易过敏。

食物过敏原 2：鸡蛋

鸡蛋中含有一种能使幼儿过敏的物质——卵清蛋白。当幼儿吃鸡蛋的时候，卵清蛋白即可成为过敏原引起幼儿过敏，特别是首次吃鸡蛋的幼儿。

预防措施：蛋白比蛋黄更易引起过敏。如果只给幼儿吃蛋黄而不吃蛋白，会起到既营养又不过敏的效果，所以 6 ～ 9 个月的幼儿开始吃固体食物的时候，最好先添加蛋黄，1 岁以后再尝试吃全蛋。

食物过敏原 3：菠萝

菠萝内含有菠萝蛋白酶，这种酶可使胃肠黏膜的通透性增加，胃肠内大分子异体蛋白质得以渗入血流，加上人体感受性差异，导致幼儿过敏反应。

预防措施：在幼儿辅食添加顺序中最好将菠萝排在其他水果的后面。

食物过敏原 4：海鲜

海鲜是指来自海洋的鱼、虾、蟹、贝壳类等动物性食物，含有相当多的蛋白质，营养丰富，但也是容易引起过敏的食物。

预防措施：海鲜最好在幼儿 18 个月以后开始添加，添加时要少量、单项进行；确认幼儿不过敏后，再增加分量或添加新品种。

食物过敏原 5：花生

花生是重要的食物过敏原，会引起极其罕见的严重的过敏症。花生过敏的症状包括：血压降低，面部和喉咙肿胀，哮喘，呼吸困难，过敏性休克。

预防措施：避免花生类的食品，如花生奶油、花生酱、花生油、花生糖、酥皮花生等，并让其他人也知道幼儿对花生过敏的情况。

任务实施

利用实习时间进行婴幼儿营养状况访谈，完成访谈记录：

访谈者		时间		地点	
访谈提纲	1. 您对 0 ～ 24 月龄婴幼儿喂养有哪些科学的认识？ 2. 您对婴幼儿喂养的认识还有哪些误区？				

任务测评

［活动主题］0 ～ 6 月龄、7 ～ 24 月龄婴幼儿喂养。

［活动目标］科学认识 0 ～ 6 月龄、7 ～ 24 月龄婴幼儿喂养的基本知识及相关生活常识。

［建议时间］20 分钟。

［活动准备］

知识准备：联系实际，或通过上网及其他方式查找相关资料，做好知识储备。

材料准备：将 0 ～ 6 月龄、7 ～ 24 月龄婴幼儿喂养的基本知识分别做成卡片。

［活动步骤］

（1）学生分为 A、B 两组，A 组学生拿出事先准备好的 0 ～ 6 月龄婴儿喂养知识的卡片，B 组学生回答喂养指南，答对者得分。

（2）B 组学生拿出事先准备好的 7 ～ 24 月龄婴幼儿喂养知识的卡片，A 组学生回答喂养指南，答对者得分。

（3）联系实际，A、B 两组学生各举例说明生活中婴幼儿的喂养误区，说出者得分。

（4）教师汇总分数，宣布获胜小组，比赛结束。

［总结评价］

（1）0 ～ 6 月龄、7 ～ 24 月龄婴幼儿喂养指南。

（2）科学解释生活中关于 0 ～ 6 月龄、7 ～ 24 月龄婴幼儿喂养认识的误区。

任务三　学前儿童膳食

案例导入

3 岁的豆豆刚刚上幼儿园，可是还没有学会自己吃饭。在家里几乎都是奶奶喂饭，每次吃饭，奶奶都要围着桌子一圈圈追着喂，豆豆边玩边吃。妈妈给他准备了小桌子和餐具，让豆豆自己学吃饭，可是豆豆自己吃，就会把饭菜撒在桌子上到处都是，奶奶嫌麻烦，也总感觉孩子自己吃饭吃得太少，且饭菜容易凉，担心豆豆吃不饱，吃坏了肚子，所以还是认为喂饭比较好，说等孩子大了就会自己吃了。在幼儿园里教师发现，豆豆遇到自己喜欢吃的东西时，就会吃得很快也很干净，遇到不喜欢吃的东西，就会一直坐着，不动一口；并且吃饭时不专心，很容易被别的事情吸引，注意力不集中。

请分析这种情况形成的原因，想想怎样帮助豆豆养成良好的饮食习惯。

知识准备

一、学前儿童膳食指南（2022）

本指南适用于2周岁后至满6周岁前的学前儿童（见图2－3）。这一阶段的儿童仍处于快速生长发育阶段，营养需求较大，所摄入的食物种类和膳食模式已接近成人，但消化功能尚未完全成熟，其膳食制备与成人有一定的差异。此时儿童的自主性、好奇心、学习模仿能力增强，是形成良好饮食行为和健康生活方式的关键时期。学前儿童生长发育和营养状况直接关系之后青少年期及成人期肥胖及慢性病风险。基于儿童的生理和营养特点及饮食习惯培养规律，结合我国学前儿童膳食营养现状和饮食行为问题，该指南提出了5条核心推荐和相应的实践指导。

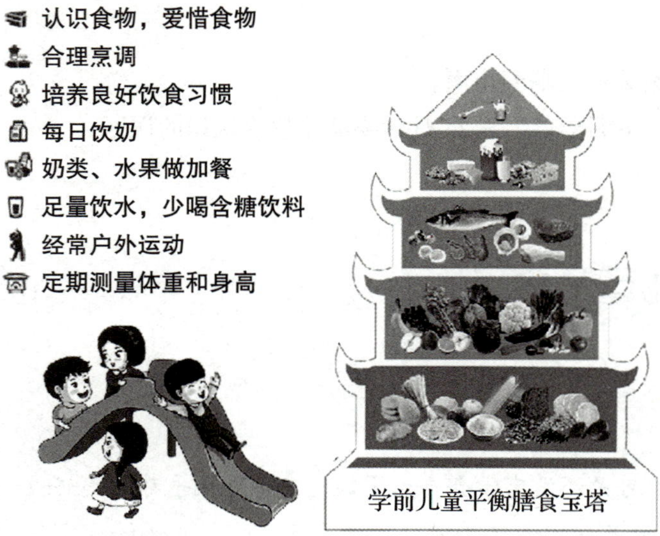
认识食物，爱惜食物
合理烹调
培养良好饮食习惯
每日饮奶
奶类、水果做加餐
足量饮水，少喝含糖饮料
经常户外运动
定期测量体重和身高
学前儿童平衡膳食宝塔

	2～3岁	4～5岁
盐	<2克	<3克
油	10～20克	20～25克
奶类	350～500克	350～500克
大豆适当加工	5～15克	15～20克
坚果适当加工	—	适量
蛋类	50克	50克
畜禽肉鱼类	50～75克	50～75克
蔬菜类	100～200克	150～300克
水果类	100～200克	150～250克
谷类	75～125克	100～150克
薯类	适量	适量
水	600～700毫升	700～800毫升

图2－3　2～6岁平衡膳食宝塔

资料来源：中国营养学会 .

（一）食物多样，规律就餐，自主进食，培养健康饮食行为

1. 合理膳食及餐次安排

建议学前儿童平均每天食物种类数达到12种以上，每周达到25种以上，烹调油和调味品不计算在内。为了让儿童膳食更加丰富，推荐以下几种方法：（1）选择小分量食物；（2）与家人共餐；（3）同类食物互换；（4）荤素搭配；（5）根据季节更换和搭配食物；（6）变换烹调方式。

应每天安排早、中、晚三次正餐，上、下午各一次加餐，若晚餐较早，可在睡前2小时安排一次加餐。加餐以奶类、水果为主，配以少量松软面点，尽量不选择油炸、膨化食品，甜点及含糖饮料。

2. 培养专注进食和自主进食

倡导学前儿童专注进食，鼓励和指导儿童自主进食，这对培养儿童良好的饮食习惯和健康成长至关重要。进餐时应注意：（1）尽量定时定位就餐；（2）避免进餐同时有其他活动；（3）吃饭细嚼慢咽，但不拖延；（4）让儿童自己使用筷子、匙进食。

3. 避免挑食、偏食及过量进食

由于自主性的萌发，学前儿童会对食物表现出不同的兴趣和喜好，可能出现一时性偏食和挑食，应给予重视和引导，具体方法如下：（1）鼓励儿童选择多种多样的食物，及时提醒和纠正儿童挑食、偏食或过量进食的不健康行为；（2）家长应与孩子一起进餐，以身作则、言传身教，培养儿童健康的饮食行为；（3）对于儿童不喜欢吃的食物，可通过鼓励儿童反复尝试并及时表扬，变换烹调方式，改变食物形式或质地、食物分量以及更新盛放容器等方法加以改善；（4）避免儿童过度进食，让儿童养成专注进食、自主进食和适量进食的健康饮食行为；（5）家庭和托幼机构为儿童制订相对固定的进餐计划，营造整洁温馨的进餐环境。

（二）每天饮奶，足量饮水，合理选择零食

奶类是优质蛋白质和钙的最佳食物来源，应鼓励儿童每天饮奶。学前儿童新陈代谢旺盛、活动量大、出汗较多，需要及时补充水分。零食作为学前儿童全天营养的补充，应与加餐相结合，以不影响正餐为前提。多选营养素密度高的食物如奶类、水果、蛋类和坚果等作为零食，不宜选择高盐、高脂、高糖食品及含糖饮料。

1. 培养饮奶习惯

建议学前儿童，每天饮奶量为350～500毫升或相当量的奶制品以满足钙、优质蛋白等营养需求。推荐选择液态奶、酸奶、奶酪等无添加糖的奶制品，限制乳饮料、奶油摄入。

若儿童因乳糖不耐受或继发乳糖不耐受，空腹饮奶后易出现肠胃不适（如腹胀、腹泻、腹痛等症状），可采取以下方法加以改善：（1）饮奶前或同时进食固体食物如主食；（2）少量多次饮奶；（3）选择酸奶、奶酪等发酵乳制品；（4）选用无乳糖奶或饮奶时加用乳糖酶。

2. 首选白水，控制含糖饮料

建议学前儿童每天水（含饮水和汤、奶等）的总摄入量为1 300～1 600毫升，其中饮水量为600～800毫升，并以饮白开水为佳，少量多次饮用。

过量摄入添加糖会对儿童的健康造成危害，增加患肥胖、龋齿等疾病的风险。含糖饮料（如可乐、果汁饮料等）是添加糖的主要来源，尽量不喝。

3. 合理选择零食

建议学前儿童的零食尽可能与加餐相结合，零食量不宜多，应不影响正餐食欲。吃前洗手，吃完漱口，睡前 30 分钟内不吃零食。选择零食应注意以下几点：（1）优选奶制品、水果、蔬菜和坚果；（2）少吃高盐、高糖、高脂及可能含反式脂肪酸的食品，如膨化食品、油炸食品、冰激凌等；（3）不喝或少喝含糖饮料；（4）零食应新鲜、卫生、易消化；（5）要特别注意儿童的进食安全，避免食用整粒豆类、坚果，防止食物呛入气管发生意外。

（三）合理烹调，少调料少油炸，从小培养淡口味

建议烹调学前儿童膳食时，以淡口味为宜，不应过咸、油腻和辛辣。尽量少放盐和糖，少用含盐量较高的酱油、豆豉、蚝油、咸味汤汁及酱料等。尽可能少用或不用味精、鸡精、色素、糖精等调味品。可选择天然、新鲜的香料（如葱、蒜、洋葱、香草等）和新鲜的果汁（如番茄汁、柠檬汁、南瓜汁、菠菜汁等）调味。建议每日食盐摄入量：2 ～ 3 岁 < 2 克，4 ～ 5 岁 < 3 克。学前儿童膳食多采用蒸、煮、炖、煨等烹调方式，少用油炸、烧烤、煎等方式。

（四）参与食物选择与制作，增进对食物的认知和喜爱

应尽可能为儿童创造更多认识和感受食物的机会，建议组织儿童参加各种参观体验活动，如去农田认识农作物，观察家里和幼儿园内种植的蔬菜、水果的生长过程，聆听关于蔬菜和水果的营养故事等。建议家长和孩子一起选购食物，并让孩子参与力所能及的食物加工活动（如择菜等），增加其对食物的接受度，增进亲子关系。

（五）经常参加户外活动，定期测量体格，保障健康成长

1. 鼓励积极规律的身体活动

应鼓励学前儿童经常参加户外活动，每天至少 2 小时。应鼓励儿童积极玩游戏，建议每天结合日常生活多做运动，如公园玩耍、散步、爬楼梯、收拾玩具等；适量做较高强度的运动和户外活动，包括：有氧运动（骑儿童自行车、轮滑、跳绳、快跑、游泳）、伸展运动、肌肉强化运动（攀架、健身球）、团体运动（跳舞、小型球类游戏）。家庭和托幼机构应定期组织运动会或亲子游戏。

2. 限制久坐行为和视屏活动

学前儿童久坐时间和视屏时间过长均对健康不利。建议学前儿童减少久坐行为和视屏时间，每次久坐时间不超过 1 小时，每天累计视屏时间不超过 1 小时，且越少越好。家长应以身作则，减少久坐和视屏时间。

3. 定期测量体格

建议学前儿童每半年测量一次身高和体重，以及时了解其生长发育水平的动态变化，依据儿童生长发育标准判断其营养状况，并根据儿童体格指标变化及时调整膳食和运动。

二、配置幼儿膳食

（一）配置幼儿膳食的原则

1. 符合幼儿营养的需要

各种营养素种类齐全、配比合适、供应量适宜，可满足幼儿迅速生长发育时期所必需的营养物质。

2. 适合幼儿的消化能力

食物的品种、数量和烹调方法应适合幼儿胃肠道的消化和吸收能力。烹调时尽量做到碎、细、软、烂、松、嫩，以利于幼儿的咀嚼和吞咽。

3. 促进幼儿的食欲

在保证食物的营养价值和符合幼儿营养需求的前提下，尽量使食物的外形美、花样多，且色香味俱全，以吸引幼儿进食。

4. 吃清洁卫生、不变质的食物

为儿童配膳，无论在采购、烹调，还是储存的过程中，都要注意食物的新鲜、卫生，还要严防食物中毒。

（二）膳食搭配的方法

1. 粗细搭配

两三岁以后的幼儿每天的主食除大米、面粉等细粮外，应适当吃一些粗粮、杂粮，如小米、玉米面、红薯、燕麦片、绿豆等，经常变换主食的花样，注意粗粮细做。婴儿时期不宜吃粗粮。

2. 荤素搭配

动物性食品含优质蛋白，蔬菜含维生素、无机盐，荤素搭配可以使摄入的营养平衡，且口味不腻。肉类的品种要经常变换，多吃鱼；保证幼儿膳食有一定量的深颜色蔬菜；保证每天有适量的新鲜水果（不能用果汁代替）。

3. 谷豆搭配

豆类蛋白质为优质蛋白质，谷类的蛋白质营养价值较低，谷豆混合食用，可以起到蛋白质的互补作用。

4. 干稀搭配

主食有干有稀，或有菜有汤，有助于进食和消化，且能保证水分供应的充足。

资料贴吧

反式脂肪酸

20世纪80年代，一种被称为“植物奶油”的食品出现了，它的口味可以和奶油、黄油媲美，用它制作的食品又酥又脆，很快就成为深受人们喜爱的“美食”。

它是人工制造的，是把植物油“氢化”处理后形成的，含有大量反式脂肪酸。反式脂肪酸的化名很多，如“植物奶油”“人造黄油”“氢化油”“起酥油”等。一般来说，口感香、脆、滑的多油食物就可能使用了反式脂肪酸，如布丁蛋糕、糖果、冰激凌、饼干、巧克力、奶油蛋糕、炸薯条、炸鸡腿、面包、人造黄油、现制现售的奶茶等。

反式脂肪酸一旦进入人体，大多滞留于体内，很难被消化掉，并且容易导致血栓的形成，增加心血管疾病的发病率。

如果幼儿能正常吃饭，饮食结构合理、平衡，偶尔吃一些含有反式脂肪酸的食物也无大碍，但是注意一定不能多吃。

任务实施

利用实习时间进行幼儿营养状况访谈，完成访谈记录：

访谈者		时间		地点	
访谈提纲	1. 您对学前儿童膳食有哪些科学的认识？ 2. 您对学前儿童膳食的认识还有哪些误区？				

任务测评

［活动主题］学前儿童膳食。

［活动目标］科学认识学前儿童膳食的基本知识及相关生活常识。

［建议时间］20 分钟。

［活动准备］

知识准备：联系实际，或通过上网及其他方式查找相关资料，做好知识储备。

材料准备：将学前儿童膳食的基本知识做成卡片。

［活动步骤］

（1）学生分为 A、B 两组，A 组学生拿出事先准备好的学前儿童膳食资料卡片，B 组学生回答膳食指南，答对者得分。

（2）联系实际，A、B 两组学生各举例说明生活中婴幼儿的喂养误区，说出者得分。

（3）教师汇总分数，宣布获胜小组，比赛结束。

［总结评价］

（1）学前儿童膳食指南。

（2）科学解释生活中关于学前儿童膳食的认识误区。

任务四 托幼机构膳食管理与饮食卫生

案例导入

某幼儿园一些幼儿陆续出现疑似食物中毒症状，包括发热、腹泻、腹痛等。专家组判定本起食物中毒事件是食物被痢疾杆菌污染而引起，属于较大级别突发公共卫生事件。食物中毒问题出在幼儿园食堂中，餐饮从业人员未能遵守餐具严格消毒和食品生熟分开的原则。

请思考幼儿园应如何做好各项卫生工作，以确保幼儿的饮食卫生和安全。

知识准备

托幼机构是城市幼儿生活的主要场所，提供幼儿一天中大部分的膳食，对幼儿的营养及体格发育负有不可替代的重要责任。为了促进幼儿健康成长，对托幼机构进行膳食管理成为托幼机构首要的任务。

一、托幼机构膳食管理制度

（一）建立健全各项管理制度

托幼机构的食堂必须取得餐饮服务许可证，执行《中华人民共和国食品安全法》等相关法律法规的有关规定。食堂应当建立健全各项管理制度，包括食品安全管理制度、从业人员健康管理制度、食品采购查验和索证索票制度、食品安全事故应急处置制度等，并定期检查各项食品安全防范措施的落实情况。

（二）成立儿童膳食管理机构

托幼机构膳食应实行民主管理，成立膳食领导小组，明确膳食由专人负责，编制膳食计划，安排好每周食谱并及早公布。对食物购买渠道等进行管理、监督、评价，定期召开会议，不断改进工作，提高膳食质量。

（三）定期开展专业知识培训

托幼机构应当制定食堂管理人员、炊事人员的岗位工作职责，食堂工作人员上岗前应当参加食品安全、儿童营养等专业知识培训并定期考核。

（四）制订膳食计划

营养师按照幼儿年龄特征和对营养的需要，同时考虑饮食习惯等因素，从实际出发，结合气候、地理条件、当地食品供应情况、市场情况、膳食费用标准，做出合理预算，因地制宜制订膳食计划。

（五）按周编制食谱

炊事人员每周编制幼儿食谱，并交园长审阅；食物的调配力求做到平衡，主、副食品种多样，并定期计算幼儿进食量和营养素摄取量。

（六）食品安全监督管理

儿童膳食管理委员会对幼儿膳食实施过程的安全进行全程监督和指导，严格执行《中华人民共和国食品安全法》，不购买变质食物，妥善保管剩余食物，严禁食用变质食物。严格食品保管制度，库房由专人保管，建立出入库账目，食堂炊具用具未经领导批准不得外借。保持厨房清洁卫生，炊具、餐具、食具洗涮干净，并每天消毒。

（七）幼儿膳食营养监测

托幼机构应定期进行膳食调查，计算幼儿每人每日摄取的热量与各种营养素的数量和质量，对照推荐供给量，进行营养评估，评定正常营养需求得到满足的程度，以便从中发现问题，了解对健康及生长发育的影响因素，采取相应的干预措施。

二、托幼机构膳食计划

制订膳食计划是满足幼儿的营养需求，促进其生长发育的一种科学管理方法。托幼机构的膳食计划包括三个方面：制定合理的膳食制度、编制食谱和膳食评价。

（一）制定合理的膳食制度

1. 合理安排进餐次数和间隔时间

两餐之间的间隔不宜过长或过短，过长会引起饥饿感，过短会影响食欲。食物中的糖、蛋白质、脂肪在胃中消化排空的时间一般在 4 小时左右，因此两餐之间的间隔以 4 小时为宜。幼儿每日所需的热量应分为 4 ～ 5 次摄入，每日以“三餐两点制”为宜。

2. 科学分配食物的数量和质量

按照早餐吃好、午餐吃饱、晚餐适当的营养原则，将幼儿一天需要的营养和食物分配到“三餐两点”中去。早餐供应要充足，质优量够，保证幼儿上午有充沛的精力活动和学习，早餐（含上午 10 点左右的早点）的热量约占一天总热量的 30%。午餐既要补充上午能量的消耗，又要为下午的活动提供能量储备，所含热量是一天中最多的，质量也应该是最高的，午餐（包括下午 3 点左右的午点）热量占 40% ～ 45%。晚餐供应不宜太多，以清淡、易于消化的食物为主，晚餐热量占全天总热量的 25% ～ 30%。

（二）编制食谱

食谱是膳食计划的具体实施方案，是根据幼儿营养的需要量、每日三餐的供热比例、当地的饮食习惯、膳食费用标准、食品的市场供应情况等制订出的，幼儿在托幼机构每日三餐和加餐的食物种类、数量及饭菜名称和烹调方法等。为保证膳食计划的顺利进行，托幼机构应每周制订一次食谱。一周食谱中，一日各餐的主、副食品不应重复；更换时可用同类食物的不同品种轮流进行。每周食谱应在上一周周末公布，使家长了解并根据托幼机构食品有效地安排家庭食谱，做到家庭膳食和托幼机构膳食互补，从而有利于满足幼儿的营养需求。

食谱制订出来后可以通过以下三个方面进行审核，以检验其科学性和合理性：第一，观察幼儿的进食情况，定期进行各项形态、生理指标的测量，如通过体重、身高等指标分析幼儿生长发育现状；第二，定期进行营养计算，对各年龄幼儿的营养素供给量标准加以分析，如发现问题应迅速调整食谱；第三，检查幼儿园每日伙食费的收支是否平衡，应确保专款专用。

（三）膳食评价

膳食评价是指通过调查，计算幼儿每日从膳食中摄取的营养素和热能的数量，将其与相关的推荐供给量相比较，从而对幼儿园的膳食情况进行评价。

常用的膳食状况调查方法有称量法、记账法和询问法等。

称量法又叫称重法，需要调查 7 天内每餐的各种食物烹调前的生重、烹调后的熟重、就餐人数及幼儿剩饭的情况，最后按食物成分表中 100 克食品的可食部分计算，求得这几天内平均每人每天所摄取的各种营养素和热能的数量。称量法结果较精确，可以作为膳食调查的“黄金标准”，其缺点是需要较多人力物力，不适合大规模的营养调查。

记账法是通过查阅一段时间内幼儿园食堂的食物消耗总量，并根据这期间进餐的人数，计算每人每日各种食物的摄入量。记账法简便易行，可用于大样本调查，缺点是不够准确。

询问法是通过问答的形式了解调查对象膳食情况的一种方法，常用于散居儿童的膳食调查。调查时，询问调查对象在某段时间内所进食食物的种类名称及数量、时间等，既包括主食，也包括副食，以便计算热量和各种营养素的摄入量。询问法的结果不够准确，通常在称量法和记账法无法使用的情况下才使用。此方法同时也能了解调查对象有无挑食、偏食和不良的饮食习惯，以便加以指导。

幼儿园一般每年在 3 月、6 月、11 月进行三次营养测算，示范园每月进行一次营养测算，以便对食谱质量的好坏进行科学、准确的评价。现在，通过计算机软件获得的数据方便而准确，营养测算的主要指标有：各营养素的摄入量，一日总热量，优质蛋白质占蛋白质总量的比例，蛋白质、脂肪和碳水化合物的供热比例，三餐热量比例等。

三、托幼机构膳食卫生要求

（一）饮用水要求

托幼机构应当为儿童提供符合国家《生活饮用水卫生标准》（GB 5749—2022）的生活饮用水，保证儿童按需饮水，每日上、下午各 1 ～ 2 次集中饮水。1 ～ 3 岁儿童饮水量 50 ～ 100 毫升 / 次，3 ～ 6 岁儿童饮水量 100 ～ 150 毫升 / 次，并根据季节变化酌情调整饮水量。

（二）食品采购

儿童食品应当在具有“食品生产许可证”或“食品流通许可证”的单位采购，保证食物新鲜。食品进货必须索证验收，建立食品采购和验收记录。

（三）食品储存

儿童食堂和食品库房应当定期清扫，保持内外环境整洁卫生，采取有效措施消除苍蝇、老鼠、蟑螂和其他有害昆虫及其孳生条件。食品库房不得存放有毒、有害物品，不得存有过期或腐败变质食品，生、熟分开存放。留样食品应当按品种分别盛放于清洗消毒后的密闭专用容器内，在冷藏条件下存放 48 小时以上，每个品种留样量不少于 100 克。

（四）食品烹调

禁止加工变质、有毒、不洁、超过保质期的食物。禁止提供生冷拌菜。存放时间超过 2 小时的熟食品，需再次利用的应当充分加热，加热前应确认食品未变质。加热时中心温度应当高于 70℃，未经充分加热的食品不得食用。烹调方法科学安全，避免烟熏烘烤（产生致癌物质），尽量减少维生素的损失，防止食物过敏或者食物中毒。

（五）厨房及炊事人员卫生

食品及加工用具必须生熟标识明确、分开使用、定位存放。餐饮具、熟食盛器应在食堂或专用清洗消毒间消毒，消毒后保洁存放，符合卫生标准。使用的洗涤剂应当符合国家规定的标准。接触食品的炊事人员和保教人员应做好个人卫生，接触食品前均应用肥皂、流动水洗净双手，穿戴清洁的工作衣，不留长指甲、涂指甲油，不戴戒指。炊事人员操作熟食时须戴口罩、帽子，禁止穿工作服如厕，各项操作符合要求。

资料贴吧

幼儿园食堂食品添加剂使用的“五专制度”

幼儿园食堂在为幼儿制作一些食品时，多少会用到食品添加剂。使用食品添加剂时，一定要严格遵守食品添加剂管理的“五专制度”：

（1）专店采购。必须到有资质的专卖店采购食品添加剂，并索取相应票证备查。

（2）专柜存放。必须将食品添加剂放在指定区域的专柜保存。

（3）专人负责。必须有两名经过培训的职业厨师共同领取、使用、配置。

（4）专用工具。必须使用经过验证的计量器具计算重量。

（5）专用台账。必须使用食品药品监督管理部门印制的台账，每次使用按照要求逐项登记。

任务实施

利用实习时间进行幼儿营养状况访谈，完成访谈记录：

访谈者		时间		地点	
访谈提纲	1. 您所在托幼机构的膳食制度有哪些？ 2. 您了解哪些托幼机构公共卫生事件？请分析其原因。				

任务测评

［活动主题］托幼机构膳食管理与饮食卫生。

［活动目标］知晓托幼机构的膳食制度；防止食物中毒等托幼机构公共卫生事件的发生。

［建议时间］20 分钟。

［活动准备］

知识准备：联系实际，或通过上网及其他方式查找相关资料，做好知识储备。

材料准备：将托幼机构膳食管理与饮食卫生的基本知识分别做成卡片。

［活动步骤］

（1）学生分为 A、B 两组，A 组学生拿出事先准备好的托幼机构膳食管理与饮食卫生资料卡片进行提问，B 组学生回答，答对者得分。

（2）联系实际，A 组学生说出搜集的托幼机构公共卫生事件并分析其原因，B 组学生找出对策，说出者得分。

（3）教师汇总分数，宣布获胜小组，比赛结束。

［总结评价］

（1）托幼机构的膳食制度有哪些？

（2）防止食物中毒等托幼机构公共卫生事件的发生。

实践操作

组织饮水、进餐、盥洗

【操作目的】

结合幼儿园见习或保育实习，进入一个班级，参与在园幼儿每天进行的饮水、进餐、盥洗活动，熟悉幼儿园一日生活的环节及在此过程中的注意事项。

【操作内容与要求】

1. 组织饮水。

（1）饮水准备。饮水前组织幼儿洗手，组织幼儿拿自己的水杯。

（2）组织小班、托班幼儿饮水的注意事项：保教人员将温度适宜、水量适中的水倒入幼儿的杯中，要求幼儿坐在自己的椅子上，一手握杯柄，一手扶杯，小口喝水，保持安静，不说笑打闹，不玩水。

（3）组织中、大班幼儿饮水的注意事项：首先，保教人员组织幼儿有秩序地拿自己的杯子；其次，组织幼儿自己接水，教给幼儿正确的接水方法，即一手握杯柄，一手拧水龙头，每次接半杯，最多不超过 2/3，喝完再接。

喝水的过程中，要求幼儿安静、不说笑打闹，轮流分组接水，以免幼儿拥挤。喝完水后，组织幼儿自觉把水杯放回杯格内。如果幼儿把水洒在桌子上，保教人员要及时清理并为幼儿更换衣服。

2. 组织进餐。

（1）使用餐具的正确方法。使用勺子的正确方法：手握住离手柄上端约 1/3 处，用大拇指、食指和中指三根手指捏住手柄。使用筷子的正确方法：用拇指和食指夹住两根筷子的上部约 1/3 处，将下面一根筷子的底部靠在无名指上，用拇指压牢，再用食指和中指的指尖夹住上面一根筷子；使用时只需活动中指和食指。

（2）正确的进餐姿势。吃饭时身体坐正，靠近餐桌。小班幼儿一手拿勺子，一手扶碗，中、大班幼儿一手拿筷子，一手扶碗，专心吃饭。托腮、左顾右盼、说笑、打闹等，都是不良的进餐姿势。保教人员应注意提醒幼儿及时纠正。

（3）组织进餐。进餐时保持桌面、地面和衣服的清洁。坐姿正确，吃饭细嚼慢咽，干稀荤素搭配着吃。一口菜，一口饭，不说笑打闹，不剩饭菜，咽下最后一口饭菜后再离开座位。进餐时间保持 20 ～ 30 分钟，不催促幼儿快吃饭。适当播放轻音乐，使幼儿进餐时保持情绪愉快。进餐过程中，每张餐桌中间放一个干净的空盘、一块清水毛巾，幼儿撒掉在桌上的饭菜、吃过的骨头要自己捡到盘子里。不提倡幼儿吃掉在桌子上面的饭菜。幼儿撒、吐、掉在身上的菜汤，保教人员应及时帮助清理。

（4）组织进餐的注意事项。不强迫幼儿进食，幼儿进餐时保教人员不批评说教。不催促、不比赛，观察幼儿进餐的情绪、进餐速度以及对食物的偏好，发现问题及时处理。进餐前后不做剧烈运动，餐后可组织幼儿到室外散步。

（5）餐后清理。

3. 组织盥洗。

（1）提醒幼儿洗手前卷起袖子，洗手后放下袖子，培养幼儿餐前便后洗手的习惯；掌握正确的洗手方法，检查幼儿是否按正确方法洗手。

（2）教育幼儿用自己的专用毛巾擦手。

（3）教育幼儿盥洗时做到不拥挤，有序进行，对年龄较小的幼儿给予适当的帮助。

（4）教育幼儿节约用水和肥皂。

（5）及时擦干地面的水渍。

（6）做好幼儿毛巾的清洁和消毒。

4. 完成见习报告，并在小组或班级交流。

项目小结

水是人体的重要组成部分，是维持生命极其重要的营养素之一。无机盐是构成机体的重要材料。糖类又名碳水化合物，是人体主要的能量来源。脂类是脂肪和类脂的总称，其中脂肪是人体储存热能的仓库。蛋白质是构成人体细胞组织的重要物质，儿童正值生长发育过程中，增生新细胞、新组织，需要更多的蛋白质。维生素是维持人体正常生理功能所必需的一类营养素。

中国营养学会妇幼分会于2022年6月1日发布了《中国婴幼儿膳食指南（2022）》，指南对不同年龄的婴幼儿膳食都有非常明确的准则和核心推荐，对母乳喂养等提供了支持和帮助。坚持6月龄内纯母乳喂养；对于7～24月龄婴幼儿继续母乳喂养；满6月龄开始添加辅食；对于2周岁后至满6周岁前的学前儿童，要学习认识食物，爱惜食物，培养良好饮食习惯。

配置幼儿膳食要符合幼儿营养的需要，适合幼儿的消化能力，促进幼儿的食欲，讲究卫生。膳食搭配注意粗细搭配、荤素搭配、谷豆搭配和干稀搭配。

同步练习

一、选择题

1. 幼儿只喜欢吃肉，不喜欢吃水果和蔬菜，时间长了易患（　　）。

A. 夜盲症　　B. 佝偻病　　C. 脚气病　　D. 坏血病

2. 下列食物含膳食纤维较多的是（　　）。

A. 猪肝　　B. 鱼肉　　C. 鸡蛋　　D. 地瓜

3. 幼儿在生长发育时必需氨基酸的种类有（　　）。

A. 3种　　B. 5种　　C. 9种　　D. 15种

4. 晒太阳可以使幼儿获得下列哪种维生素？（　　）

A. 维生素 A　　B. 维生素 B

C. 维生素 C　　D. 维生素 D

5. 对促进儿童生长，保持儿童正常味觉，促进创伤愈合等具有重要作用的元素是（　　）。

A. 铁　　B. 锌

C. 钙　　D. 镁

6. 年龄在 1 岁以内的孩子，最好的食物和饮料是（　　）。

A. 鲜牛奶　　B. 鲜羊奶

C. 鲜果汁　　D. 母乳

7. 根据婴儿消化道的发育，选择食物正确的过程是（　　）。

A. 糊状—液体—固体　　B. 液体—固体—糊状

C. 糊状—固体—液体　　D. 液体—糊状—固体

8. 母乳所含的营养物质齐全，各种营养素的比例合理，但（　　）含量较低，需要及时适量补充。

A. 维生素 D 和维生素 K　　B. 维生素 A 和维生素 B

C. 维生素 B 和维生素 D　　D. 维生素 C 和维生素 K

9. 婴儿喂养可以选择的奶是（　　）。

A. 原奶　　B. 配方奶　　C. 炼乳　　D. 酸奶

10. 添加辅食的目的，不包括下面哪一项？（　　）

A. 补充乳类的不足　　B. 增加营养，以促进生长发育

C. 为断奶做准备　　D. 使婴儿少得病

11. 下列适合作为 1 ～ 3 岁幼儿食品的是（　　）。

A. 油炸花生米　　B. 咸菜　　C. 腊肉　　D. 鸡蛋羹

12. 下列不属于配置幼儿膳食原则的是（　　）。

A. 幼儿营养的需要　　B. 适合幼儿消化能力

C. 只注重口味，忽视营养　　D. 讲究卫生

13. 幼儿膳食搭配方法中可以起到蛋白质的互补作用的是（　　）。

A. 谷类与豆类搭配　　B. 米面搭配

C. 荤素搭配　　D. 粗细粮搭配

14. 幼儿膳食中必须以谷类食物为主，其提供的主要营养成分是（　　）。

A. 蛋白质　　B. 脂肪

C. 碳水化合物　　D. 维生素

15. 幼儿的两餐间隔的时间不宜过长或过短，以（　　）为宜。

A. 2 小时　　B. 3 小时　　C. 4 小时　　D. 5 小时

二、判断题

1. 病人不能进食时需要输入葡萄糖液，这是因为葡萄糖能为人体提供能量。(　　)

2. 植物油中含有饱和脂肪酸较多，不利于动脉的健康。(　　)

3. 食用海带可以有效预防呆小症（克汀病）。(　　)

4. 维生素属于产能营养素。(　　)

5. 与正常视觉有密切关系的维生素是维生素 A。(　　)

6. 婴儿进食的环境要轻松愉快，可以边看电视边进食。(　　)

7. 在添加辅食的时候，可注意干稀搭配和甜咸搭配。(　　)

8. 6 个月之内的婴儿最好的食物和饮料是母乳。(　　)

9. 10 ～ 12 月龄时应鼓励婴儿自己用勺进食，这样可以锻炼婴儿的手眼协调功能，促进其精细动作的发展。(　　)

10. 制作辅食时应尽可能少糖，少量加盐、调味品及食用油。(　　)

11. 烹调加工食物时，应尽可能保持食物的原汁原味，让孩子首先品尝和接纳各种食物的自然味道。(　　)

12. 豆类含优质蛋白质，应多吃；谷类优质蛋白少，可以少吃或者不吃。(　　)

13. 当幼儿满 2 岁时，应逐渐停止母乳喂养，但是每日应继续提供幼儿配方奶粉或其他乳制品。(　　)

14. 蔬菜和水果中都含有膳食纤维，不喜欢吃蔬菜的幼儿可以用水果代替。(　　)

15. 学前儿童每日饮水量为 1 000 ～ 1 200 毫升，饮品应以白开水为主。(　　)

三、简答题

1. 简述蛋白质的功能。

2. 列举幼儿常见的维生素缺乏症。

3. 简述水的生理功能。

4. 儿童热能消耗主要有哪五个部分?

5. 简述 0 ～ 6 月龄和 7 ～ 24 月龄婴幼儿喂养指南的要点。

6. 母乳喂养有哪些优越性?

7. 简述幼儿的喂养指南。

8. 怎样合理安排进餐次数和间隔时间?

9. 食品储存有哪些卫生要求?

10. 什么是膳食评价? 膳食评价有哪些方法?

四、思考题

1. 从家庭和幼儿园两方面谈谈怎样引导 1 ～ 3 岁幼儿养成良好饮食习惯。

2. 从营养学角度谈谈幼儿膳食配置原则和幼儿食物搭配的方法。

学习评价

序号	评价内容	评价标准	学生自评（是 / 否）	分值	得分
1	营养基础知识	1. 知道什么是营养、营养素 2. 熟悉各种营养素的生理功能、缺乏症及食物来源		3	
2	婴幼儿喂养	说出婴幼儿各年龄段喂养指南要点及膳食宝塔组成		2	
3	学前儿童膳食	1. 说出学前儿童喂养指南要点 2. 初步学会编制学前儿童食谱		2	
4	托幼机构膳食管理与饮食卫生	熟悉托幼机构的膳食管理制度、膳食计划和卫生要求		2	
5	实践操作	列举饮水、进餐、盥洗的操作要求及注意事项		1	

项目三 守护幼儿心理健康

教学导航

教学目标	知识目标	1. 能够准确说出婴幼儿心理健康的标准 2. 能够区分幼儿心理健康问题的类型及表现 3. 能够列举不同年龄幼儿心理卫生与保健的要点
	技能目标	初步掌握幼儿心理健康问题的矫正方法
	素养目标	熟悉并配合家长做好促进幼儿心理健康的工作，培养爱岗敬业和服务社会的职业品质
教学方法	情景教学法、任务驱动教学法	
建议学时	3 课时	
实践操作	幼儿园家长工作	

知识图谱

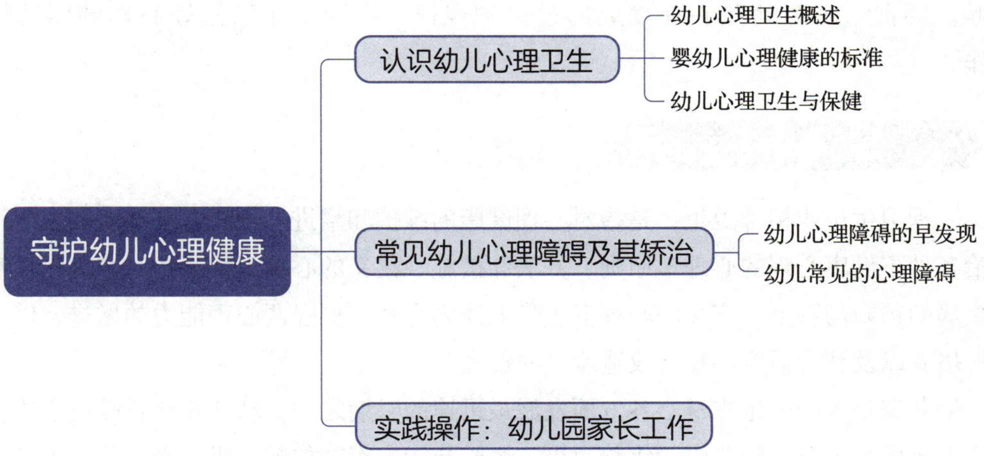

项目引入

2021 年 5 月，中国儿童青少年精神障碍流行病学调查报告显示，中国儿童青少年整体精神障碍流行率为 17.5%。目前，儿童青少年的心理卫生问题已经成为社会和家庭关注的热点。通过本项目的学习，我们将了解幼儿心理健康的标准及影响因素，理解幼儿心理发展特点，探讨幼儿心理发展水平的测试与评价方法，掌握心理健康问题的预防与干预措施，以促进幼儿的健康发展。

任务一 认识幼儿心理卫生

案例导入

扬扬3岁了，活泼、可爱，从出生后一直由妈妈抚养。从入园的第一天起，扬扬就哭闹不停，在幼儿园门口紧紧拉着妈妈的衣服不让妈妈走。他在幼儿园不肯吃饭、午睡，甚至不肯喝水，整天哭着吵着要妈妈。回到家里，他总是跟着妈妈，害怕妈妈离开，晚上睡着后还常常惊叫："妈妈！妈妈！"

请思考：扬扬小朋友可能出现了哪些情绪问题？如何帮助他克服情绪问题？不同阶段的幼儿心理保健需要注意哪些问题？

知识准备

幼儿生长发育包括生理和心理两个方面，身体的生长发育是心理发展的基础，而心理的发展也会影响身体的生长发育。幼儿心理发育尚未完善，容易受到外界的影响。因此，了解幼儿心理发展的过程和规律，有助于我们做好心理健康的保健工作。

一、幼儿心理卫生概述

心理卫生也叫精神卫生，是指对心理健康的维护和增进、预防心理疾病的发生以及矫治各种不健康心理的心理学原则、方法和措施。狭义的心理卫生是指对心理障碍和精神疾病的预防与矫治。广义的心理卫生除上述内容外，更强调心理能力的增进、健全人格的培养以及社会适应和社会改造能力的提高。

幼儿期是人的一生中身心各方面发展最迅速的时期之一。幼儿在成长的过程中会遇到许多矛盾与困难，幼儿由于年龄尚小，经验与能力都很欠缺，极易受到各种不良因素的影响。因此在其成长过程中，成人应重视幼儿的心理卫生，加强幼儿心理保健，尽可能避免幼儿出现心理问题或心理障碍。

二、婴幼儿心理健康的标准

婴幼儿身心正处于迅速发展的阶段。根据婴幼儿心理活动特点，他们达到心理健康应具备以下心理品质。

微课

婴幼儿心理健康的标志

（一）智力发展正常

智力是个体观察、领悟、想象、思维、推理等多种心理能力的综合体现。智力随年龄增长而提高。正常发育的智力指个体智力发展水平与其实际年龄相称，是心理健康的重要标志之一。

（二）情绪稳定，情绪反应适度

情绪是一个人对客观事物的内心体验。良好的情绪反映了中枢神经系统功能活动的协调性，表示人的身心处于积极的平衡状态。心理健康的儿童以积极的情绪表现为主，表现为喜悦与欢乐，这样的情绪有助于提高活动的效率，同时由于会受到他人的表扬与称赞而使积极的情绪得到强化，从而使儿童进入良性循环。

（三）乐于与人交往，人际关系融洽

儿童的人际关系主要是指他们与父母、教师以及同伴之间的关系，从这些人际交往中可以反映出儿童的心理健康状态。心理健康的孩子乐于与人交往，善于和同伴合作与共享，理解与尊敬他人，待人慷慨友善，也容易被别人理解和接受。

（四）行为统一和协调

随着年龄的增长，儿童主动注意时间逐渐延长，能较好地控制自己的行为，表达情感的方式日趋合理和成熟。在意志方面，心理健康的儿童 3 岁前就有意志的萌芽表现，能初步借助语言来支配自己的行动，出现独立行动的愿望。3 岁后，儿童意志品质中的自觉性、坚持性和自制力得以发展。

（五）性格特征良好

性格是个性的最核心、最本质的表现。在日常生活中，一个心理健康的儿童应该表现出：有充沛的精力；开朗、愉快、乐观；态度积极主动；能与小朋友和睦相处，在集体中受到欢迎和信任；能较好地适应环境的变化；没有不良行为、不良习惯；注意力能集中；睡眠好。

三、幼儿心理卫生与保健

幼儿在成长的过程中，因受生理发展水平的制约，对环境刺激的反应表现出幼儿特有的发展特点。因此，根据幼儿所处年龄阶段的特点，实施相应的心理保健，可以避免幼儿出现心理问题，促进幼儿身心的健康发展。

（一）婴儿期（0～1岁）的心理卫生与保健

1. 满足婴儿的多种需求

对于刚出生的婴儿，需求分为两大类：生理需求和心理需求。生理需求是婴儿维持生命、保持正常发育的基本条件，包括食物、睡眠、衣着、排泄、清洁、安全等；心理需求是更高层次的需求，如安全感的需求、爱的需求、交往的需求、活动的需求等。

2. 避免婴儿身心受到伤害

婴儿各个方面都很娇嫩，外界的一个小小的不良刺激，都有可能给其带来很大的伤害，因此需要成人细心的呵护。婴儿的心理伤害容易受到忽视，成人应正确地处理断奶、怕生等婴儿生活中必须经历的事情，理解婴儿的心理感受，给婴儿一个慢慢适应的过程，不要使婴儿感到恐惧、不安、无助。给婴儿断奶应循序渐进。充足的母乳在婴儿成长的不同阶段扮演不同的"角色"：独角（0～3个月）—主角（3～6个月）—配角，最后在不知不觉中退出"舞台"。在这个过程中，每天喂奶的次数是逐渐减少的，而其他食物的种类和量（包括其他乳品）是逐渐增多的。当辅食成为主食时，才能让孩子断奶；否则，孩子将会产生恋奶或怨奶的情结，不利于孩子的心理健康。

（二）幼儿期（1～3岁）的心理卫生与保健

1. 满足幼儿的多种需求

如果幼儿的需求经常能够得到满足，那么其积极情绪占优势，有利于其开朗、乐观性格的养成；反之，消极情绪将占优势。对于幼儿合理的需求，成人应尽量地予以满足。成人应在满足幼儿的生理需求，如让幼儿吃饱、喝足、穿暖等的基础上满足幼儿更高层次的需求——安全感、被爱、被尊重等。成人平时应多陪伴幼儿，多拥抱幼儿，多鼓励幼儿，多和幼儿说话，满足幼儿各种合理的需求，培养幼儿积极的情绪。

2. 培养幼儿的独立性

2岁左右的幼儿独立意识增强，坚持自己的事情自己做，不要别人的帮助。这是幼儿心理发展的一个"执拗期"，也是培养独立自主的关键期，父母正好可以因势利导，把握这个时期幼儿的心理特点，在保证幼儿安全的前提下，放手让幼儿去做力所能及的事情，并适时地给幼儿提供适当的帮助，指导和赞美幼儿，让幼儿享受到成功的快乐，久而久之幼儿的独立性也在无形之中得到培养。

3. 鼓励幼儿与他人交往

随着年龄的增长，幼儿会逐渐开始对同伴感兴趣，遇见其他幼儿时，会表现出高兴的神情，用手去摸别人，玩别人的玩具，这是幼儿与人交往需求的重要表现。这个时期是帮助幼儿逐渐学习与人交往的关键期，成人应给予积极的鼓励和帮助，指导幼儿如何与他人相处，如何分享玩具，帮助幼儿逐渐学习调节自己的情绪和行为。

鼓励幼儿与陌生的成人进行交往也很重要。这既可以帮助幼儿扩大交往的范围，逐渐淡化对亲人的过分依恋，摆脱对陌生人的恐惧与不安，还能帮助幼儿学习人与人之间交往的社会规范，有利于幼儿社会性的发展。

（三）学龄前期（3～6岁）的心理卫生与保健

3～6岁的幼儿处于学龄前期，正是性格形成的初期，成人对他的态度，尤其是把他摆在什么位置上，让他担当什么角色，都对他的性格形成有巨大作用。以幼儿为核心，娇生惯养的溺爱是有害于幼儿的心理健康的。因为被溺爱的幼儿大都任性，以自我为中心，自私、怯懦、缺乏独立性等。这些不良的性格一旦稳定下来，就会形成习惯化了的行为方式。将来一旦失去家庭的保护，幼儿就会变得胆小、畏缩，人际关系紧张，势必在心理上遭受更多的创伤。

1. 让幼儿摆正在家的位置，扮演好自己的角色

学龄前期的幼儿在心理发展上有个自我中心的时期，3岁就可表现出独立的愿望。有人将这个时期称为幼儿的“第一个反抗期”，这个提法有助于提醒家长和教师对幼儿独立性的重视。此时幼儿要求独立，有时不听话，正是幼儿心理发展的客观规律，只宜因势利导，不可违背规律硬要制服幼儿的“犟劲”，否则，会影响幼儿的心理健康。

给幼儿营造和睦而温暖的家庭氛围，对培养幼儿良好的情绪和性格都有重要意义。正确对待与处理幼儿的口吃和遗尿等问题，不要讥讽，更不要打骂，以免幼儿形成焦虑、抑郁、自卑等不良性格。要鼓励幼儿树立信心，精神放松，慢慢矫正。正确对待幼儿的过失和错误，教育时要心平气和、耐心细致，要引导幼儿认识错误，鼓励幼儿心情舒畅地改正错误。

2. 帮助幼儿做好从家庭到幼儿园的过渡

从入园的那天开始，幼儿的生活发生了很大的变化：来到一个较为陌生的环境，要和陌生人一起生活，适应陌生的生活制度。对于年龄较小的幼儿来说，这可以说是人生中的又一个重要转折点。大多数幼儿在这一过程中会出现“分离焦虑”的现象。分离焦虑的程度会因幼儿自身的特点与社会经历的不同而有所不同。反应较重的幼儿在与亲人分开后，会出现尿床、拒绝吃饭、夜惊等不良反应或心理问题。

为了帮助幼儿顺利地适应环境，幼儿园和家庭要互相配合，共同做好过渡工作。对幼儿园来说，可以让幼儿先熟悉幼儿园的环境，再逐渐过渡到熟悉教师和小朋友，再到熟悉幼儿园的生活，可以采取渐进入园的方式：开始时，由家长陪同，在园的时间可以短些，以后逐渐延长。另外，幼儿园应安排和照顾好幼儿的生活和活动，为幼儿营造一种轻松、愉快的生活与活动范围，激发幼儿参与各种活动的兴趣。对于家庭而言，要帮助幼儿提前做好生活习惯改变的心理准备，由较为懒散的

生活过渡到较为有规律的生活。积极鼓励幼儿的入园行为，努力帮助幼儿解除对新环境的不安和焦虑。避免过分照顾和过分严厉，要用平和的心态来对待幼儿的发育成长。

3. 重视幼儿正确的性别角色培养

每个社会都有其特定的性别角色观念以及行为标准。重视幼儿性别角色的培养，有益于幼儿从小建立起正确的性别角色意识并做出相应的行为，这对其一生的性别角色活动以及终生幸福都是十分关键的。

一般来讲，幼儿 3 岁以前就能逐渐开始意识到自己的性别，知道自己是男孩还是女孩，这是对自己性别产生了认同。家长应从幼儿出生开始，就注意对其性别方面给予正确的影响和教育，如给幼儿起名字、买衣服、买玩具，对幼儿的期待与要求等，帮助幼儿逐渐形成正确的性别角色和行为。家长应避免有意或无意地将幼儿性别角色颠倒，更不能为了自己的期望而将男孩当作女孩养，或将女孩当作男孩养；否则，将会使幼儿产生性别认同的障碍，使幼儿个性和行为向异性方向发展，最终会导致其将来社会适应上的障碍或产生性心理问题。

资料贴吧

幼儿心理疏导小妙招

1. 游戏疏导法

丰富有趣的游戏活动能有效缓解幼儿的不良情绪。

2. 劳动（运动）疏导法

力所能及的家务劳动或适量的运动锻炼，让幼儿在拥有健康体魄的同时，又能锻炼幼儿的意志力。

3. 音乐疏导法

音乐使人快乐，倾听美妙的音乐，尽情歌唱，随乐而舞，都能有效改善幼儿的心境。

4. 情绪涂色法

绘画可以让幼儿很快安静下来，家长或教师可以让幼儿在纸上用彩色笔代表情绪来涂色，帮助幼儿识别、表达自己的情绪。

5. 肢体疏导法

鼓励式的肢体接触比任何行为都具安全感。所以，当家长或教师面对孩子的焦虑、不安、恐惧的心理状态时，可以给孩子一个拥抱，或者摸摸他们的头等，这样就能很大程度上缓解孩子的焦虑和不安。

常用幼儿心理疏导流程见图 3－1。

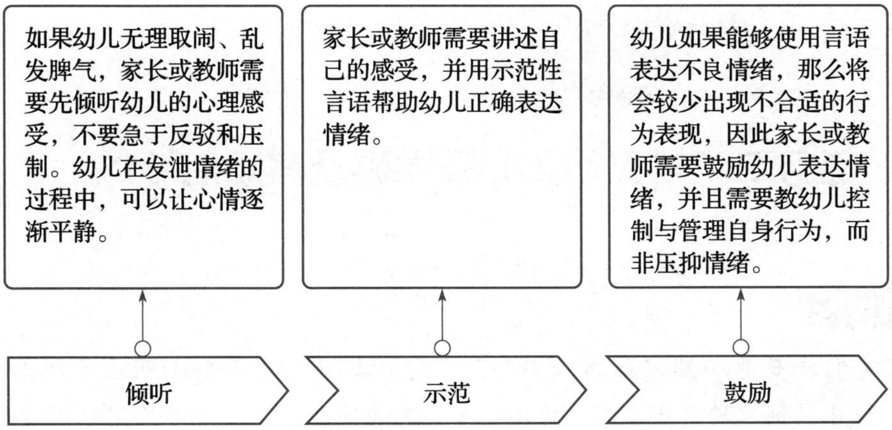

图 3－1　幼儿心理疏导流程

任务实施

利用实习时间进行幼儿心理健康访谈，完成访谈记录：

访谈者		时间		地点	
访谈提纲	1. 工作过程中，您遇到过哪些幼儿心理健康方面的问题？ 2. 您会采取什么办法来解决幼儿的心理问题？效果怎样呢？				

任务测评

［活动主题］做幼儿心理健康的守护者。

［活动目标］正确判断幼儿心理是否健康，掌握不同时期幼儿心理卫生与保健要点。

［建议时间］20 分钟。

［活动准备］

知识准备：通过上网及其他方式查找幼儿心理健康相关资料，做好知识储备。

材料准备：将不同幼儿表现出来的心理特征做成卡片。

［活动步骤］

（1）学生分为 A、B 两组，A 组学生拿出事先准备好的卡片，说出幼儿的心理特征，B 组学生进行判断，答对者得分。

（2）教师通过 PPT 展示不同年龄阶段幼儿图片，A、B 两组学生抢答心理保健要点，答对者得分。

（3）教师汇总分数，宣布获胜小组，比赛结束。

［总结评价］

（1）幼儿心理健康的标准是什么？

（2）如何做幼儿心理健康的守护者？

任务二　常见幼儿心理障碍及其矫治

案例导入

“我们班亚亚小朋友经常咬指甲”“我们班刚来的那个小朋友哭起来没个头”“东东特别爱欺负小朋友，这不，又把文文抓伤了”……幼儿园教研活动中，教师们七嘴八舌地列举着班中令他们感到头疼的孩子，特别是有问题行为的孩子，认真分析这些行为出现的原因，互相交流着处理这些问题行为的策略，以及之后幼儿的进步表现。

晴晴认真记录着：幼儿常见的心理障碍有哪些？矫治的方法及注意问题是什么？会后，晴晴梳理了幼儿心理行为问题个案分析表，并撰写了个案分析报告。

知识准备

幼儿心理障碍是在特定的情境中，受不良刺激而引发的暂时性局部心理异常现象，通常伴随问题行为的发生。如果长期的心理障碍得不到适当的调适，就有可能导致精神疾病。因此，关注幼儿的身心发展，及时发现及矫治幼儿的心理问题，是幼教工作者、家长必备的功课。

一、幼儿心理障碍的早发现

由于受生长发育过程的影响，幼儿心理未完全成熟，语言发育也未完善，其心理障碍的表现不像成人那样典型，因此明确诊断就相对比较困难。如何在早期发现幼儿的心理障碍？

微课

幼儿心理障碍的早发现

判断幼儿心理障碍的四个依据：首先，要考虑其年龄阶段发育的基本特点，某个幼儿心理活动的行为是否有别于大多数同龄幼儿。其次，要考虑行为表现的程度是否合理，是否严重超出了大多数幼儿的表现程度。如幼儿为了达到某种目的故意编造谎言，久而久之成为一种劣习，应属于不正常的范围。再次，要考虑是否是特定情境下产生的行为。例如，成人对幼儿过于严厉，幼儿编造谎言来掩盖自己的过失，这种行为表现是对某种特定环境的正常反应，不属于心理行为问题。最后，还要从个体的发展来看是否属于倒退现象。如 4 岁以上的幼儿天天尿床，就属于不正常的范畴。

二、幼儿常见的心理障碍

幼儿的心理行为发展问题越早发现，治疗效果越好。幼儿常见的心理障碍分为不良习惯、情绪障碍、睡眠障碍、品行障碍和语言障碍五个方面。

（一）不良习惯

由于不适当的环境或不良的教育，有些幼儿会有一些不良习惯。这些不良习惯是比较固定的，有自动化的倾向，若不及时纠正，就会成为幼儿心理健康发展的障碍。

1. 吮吸手指

吮吸是婴儿与生俱来的欲望，这种欲望通常会在 6 个月大时减弱。但如果到 3 岁以后，幼儿仍然经常吮吸手指，就可能引起手指肿胀、消化道感染或肠道寄生虫病；若延续到换牙以后，会导致下颌发育不良，上下牙对合不齐。

吮吸手指是幼儿对情绪问题或疾病的一种回应。幼儿在饥饿、无聊、恐惧、孤独无伴、焦躁不安时，习惯用吮吸手指来安抚自己的情绪。

针对幼儿过度“吃手指”行为，保教人员需要注意：

（1）注意定时、定量喂足喂好幼儿，帮助幼儿养成良好的生活饮食习惯；

（2）对于缺乏环境刺激、过分孤独的幼儿，可以用幼儿感兴趣的活动（拍皮球、叠纸、剪纸、画画、唱歌等）去吸引他们的注意力。

总之，良好的生活习惯、充足的户外活动、有趣的游戏、和谐的亲子关系是根治吮吸手指的重要方法。

2. 咬指甲

咬指甲多出现在学龄初期的幼儿身上。随年龄增大后，大多数幼儿咬指甲的行为会自然消失。但少数人养成顽固习惯，终生难改。

咬指甲的行为，主要与营养摄入不均衡以及幼儿内向、紧张的心理状态有关。幼儿经常不由自主地咬去长出的指甲以及周围的表皮，甚至会把甲床咬出血来。有些幼儿还伴有多动、睡眠不安、吮吸手指、挖鼻孔等多种行为问题。

案例 1：洋洋，男孩，5 岁，性格内向、胆小、怕孤独、不合群，受到成人指责时表现得尤其紧张。上课、睡觉时，经常将手指放在口中，入神地咬指甲。从 1 周岁起，他先是吃衣角、咬被角，后来由于大人阻止，虽不再吃衣角、咬被角，但产生了吮吸手指的行为。洋洋出生后由于母亲母乳不足，由人工喂养，一岁半后由外婆抚养。父母在外打工，每周到外婆家去看望他一次。3 岁后，洋洋跟父母同住，但大多数时间都是一个人在家玩耍。

针对咬指甲问题，保教人员可以观察：幼儿处于什么样的情境下会咬指甲？这种行为持续了多长时间？幼儿什么情况下会停止该行为？掌握了以上情况，保教人员可以采取以下护理方法：

（1）确保幼儿营养均衡。及时让家长带幼儿到医院进行化验，以判断是否存在微量元素缺乏，一般缺铁、缺锌会导致异食癖，可能出现咬指甲的症状，及时补充铁、锌，同时纠正营养不均衡，咬指甲的行为就会逐渐减少和消失。

（2）消除引起幼儿心理紧张的各种因素。对待爱咬指甲的幼儿，保教人员不要过于严厉，应给幼儿多一些时间能与同伴一起玩耍，提供轻松温馨的环境；用幼儿感兴趣的活动，去吸引他们的注意力；满足幼儿被爱、被关注的需求（陪幼儿游戏，带幼儿参加各种游戏活动，多与幼儿进行情感交流和肌肤接触，在陌生的环境中多给幼儿关注）。

3. 习惯性阴部摩擦

习惯性阴部摩擦，又称夹腿综合征，多见于 1 ～ 3 岁的幼儿，是幼儿常见的不良习惯之一，不属于性早熟。一般表现为入睡或刚醒来时两腿内收，摩擦自己的外生殖器；或骑在某种物体上活动身体，甚至为避免大人的干涉而暗自进行。

该不良行为可能与外阴局部刺激、好奇心驱使、性发育有关。如局部湿疹、炎症和蛲虫感染引起局部瘙痒，致使两大腿内收交叉摩擦，甚至将手伸入，时间长了就发展成为习惯性动作。有的儿童可能因缺乏关爱、遭受歧视、心理紧张不安而习惯性摩擦阴部。

针对幼儿的这种行为，保教人员应该做些什么？

（1）提高认识。防治这种行为的关键在于及早发现、及早诊断。保教人员要了解此行为的性质，对患儿不要责骂、惩罚，而要教育、解释。

（2）去除外在影响。保教人员首先判断有无外在影响。如：裤子（内裤）是否太紧？衣物材质是否不合适？幼儿生殖器是否红肿、瘙痒、受伤？保教人员要注意幼儿会阴部卫生，去除各种不良刺激。

（3）及时转移注意力。当幼儿将要发作或正在发作时，保教人员应唤醒幼儿并让幼儿改变睡姿，也可以用玩具来转移幼儿的注意力。针对幼儿的行为，保教人员可以讲解关于身体的健康、有趣的故事，减少幼儿对人体的好奇心。

（4）家园联系。加强与家长沟通联系，指导家长帮助幼儿养成按时睡眠的好习惯，晚上不要过早上床，早晨不要晚起赖床，以减少“夹腿”发作的机会。

（二）情绪障碍

新入职的保教人员或许都有这样的苦恼，幼儿的情绪说变就变。为什么幼儿难以控制自己的情绪？其实幼儿情绪多变是正常现象，脑科学研究发现，大脑中的杏仁核和前额叶皮质会决定人类的情绪管理能力；而幼儿的前额叶皮质发育不完善，因此他们的情绪管理能力较弱。当遇到问题时，幼儿无法准确认知情绪和表达感受，会导致暴怒发作、夜惊、睡眠不安、社会退缩行为、自卑等问题的产生。随着年龄的增长，大部分儿童的情绪障碍会自然消失，只有少数人在成年后还有神经症性障碍或抑郁表现。

1. 暴怒发作

暴怒发作是指幼儿在个人要求得不到满足或受挫时，就尖叫、打滚、扔东西、撕扯自己的头发或衣服，甚至做出其他发泄不良情绪的过火行为。通常出现在 1 岁末，多发生在 2 ～ 4 岁，5 岁以后很少见。部分幼儿表现程度比较严重，发作过于频繁，成为一种情绪障碍。

幼儿发脾气的原因包括沮丧、疲劳和饥饿。幼儿试图通过发脾气来引起家长的注意、得到某物或免于做某事，往往与幼儿自身的性格、周围当时的环境和正常行为的发育等多种因素有关。行为主义学派认为幼儿的暴怒发作是通过学习而产生的，在幼儿暴怒发作时，母亲做出了让步，却强化了幼儿暴怒发作的行为，而其他幼儿则又可通过学习模仿获得这种行为。

针对这种幼儿，保教人员应观察并记录其行为要点：幼儿暴怒发作是在什么情况下引发和停止的？

（1）保教人员应对策略：暂停法。让幼儿独自坐在一个沉闷的地方（一个角落或房间，不是黑暗或可怕的，没有电视或玩具）待上短暂的一段时间，这是改变不可接受的行为的好方法。暂时的隔离对幼儿是一个学习的过程。通常情况下，幼儿处于暴怒或者其他不良行为时，应先予以言语提醒和责备。当言语提醒和责备无效时，再使用暂停法。隔离处分后，如果幼儿远离了不良行为，应给予表扬和鼓励，这样更易于幼儿重新定向于一种与不适行为大不相同的新的活动。

（2）家园共育。积极与家长沟通，不要过于溺爱和迁就幼儿。在第一次暴怒发作时，家长不要妥协，坚持讲道理，绝不迁就幼儿不合理的要求；从小培养幼儿合理宣泄消极情绪。

2. 屏气发作

又称呼吸暂停，该症的主要特征是，幼儿在情绪急剧变化时出现呼吸暂停的现象。其具体表现为，在遇到不合己意的事情时，幼儿情绪突然急剧暴发，哭叫及过度换气，接着屏气、呼吸停止、口唇发紫及四肢强直，严重者出现意识丧失、全身强直、四肢肌肉阵挛性抽动。一般全过程 1 分钟左右，重者持续 2 ～ 3 分钟，然后全身肌肉放松，呼吸正常，神志恢复。部分幼儿发作后可有短暂发呆，也有幼儿立即入睡。

保教人员在日常保教过程中应注意：

（1）及时消除环境中造成幼儿情绪障碍的各种不良因素。

（2）正确对待幼儿，合理安排各项活动，保证足够的睡眠时间和娱乐时间，多关心和爱抚幼儿，不溺爱；从小培养幼儿合理宣泄不良情绪，以及坚强的意志和开朗的性格。避免采用恐吓、打骂、迁就、退让等不良方法，可采用转移或者适当的冷处理等方法。

（3）对较为严重者则可进行心理矫治。

3. 分离焦虑

美国著名儿童心理专家斯坦利 · 格林斯潘（Stanley Greenspan）研究发现，3 岁左右的幼儿在玩耍过程中，差不多每隔15分钟左右就会寻找一次亲密看护人，这是幼儿的本能。而刚上幼儿园的幼儿，在陌生的环境中，会觉得安全受到威胁，从而产生巨大的心理压力，并通过哭泣来发泄自己害怕的情绪。自理能力差也是幼儿对幼儿园生活不适应、产生抗拒心理的原因。另外，有的幼儿本身就比较胆小、内向，或是不喜欢与他人相处，这样的幼儿在幼儿园哭泣的概率会更高。

总体说来，新入园幼儿的分离焦虑（见图3－2）主要表现在：

情绪方面——焦虑、坐立不安、低声啜泣、恋物、暴躁、恐惧等。

行为方面——胆怯、害羞、缄默（整天不讲一句话）、缠人、孤僻、打人、抢玩具、拒食、拒绝拥抱、扔玩具、拒绝脱衣服、违拗、自虐。

生理方面——喂食困难、食欲下降、入睡困难、夜惊、遗尿等。

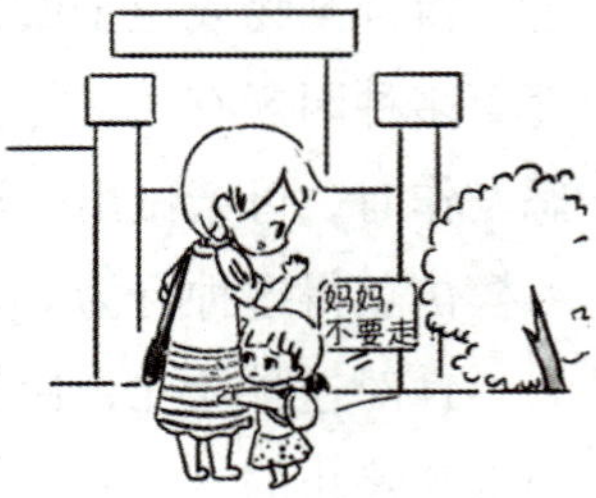

图3－2 入园分离焦虑

入园分离焦虑会给幼儿身心方面带来不良影响，家长和保教人员应该如何做才能缓解幼儿分离焦虑，使幼儿顺利入园？

入园前，家长可以帮助幼儿建立幼儿园的积极印象，选择一些以幼儿园生活为主题的绘本，强化和小伙伴一起玩耍的开心印象，鼓励幼儿对集体生活产生兴趣，在情绪上帮助他们去接纳幼儿园的生活。做好入园习惯培养，在家里时有意识、有规划地培养幼儿自己吃饭、用小杯喝水、主动洗手等习惯，并让幼儿规律作息，养成午睡习惯等。鼓励幼儿主动与其他已经上幼儿园的幼儿接触，锻炼交往能力，让其更快适应集体多人生活的情境。

幼儿园应创设温馨环境，根据幼儿的年龄特点，多用一些暖色和卡通形象进行布置，设置一些贴近幼儿家庭生活的区角，如家庭区。还可以让幼儿从家里带来与亲人的合照贴在教室的墙上。保教人员应多与家长交流，了解各个幼儿生活的不同习惯，使其能逐步调整心理，过渡到集体生活；还可以通过设置游戏活动，使幼儿的一些消极情绪得以发泄，并在游戏中获得愉快、健康的体验感。在每天早晨幼儿刚入园、情绪波动最大时，可提供一些好玩的玩具，吸引他们的注意力，使其分离焦虑的情绪得到转移。

（三）睡眠障碍

幼儿睡眠障碍主要表现为失眠、嗜睡、睡眠节律异常，以及睡眠过程出现异常的行为，如夜惊、梦游、梦魇等。

1. 夜惊

幼儿夜惊是指幼儿睡眠中的恐惧、惊恐等动作。2～5岁的幼儿较为多见，男孩的发生率比较高。随着年龄的增长，发作逐渐停止，偶可延续至成年。

案例2：4岁的东东近一段时间，在入睡1～2小时左右，总是突然尖声哭叫，紧抱大人不放，表情恐惧，呼吸急促，大汗淋漓，任凭家人怎样安慰、抚拍，均无效，叫名字也无反应，每次要闹十几分钟才又安然入睡，第二天毫无记忆。

夜惊的发生与下列因素有关：

环境因素——室内温度过高或空气污浊；睡眠时将手压在胸口；晚餐过饱。

生理因素——幼儿的大脑发育尚未健全，持续夜惊则可能由一些病理因素引起，如大脑神经营养供应不足，大脑发育异常，发热，内分泌失调，以及严重缺钙等。

心理因素——包括情绪的焦虑、压抑、紧张不安等。

针对以上因素，保教人员可以积极与家长沟通，引导家长消除引起幼儿紧张不安的心理诱因，减少幼儿的情绪紧张。避免幼儿睡前过度兴奋或恐惧。改变不良环境，注意培养幼儿良好的睡眠习惯，保持有规律的作息时间。预防和治疗幼儿躯体疾病。随着年龄的增长，大多数幼儿的夜惊会自行消失，无须特殊处理。少数幼儿夜惊不是睡眠障碍，而是癫痫发作的一种形式，患儿在白天精神、行为也有异常，应去医院诊治。

2. 梦魇

幼儿大脑功能还不完善，睡眠中易出现各种心理行为的异常表现。梦魇是指以做噩梦为主要表现的一种睡眠障碍，多见于学龄前期儿童。随着年龄的增长，梦魇发生的频率会下降。

案例3："一个人在黑漆漆的地方""从高处坠下""被妖魔鬼怪撕咬"……5岁的小女孩文文近一年来夜间睡觉时频繁做噩梦，夜里常常尖叫着惊醒。由于害怕做噩梦，文文有时会失眠，且变得胆小、怯懦。

幼儿在做噩梦时，伴有呼吸困难、心跳加剧，自觉全身不能动弹，以致从梦中惊醒、哭闹，醒后仍有明显的情绪失常。梦魇一般持续2～3分钟。幼儿对梦境有片段记忆，惊醒以后不多时，可完全摆脱对梦境的恐惧情绪，又能安然入睡。

幼儿做噩梦前大多有过矛盾的心理或焦虑的情绪，也可能看了恐怖电视、听了吓人的故事，睡眠或饮食习惯不良，如鼻子被毯子盖住、胸口受被子压迫、睡前吃了大量食物等情况。频繁做噩梦的幼儿可能存在一定的健康问题，如抵抗力差、患肠胃疾病、身体发育迟缓以及存在某些心理问题。

家园共育，帮助幼儿摆脱梦魇：

（1）培养幼儿良好的睡眠卫生习惯，使幼儿生活有规律。幼儿睡觉时，应把其放在胸部的手移开，保持卧室的空气清新，以利睡眠。

（2）积极进行心理治疗，一般不需要进行药物治疗，仅少数幼儿需要服用镇静剂等药物。

①排除法：找出幼儿做噩梦的诱因，尽量加以避免。注意，对幼儿不要用"大灰狼来了""把你关在黑房子里""爸妈不要你了"等带恐吓性质的语句，否则容易导致幼儿噩梦连连。

②排演法：白天让幼儿详细地重温噩梦的内容，从开始直至结束，如果能用文字或图画描述出来最好。然后告诉幼儿改变噩梦，如跳下悬崖时让幼儿选择背负降落伞；被大灰狼追赶时让幼儿选择碰上了爸爸救他。

③渗透法：让幼儿在白天就构思好喜剧类型的梦境，每天让他想几分钟，一般几周至几个月的时间，就能把新的梦中情境慢慢渗透到幼儿的潜意识中，以达到脱敏的目的。

（四）品行障碍

品行障碍是幼儿常见的行为问题，是指幼儿反复出现违反相应年龄的社会规范、侵犯他人或公共利益的行为，如攻击性行为、偷窃、说谎、残忍对待小动物、破坏公物等。这些异常行为与幼儿的心理健康有密切的关系，与正常幼儿的调皮行为相比更为严重。

1. 攻击性行为

攻击性行为也称侵犯性行为，是一种旨在使他人受到伤害或引起痛楚的行为。攻击是宣泄紧张、不满情绪的消极方式，包括打骂、扔东西、嘲笑、污蔑等。攻击性行为是幼儿最为常见的一种品行障碍，到学龄期后日渐减少。

案例 4：5 岁的洋洋个子矮小，在幼儿园经常无缘无故打人，抢玩具，欺负同伴，搞破坏，脾气暴躁。小朋友们都不喜欢和他一起游戏，于是他总是自己躲在角落，很孤单。

攻击性行为产生的原因包括：

（1）自身因素。幼儿以自我为中心，有强烈的自我意识和表现欲望，容易发动攻击性行为。攻击性行为与体质因素有关，男孩的攻击性行为比女孩发生得多而强，体格强壮的孩子比瘦弱的孩子发生得多而强。挫折和模仿是引起攻击性行为重要的心理因素。挫折威胁了幼儿的尊严，由于缺乏自我调节的能力或社会交往的经验，一些独立性较强的幼儿受挫后易出现攻击性行为。幼儿模仿能力很强，如果在幼儿生活的环境中经常有攻击性行为出现，或所看的电视中常有暴力行为镜头，幼儿就会去模仿、学习。

（2）家庭教育。家长的态度和抚养方式对幼儿攻击性行为的形成起重要的作用。父母经常吵架，会影响幼儿的情绪和情感发育，幼儿在潜移默化中模仿成人，易产生攻击性行为。过分放纵和过分专制的教育方式都可能导致孩子的攻击性行为。

针对以上几种情况，保教人员应该配合家长做到：

（1）让幼儿学会控制情绪，培养幼儿解决争端的能力，提供小步骤阶梯法，帮助幼儿获得成功体验，避免不良情绪的干扰。

（2）对幼儿进行正确的引导和教育，不能简单和粗暴地对待幼儿，要为幼儿提供温暖、宁静、祥和的生活环境，让幼儿远离暴力和不良诱因。帮助幼儿学习如何与他人相处，如何调整自己的情绪，如何对待挫折等。在幼儿攻击性行为发生后，保教人员和家长应该进行干预，使他们意识到攻击性行为是不能被接受的。如果幼儿有非常严重的攻击性行为，如打骂他人、无理顶嘴等，应给予惩罚，绝不能姑息迁就。可取消他的某些权利，如不许他参加喜欢的活动，直到其行为正常为止。注意，不可采取体罚的方式，因为体罚对幼儿的攻击性行为起到了示范作用。

2. 说谎

说谎行为是指幼儿编造出各种各样与事实不符的话的一种行为。这种行为在幼儿中比较常见。说谎分为假性说谎和真性说谎。

假性说谎主要是由于记忆、想象、联想、判断上出现错误而造成的“谎言”。这种说谎是幼儿的心理发展水平有限、认识水平低造成的。一般来说，这种行为会随着幼儿年龄的增长、记忆思维能力的增强而逐步消失。

有些幼儿为了逃避责备或惩罚，引起他人的注意，或者为了满足自己的虚荣心，经常故意编造谎言，这就是真性说谎。如果幼儿通过说谎达到了目的，则无形中起了强化作用，久而久之，说谎就会成为一种顽习，即使在没有必要说谎的时候也会编造谎言，从而形成严重的品行问题。

对于幼儿出现说谎行为，家长、保教人员应如何矫正才能促进幼儿心理健康的发展？

由于幼儿智力、知识水平尚低而造成的假性说谎，家长与保教人员应亲切地指出其中与事实相违的地方，帮助幼儿把希望、想象与现实分开，切不可粗暴训斥，更不要归结为道德问题。成人要以身作则，实事求是，这对幼儿诚实行为的形成起着潜移默化的作用。对于少数社会适应性困难的幼儿，即使发现有说谎行为也不要就事论事，首先要帮助他们消除心理紧张，信任他们，尊重他们，倾听他们说话。保教人员应该满足幼儿被关爱的需要，公平对待每个幼儿，奖惩要得当，不可随意给幼儿贴上不好的标签。应用想象认知训练来消除幼儿的说谎行为，如给幼儿讲一些类似“狼来了”的故事，让幼儿想象到说谎小孩人人厌恶的情景。

如果幼儿出现说谎行为，我们可以借此了解幼儿的心理状态和内心需要，分析我们教育存在的不足。我们需要尽早矫正幼儿的说谎行为及其对幼儿心理发展带来的直接或间接的影响，让幼儿在充满关爱的氛围中健康成长。

（五）语言障碍

语言障碍是指幼儿到了一定的年龄，还不具备与年龄相符的语言表达能力。语言障碍在学前儿童中有较高的发生率，7% ～ 10% 的儿童语言发育迟缓，而 3% ～ 6% 的儿童有语言感受或表达障碍，并影响日后阅读与书写。因此，早期发现和早期干预治疗尤为重要。

1. 发展性语言障碍（儿童语言发育迟缓）

发展性语言障碍一般可分为接受性语言障碍和表达性语言障碍。由于语言交往方面的困难，这些儿童可出现焦虑不安、退缩、执拗、遗尿、吮吸手指等行为问题。患有接受性语言障碍的儿童，一岁半还不能理解简单的言语指令，但对环境中的声音能做出相应的反应；患有表达性语言障碍的儿童，在学习说话时能发出一些语音，但是常常不能很好地组词，学了新词忘旧词，词汇贫乏，语句生涩难懂，学习语言的速度比一般儿童慢得多。

患有发展性语言障碍的儿童脑组织的有关部位功能发育不完善或缺少言语刺激、教育和训练。听觉障碍、孤独症、精神发育迟缓、精神病等都可导致语言发育迟缓。

家园共育，针对发展性语言障碍儿童早期发现并及早干预：

仅患有表达性语言障碍的儿童，随着年龄的增长，不经治疗，也可以逐渐获得正常的语言能力。患有接受性语言障碍的儿童，成年后一般在语言功能和社会适应方面可能会出现一定的缺陷，需要尽早进行特殊的训练，才有可能获得语言能力。可先让儿童倾听各种声音，并告知名称；再要求儿童模仿教师口型，发音从简单到复杂；然后让儿童听语音指物，再指物说名称；接着学习简单的口语对话；最后念儿歌。这种训练方法遵循正常语言的发展历程，可为语言障碍儿童提供系统化的语言训练。

2. 口吃

口吃是指说话的节律异常与重复，说话不流利，大多发生于学龄前期儿童，男孩多见。口吃的儿童说话时唇舌不能随意活动，为摆脱发音困难，常有跺脚、摇头、挤眼、歪嘴等动作；常伴有其他心理问题，如易兴奋、易激惹、胆小、睡眠障碍等。

案例 5：伟伟，5 岁，男孩，性格内向，语言发展较晚，一岁半以后才开始说话，2 岁以后才会讲完整的句子。偶尔有口吃现象，上幼儿园后口吃现象比以前突出了。平时与其他幼儿交谈，越着急越说不出话来。遇到集体讨论发言的情况，说上几个字便卡壳，急得满脸通红，嘴唇颤抖，有时还直流口水。不过，他在背诗或唱歌时并不口吃。

大部分口吃儿童是幼儿时期学别人口吃所致。两三岁的孩子正处于学习语言的阶段，为选择词汇，会出现重复、延长某一个字或语言不流畅的现象。这在儿童语言发展的过程中属正常现象，是一种发育性口吃。随着年龄的增长，这种口吃现象会逐渐消失。精神创伤、受惊吓也是口吃常见的诱因，百日咳、流感、麻疹或脑部受到创伤都可造成大脑皮质功能减退而引起口吃。

保教人员与家长应该如何矫正儿童口吃呢？

矫治儿童口吃要注意提供良好的语言环境。成人说话时，要发音准确、语言流畅，起到正确的示范作用。消除环境中导致儿童心理紧张的不良因素。要正确对待口吃的儿童，做到不议论、不耻笑、不责骂，从容、平静、缓慢、温和地与他们讲话。多让他们朗诵、唱歌，不强迫他们当众说话。

幼儿处于身心迅速发展的关键期，他们的心理健康状况需要家长和保教人员高度重视，并在了解儿童发育规律的前提下进行科学引导，对于一些异常行为尽可能早期识别并进行必要、适当的干预，为幼儿今后的健康成长打下良好的基础。

资料贴吧

孤独症儿童

他们不聋，却对声响充耳不闻
他们不盲，却对周遭视而不见
他们不哑，却总沉默不言不语
他们被诗意地称为“星星的孩子”
在遥远的星辰独自发光
他们还有另一个名字——孤独症儿童

2023 年 4 月 2 日是第十六个“世界孤独症关注日”，主题为：“关爱孤独症儿童，关注与支持孤独症人士的照顾者和专业工作者”。通过这个节日，呼吁全社会关注儿童的心理健康。

儿童孤独症也称儿童自闭症，是一类多基因复杂疾病，起病于 3 岁前。孤独症儿童往往表现出社会交往障碍、感觉异常、兴趣狭隘、行为重复刻板等症状。孤独症倾向于呈现家族性，通常认为与遗传有关，环境因素特别是在胎儿大脑发育关键期接触的环境因素也会导致发病可能性增加。儿童孤独症的治疗以教育干预为主、药物治疗为辅，越早干预，效果越好。

因娃施教：父母通过学习相关干预知识，根据孩子的症状、缺陷以及兴趣、能力和个性特点设计玩具种类、物件摆放、游戏类型、学习训练内容和活动顺序。

增进社交：增进社交是自闭症儿童康复训练干预的核心，父母务必保证和孩子处在快乐、面对面、密集、你来我往的互动中。

亲子活动：设计各类亲子活动，包括物品游戏（搭积木、开小汽车等）。

社交游戏：躲猫猫、挠痒痒、举高高、讲故事等。

任务实施

利用在幼儿园见习期间，观察所在班级有没有存在行为问题或情绪问题的幼儿，如果有，在征得该班教师同意后，选择某一有行为问题或情绪问题的幼儿作为研究对象，对该幼儿在园时的表现进行观察、记录，必要时与教师及家长沟通，并形成个案分析报告。

<table>
<tr><td rowspan="2">个案基本资料</td><td>姓名</td><td></td><td>性别</td><td></td><td>主要抚养人</td><td></td></tr>
<tr><td>班级</td><td></td><td>年龄</td><td></td><td>观察时间</td><td></td></tr>
<tr><td>基本情况</td><td colspan="6"></td></tr>
<tr><td>问题表现</td><td colspan="6"></td></tr>
<tr><td>教育建议</td><td colspan="6"></td></tr>
</table>

任务测评

［活动主题］识别并应对幼儿常见的心理障碍。

［活动目标］学会幼儿心理障碍的判断依据，及时发现并矫正幼儿的心理问题。

［建议时间］20 分钟。

［活动准备］

知识准备：通过请教教师、查询网络资源等方式获取应对幼儿心理问题的相关资料，做好知识储备。

材料准备：整理见习时发现的幼儿园心理问题案例。

［活动步骤］

（1）将学生分为 A、B 两组，A 组学生展示事先准备的案例，提出问题，B 组学生回答心理障碍类型及保教人员应对方案，答对者得分。

（2）B 组学生展示幼儿心理障碍案例，A 组学生判断心理障碍类型及家园共育的应对要点，答对者得分。

（3）教师做出评价，汇总分数，宣布获胜小组，比赛结束。

［总结评价］

（1）判断幼儿心理障碍的依据是什么？

（2）画出幼儿心理障碍类型及应对方案的思维导图。

实践操作

幼儿园家长工作

【操作目的】

1. 了解家长工作流程；

2. 掌握与家长沟通的原则与方法；

3. 掌握与家长沟通的技巧。

【操作内容与要求】

《幼儿园教育指导纲要（试行）》指出：“家庭是幼儿园重要的合作伙伴，应本着尊重、平等、合作的原则，争取家长的理解、支持和主动参与，并积极支持、帮助家长提高教育能力。”家长工作是幼儿园工作的重要环节，保教人员应关注家园共教共育工作。

保教人员与家长沟通时，应善于倾听，尊重家长，确立家长对幼儿教育的主体地位，提高其参与的积极性与主动性，建立一种互相信任、融洽和谐的关系。保教人员应不断丰富有关家庭教育方面的知识，从而保证沟通交流工作的顺利进行。

一、家长工作流程

健全的家长工作管理体系，能够保证家园合作教育的有效开展。内容包括：园级家长工作、班级家长工作（见表 3－1）。

表 3-1 家长工作类型

家长工作类型	家长工作活动名称	具体工作内容
园级家长工作	家长学校	每学期初发给家长课程表，课后及时反馈，帮助家长树立正确的教育观
	园长接待日	接待家长，听取家长意见，加强园领导和家长的情感沟通
	家园同乐活动	开展家园同乐运动会等活动，增强家园凝聚力
	家长代表会议	定期召开家长代表会议，交流育儿经验
	家长开放日	每月举行一次家长开放日活动，全方位展示幼儿园教育
班级家长工作	入园前家访与期初期末家长会	发送幼儿入园手册，登记“家访情况登记表”，全面了解幼儿。通过家长会选举家长代表，并与家长做双向沟通
	一日活动中家长工作	利用晨间接待与家长简短交谈，准确地了解当日幼儿身体和情绪状况，以便在一日活动中有针对性地实施个别教育；离园时向家长反馈幼儿在园情况，便于家长配合教育；在一日活动中还要注意观察幼儿，发现问题及时与家长联系
	一周活动中家长工作	周末由教师填写家长联系册，向家长反映幼儿一周学习、生活情况，请家长填写幼儿在家情况及意见建议，同时发给家长下一周的“一周活动计划表”，以便家园配合，保证教育效果
	一月活动中家长工作	通过向家长发放“幼儿在园综合评价表”，对孩子一个月来的表现进行纵向比较，指出进步之处和存在的缺点及矫正的方法，便于家长落实教育措施

二、与家长沟通的原则与方法

家园共育是幼儿成长的基础，高效沟通有利于促进幼儿的全面发展。和家长沟通时要遵循两个原则：

第一，切忌告状式沟通。

告状式沟通，“报忧不报喜”，会让家长误以为教师不喜欢自己的孩子，从而觉得自己的孩子在班里会受到不公正待遇而产生抵制情绪。

第二，讲究沟通的策略性和艺术性。

耐心地听取家长的意见，将谈话建立在互相理解的基础上，抓住时机向家长了解孩子的情况，主动向家长介绍自己对孩子的关注及教育措施，取得家长的信任，从而使家长乐意进行充分的交流，以达到预期的目的和效果。

保教人员在与家长沟通过程中，针对家长的观念、幼儿的情况不同，应注意采取不同的沟通方法（见表 3-2）。

表 3-2 幼儿园常用的沟通方法

沟通方法	方法说明	适用情况
一句话沟通法	可以利用接送环节，用一句话向家长反映幼儿情况	在幼儿本身各方面发展不存在明显问题，而家长也很少过问的情况下使用
引起注意法	利用半日开放、作品展示等让家长发现孩子和其他幼儿的差距，从而引起家长的关注，再根据不同情况和家长沟通	在幼儿本身存在较多问题，但是没有引起家长重视的情况下使用
真情感动法	及时向家长汇报幼儿的情况，让家长感到保教人员很了解自己孩子，用细致的工作感动家长，从而让家长放心	在幼儿本身在各领域的发展中不存在问题，但家长却不放心的情况下使用

三、与家长的沟通技巧

幼儿园教育问题的解决往往需要借助家园共育的力量，家园合作的前提是双方可以积极地沟通，相互理解，发挥合力。与家长沟通时需要注意：宜委婉柔和，不宜直接生硬，委婉柔和的表达方式更容易被家长所接受，而不是反感与排斥；宜少而精准，不宜面面俱到，针对孩子的某一问题或缺点集中展开专门的教育引导；宜多加指导，不宜简单陈述，在与家长沟通之前，要做好充足的准备工作，从而给家长一些家庭教育方面的指导与帮助。面对不同类型的家长，保教人员应采用不同的沟通方法（见表 3-3）。

表 3-3 与不同家长的沟通技巧

家长类型	沟通技巧
积极应对爱挑剔的家长	对于爱挑剔的家长，保教人员不能表现出反感或简单地敷衍了事，更不能置之不理，以消极的态度应对，而是尽量满足家长要求，主动向家长介绍自己对幼儿的关注与教育措施
耐心对待有意见的家长	对于有意见的家长，保教人员要以一颗平常心，耐心对待。接纳家长不同的意见，以积极的态度和方法改变家长怀疑的眼光
开门见山面对配合型家长	对于配合型家长，保教人员可以开门见山，如实反映问题，认真倾听家长意见或建议，达成共识
先长后短面对溺爱型家长	对于溺爱型家长，保教人员一定要先肯定孩子的长处，待家长心里接纳后，再选择时机，指出孩子的不足
责任分明面对放任自流型家长	对于放任自流型家长，保教人员不能大包大揽，要使家长明白学校教育是有局限性的，父母才是孩子最重要的老师，不能养而不育，只有家园共育，才有助于孩子健康成长
传递爱心面对学困生家长	对于学困生家长，保教人员要拒绝告状式交流，一定要把爱心、耐心和信心传递给家长，从而得到家长的认同、支持和配合

项目小结

幼儿生长发育包括生理和心理两个方面，身体的生长发育是心理发展的基础，而心理的发展也会影响身体的生长发育。婴幼儿心理健康的标准包括：智力发展正常；情绪稳定，情绪反应适度；乐于与人交往，人际关系融洽；行为统一和协调；性格特征良好。幼儿因受生理发展水平的制约，对环境刺激的反应表现出幼儿特有的发展特点。因此，根据幼儿所处年龄阶段的特点，实施相应的心理保健，可以避免幼儿出现心理问题，促进幼儿身心的健康发展。关注幼儿的身心发展，掌握判断幼儿心理障碍的四个依据，及时发现及矫正幼儿的心理问题是保教人员、家长必备的功课。幼儿常见的心理障碍分为不良习惯、情绪障碍、睡眠障碍、品行障碍和语言障碍五个方面。家长和保教人员需要高度重视幼儿的心理健康，并在了解儿童发育规律的前提下，进行科学引导，尽可能对于一些异常行为早期识别并进行必要、适当的干预，为幼儿今后的健康成长打下良好的基础。

同步练习

一、选择题

1. 心理卫生的概念内涵是（　　）。

A. 对心理健康的维护和增进　　B. 预防心理疾病的发生

C. 矫治各种不健康心理　　D. A、B、C 都包括

2. 婴幼儿心理健康的标准是（　　）。

A. 智力发展正常，情绪稳定，情绪反应适度

B. 乐于与人交往，人际关系融洽

C. 行为统一和协调，性格特征良好

D. A、B、C 都包括

3. 幼儿有吮吸手指的不良习惯，保教人员应（　　）。

A. 转移幼儿的注意力，冲淡幼儿吮吸手指的欲望

B. 批评幼儿，告诉他这是不良习惯要改正

C. 悄悄地涂些辣物在幼儿的手指上

D. 把幼儿的手指包裹起来

4. 幼儿经常“牛皮吹破天”“睁眼说瞎话”是因为（　　）。

A. 怕被惩罚　　B. 趋乐

C. 认知水平低　　D. 虚荣

5. 保教人员对待口吃幼儿的正确做法是（　　）。

A. 多让幼儿唱歌和朗诵　　B. 要求幼儿在人多时练习

C. 批评纠正　　D. 不许幼儿说话

6. 属于情绪障碍的行为是（　　）。

A. 夜惊　　B. 暴怒发作

C. 梦游　　D. 拒绝上幼儿园

7. 儿童梦魇现象属于（　　）。

A. 睡眠障碍　　B. 情绪障碍

C. 品行障碍　　D. 心理机能发育迟缓

二、判断题

1. 正常发育的智力指个体智力发展水平与其实际年龄相称，是心理健康的重要标志之一。(　　)

2. 在母乳喂养中，如果条件合适，可以突然给孩子断奶。(　　)

3. 幼儿的心理行为发展问题越早发现，治疗效果越好。(　　)

4. 暂停法是保教人员应对暴怒发作的策略。(　　)

5. 夜惊属于与情绪有关的心理问题。(　　)

三、简答题

1. 简述学龄前期（3 ～ 6 岁）幼儿的心理卫生与保健的要点。

2. 什么是幼儿心理障碍？及时矫治幼儿心理障碍的意义是什么？

3. 判断幼儿心理障碍的依据是什么？

4. 常见的儿童睡眠障碍有哪几种？常用的矫治措施有哪些？

四、思考题

1. 作为保教人员，日常工作中针对不同阶段的幼儿心理保健需要注意哪些问题？

2. 结合具体案例谈谈幼儿心理障碍的预防及相应干预措施。

学习评价

序号	评价内容	评价标准	学生自评（是 / 否）	分值	得分
1	认识幼儿心理卫生	1. 说出幼儿心理卫生的概念 2. 说出婴幼儿心理健康的标准 3. 列举婴儿期、幼儿期、学龄前期心理卫生与保健的要点		4	
2	常见幼儿心理障碍及其矫治	1. 说出判断幼儿心理障碍的四个依据 2. 学会识别幼儿常见的心理障碍（不良习惯、情绪障碍、睡眠障碍、品行障碍和语言障碍），并说出常用矫治方法		4	
3	实践操作	参与家长工作		2	

项目四

幼儿疾病的预防与护理

教学导航

教学目标	知识目标	1. 叙述传染病的概念、病因、症状 2. 列举非传染性常见病及传染病的照护方法
	技能目标	掌握非传染性常见病及传染病的防治措施
	素养目标	1. 培养学生树立正确的儿童观 2. 培养学生发现问题和解决问题的能力 3. 提升学生使用信息化手段寻找答案的能力
教学方法	情景教学法、任务驱动教学法	
建议学时	6 课时	
实践操作	疑似诺如病毒感染幼儿呕吐物处理	

知识图谱

- 幼儿疾病的预防与护理
  - 传染病基础知识
    - 传染病的概念
    - 传染病的特性
    - 传染病发生和流行的环节
    - 传染病的预防
    - 发现传染病后如何处理
  - 幼儿常见传染病
    - 流行性感冒、手足口病、麻疹、水痘、流行性腮腺炎
    - 细菌性痢疾、急性出血性结膜炎、疱疹性咽峡炎
  - 幼儿常见病一般症状
    - 发热、功能性便秘、腹泻、腹痛、呕吐
  - 幼儿常见病及其预防
    - 呼吸系统、消化系统、泌尿系统、造血系统、神经系统、内分泌系统常见病
    - 五官疾病、营养相关性常见病、皮肤病、肠道寄生虫病
  - 实践操作：疑似诺如病毒感染幼儿呕吐物处理

项目引入

了解幼儿传染病和各种常见病的特点，掌握各种疾病的预防知识，可为托幼人员初步掌握幼儿疾病的一般知识与护理技能提供理论依据和实践指导，能及时有效防控托幼机构中各种疾病的发生，共同保护幼儿远离传染病及非传染性常见病的威胁，使其健康茁壮成长。

任务一　传染病基础知识

案例导入

沛沛，男孩，5岁。每到季节交替时，活动室里就会传出沛沛急促的咳嗽声。沛沛自从上幼儿园以来，三天两头因病缺勤。如果你是沛沛的老师，你认为沛沛小朋友自身及家人在传染病防治方面存在什么问题？你准备如何帮助沛沛妈妈做好传染病防治及护理工作？

知识准备

传染病有四个基本特性：传染病的病原体；传染病的传染性；传染病的流行病学特征（包括流行性、地方性、季节性、外来性）；感染后的免疫。传染病发展过程一般要经过潜伏期、前驱期、症状明显期及恢复期四个阶段。

一、传染病的概念

传染病是由病原体引起的，能在人与人、动物与动物或人与动物之间相互传染的疾病。在儿童集体生活中容易发生传染病，且易造成流行。因此，预防传染病的发生是托幼机构一日生活中一项重要的保健工作。

二、传染病的特性

（一）有病原体

病原体主要包括微生物和寄生虫，其中微生物更为多见。每种传染病都有其特异的病原体，如流行性感冒的病原体是流感病毒，麻疹的病原体是麻疹病毒等。

（二）有传染性

病原体经一定的途径进入易感者体内，引起传染病的发生。所有传染病都具有一定的传染性。

（三）有免疫性

传染病痊愈后，人体对该传染病产生不感受性，称为免疫。人体的免疫状态因病而异，个体之间也有差别。

（四）有流行病学特征

在自然和社会因素的影响下，传染病的流行过程表现为不同的流行强度和广度，按传染病流行强度可分为散发、暴发、流行和大流行。

三、传染病发生和流行的环节

（一）传染源

传染源是指体内有病原体生长、繁殖并能排出病原体的人或动物。传染源主要包括以下三类：

（1）传染病患者。传染病患者是指感染了病原体并表现出一定症状和体征的人。

（2）病原携带者。病原携带者是指无症状但能排出病原体的人或动物。

（3）受病原体感染的动物。由受感染的动物所传播的病称为人畜共患病，如狂犬病、流行性乙型脑炎等。

（二）传播途径

传播途径是指感染病原体从感染源到易感者的路径。

（1）空气传播。这是呼吸道传染病的主要传播途径。病原体由传染源通过咳嗽、喷嚏排出并散播到周围空气中，使易感者受感染。

（2）饮食传播。这是消化道传染病的主要传播途径。病原体经粪便排出体外，污染水和食物，易感者通过食用被污染的水和食物而感染。

（3）接触传播。它通常分为直接接触传播和间接接触传播两种。

（4）虫媒传播。这是指以节肢动物作为传播媒介而造成的感染。

（5）土壤传播。这是指易感人群通过各种方式接触了被病原体污染的土壤所致的传播。

（6）垂直传播。这是指病原体通过母体传给子代的传播，或称母婴传播。

（7）医源性传播。这是指在医疗及预防工作中，由于未能严格执行规章制度和操作规程，人为地引起某种传染病传播。

（三）易感者

对某种传染病缺乏特异性免疫力或免疫力较弱，被传染后易发病的人，称为传染病的易感者。托幼机构中的幼儿就是各种传染病的易感者。

四、传染病的预防

预防传染病应该针对传染病发生、传播和流行等环节采取对应的措施。

微课
传染病的预防

（一）控制传染源

控制传染源应做到“四早”：早发现、早报告、早隔离、早治疗。托幼机构做好幼儿入园前体检、晨检和全日健康观察，随时关注幼儿有无异常，若有可疑情况要及时处理。

（二）切断传播途径

（1）做好经常性的预防工作，做好环境卫生、饮食卫生和个人卫生。

（2）根据每种传染病的流行特点，采取相应的措施来切断传播途径。

（3）传染病发生后，要对患儿的生活用品、排泄物及接触物进行彻底消毒。

（三）保护易感者

（1）均衡饮食、适量运动、充分休息以增强幼儿的体质。培养幼儿良好的卫生习惯。创设良好生活环境，做好日常生活防护措施。

（2）计划免疫。计划免疫是根据幼儿的免疫特点和传染病发生的情况而制定的免疫程序，通过有计划地使用生物制品进行预防接种，以提高幼儿的免疫水平，达到控制和消灭传染病的目的。

（四）严格常态管控，开展传染病防控监测

托幼机构排查登记并汇总缺勤人员和缺勤原因；通过制定传染病应急预案建立快速反应和应急处理机制，防患于未然。

微课
幼儿秋季传染病预防指南

五、发现传染病后如何处理

托幼机构发现传染病确诊患儿或者疑似病例时，应及时向附近的医疗机构或卫生防疫机构报告，这是早期发现传染病的重要措施。托幼机构尤其要注重物品消毒和预防性消毒。患儿病愈入园时，家长须出示医疗机构出具的复课证明，到保健室再次检查确认后，幼儿方可进入班级参与活动。

资料贴吧

幼儿是如何认识传染病的?

研究表明，幼儿3岁时开始认识到人会生病，4岁时逐渐将会生病的主体范围扩展为人和动物，而到了5岁就已经能在难度较低的实验任务中完成生物学的本体区分了。

在对幼儿开展传染病的概念认知教育时，应当根据不同年龄段幼儿的认知特点选取适宜的教育内容。对小班幼儿而言，应当先帮助他们理解传染病和非传染病的区别，知道传染病是可防可控的，避免故意夸大传染病的危害程度，引起低龄幼儿不必要的恐慌。对中班幼儿而言，应当将传染病的概念与具体情境或具体病例结合起来介绍，并以正面教育为主。

任务实施

利用实习时间对托幼机构传染病防控状况进行访谈和调查，完成记录：

访谈者		时间		地点	
访谈提纲	1. 一日工作流程中，保教人员如何配合园医做好常见传染病防控？ 2. 家园共育中，如何让家长配合托幼机构做好传染病防控？				

任务测评

［活动主题］运用思维导图整理幼儿园发现传染病处理的内容。

［活动目标］思维导图在幼儿园传染病的运用，能帮教师更好地厘清工作思路，做好一日生活常规安排等方面工作。

［建议时间］20分钟。

［活动准备］

知识准备：提前下载幕布App，免费注册并登录，学习简单操作，做好知识储备。

材料准备：将幼儿园传染病预防、上报、消毒的内容做成PPT。

［活动步骤］

（1）在规定的时间内，学生分为A、B、C、D四组，设计传染病预防的思维导图。

（2）教师通过PPT展示四组学生设计不同的思维导图，学生相互讨论并对思维导图进行评价。

（3）教师点评，宣布获胜小组，比赛结束。

［总结评价］

（1）你熟悉传染病防控流程吗？

（2）简述思维导图在幼儿园传染病防治中的运用。

任务二 幼儿常见传染病

案例导入

作为幼儿园园长，李蓉对2019年的冬天记忆犹新，那年冬季的传染病实在是太多了……腮腺炎、水痘、手足口病轮番进攻，李蓉忙得停不下来：排查缺勤幼儿、上报因病缺勤情况、组织疫苗补种……这些此起彼伏的传染病都有哪些特点？如果你是李蓉，你会怎样做好托幼机构的传染病预防工作？如何做好家长的健康宣传工作？

知识准备

一、流行性感冒

流行性感冒是由流感病毒引起的急性发热性呼吸道传染病，简称流感，主要经飞沫传播和人与人的密切接触传播。

婴幼儿患流感时，其临床症状常因年龄不同而各具特点。新生患儿往往出现嗜睡、拒食及呼吸暂停。婴儿可能有严重的喉、气管、支气管炎伴黏稠痰液，甚至发生呼吸道梗阻现象。幼儿多表现为普通感冒，起病急骤，有发热（高热可达39℃）、畏寒、头痛、背痛、四肢酸痛、全身乏力等症状，不久即出现咽痛、干咳、流鼻涕、眼结膜充血、流泪，以及局部淋巴结肿大等，偶见腹痛、腹泻、腹胀等。

应对患儿做好生活护理，根据医嘱用药缓解症状，预防并发症，防止交叉感染。有些患儿感染严重流感亚型后，发病初期症状不典型，有可能是散发病例，一旦忽视，错过最佳抗病毒治疗时机，则后续治疗效果较差。

二、手足口病

手足口病是由肠道病毒引起的常见传染性疾病，主要通过接触被病毒污染的手和日常接触物品等引起感染。5岁以下儿童尤以3岁及以下儿童发病率最高。

病初似感冒，有发烧、咳嗽、流涕症状，伴有恶心、呕吐、腹泻，随后会出疹子，3～5天后，疹内液体吸收萎缩，干燥脱皮。部分患儿无全身不适，90%以上患儿有口腔黏膜损害。皮疹初为红色斑疹，不疼不痒或有轻度痒感，发展为大的水疱，疱壁薄，内液澄清，周围绕以红晕，口腔黏膜为散在疱疹，主要集中在手、脚、口、肛门周围。水疱溃破后形成灰白色糜烂面或浅溃疡面，伴有疼痛，患儿可表现为流涎、拒食。皮疹消退后不留瘢痕或色素沉着，多在一周内痊愈。重症患儿在发病 1 ～ 5 天出现脑膜炎、脑炎、脑脊膜炎、肺水肿、循环障碍等，存活病例会留有后遗症。

预防方面：幼儿保持良好卫生习惯，及时接种疫苗；托幼机构严格把握好晨检，密切关注幼儿的出勤情况；幼儿可服用中药预防。

三、麻疹

麻疹是麻疹病毒所致的急性全身性出疹性呼吸道传染病。任何季节均可发病，以冬、春季多见。

出疹前期，一般第 2 ～ 3 天表现为发热、咳嗽、流涕、精神不振、全身不适、食欲减退等症状。第 3 ～ 4 天开始出疹，从耳后发际到前额面部和颈部，自上而下蔓延到躯干、四肢，到达手掌、足底。随着出疹达到高峰，全身毒血症的症状加重，体温升高至 40℃，患儿可有嗜睡甚至抽搐。第 4 ～ 5 天，皮疹出齐后开始消退，进入恢复期，体温随之下降，症状逐渐减退。皮疹按照出疹顺序消退，皮疹消退时有糠麸样脱屑及淡褐色色素沉着。

对患儿宜采取呼吸道隔离至出疹后 5 天，有并发症者延至出疹后 10 天。患儿居住房间要注意通风换气，进行空气消毒，患儿衣被及玩具要曝晒至少 2 小时。

四、水痘

水痘是由水痘 – 带状疱疹病毒引起的传染性极强的出疹性疾病。一年四季均可发病，冬、春季节为高发期。

患儿可能有低热、头痛、乏力、食欲不振、咽痛等上呼吸道感染症状，发热第一天就会出疹，皮疹躯干多、四肢少，性状按红斑疹、丘疹、疱疹、脓疱、结痂的顺序分批出现，伴随发痒或疼痛。

水痘发生后，应对患儿采取飞沫隔离为主、接触隔离为辅的措施。托幼机构保教人员应对班级活动室、物品进行通风并消毒。患儿隔离至全部疱疹干燥结痂或出疹后 7 天为止。易感患儿接触水痘病人后应隔离观察 3 周。

注意做好患儿皮肤黏膜护理、饮食护理。婴幼儿可戴并指手套，避免抓伤皮肤，防止继发感染。观察患儿病情，必要时送医。

五、流行性腮腺炎

流行性腮腺炎是由腮腺炎病毒引起的急性呼吸道传染病，俗称“痄腮”或“大头瘟”。流行性腮腺炎传播途径主要为呼吸道传播，即飞沫传播，2 ～ 10 岁儿童是主要的易感者，感染后可获持久免疫。

患儿表现为腮腺肿胀、疼痛，咀嚼食物时疼痛加重。部分患儿伴有发热症状，体温可达 40℃。腮腺常常一侧以耳垂为中心，向前、后、下方逐渐肿大（见图 4－1），皮色不红，边缘不清，1 ～ 2 天后另一侧也肿大，也有两侧同时肿大或始终限于一侧者。在上颌第二磨牙旁的颊黏膜处可见红肿的腮腺导管口。

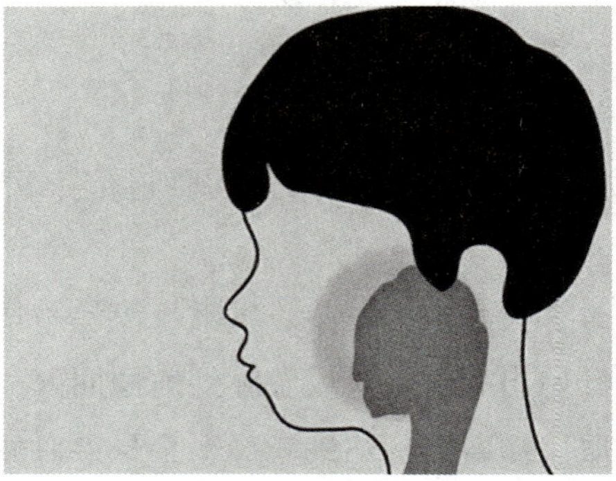

图 4－1　流行性腮腺炎病位示意图（患儿左侧腮腺肿大）

早期隔离患儿直至腮腺肿胀消退后 3 天，接触者一般检疫 3 周。居室应空气新鲜。对患儿使用过的碗筷、玩具进行消毒。疾病流行期间减少外出或戴口罩，易感者应该避免与流行性腮腺炎患儿接触。8 个月以上易感患儿应接种腮腺炎减毒活疫苗。

六、细菌性痢疾

细菌性痢疾简称“菌痢”，是痢疾杆菌引起的消化道传染病。痢疾杆菌本身和带菌者都是传染源，痢疾杆菌随带菌者的粪便排出，通过被污染的手、食品、水源或生活接触，由苍蝇、蟑螂等媒介间接传播，最终经口进入消化道。

症状主要有发冷、发热、腹痛、腹泻、黏液脓血样大便，有急于排泄粪便但排不出去或不能排净的感觉。中毒型菌痢起病急骤，病情凶险。托幼机构出现疫情后，应立即找出并控制传染源。将患儿被褥在紫外线照射下，翻晒 6 小时。用煮沸的方法或漂白粉澄清液浸泡的方法对患儿的排泄物和生活用品进行消毒处理。

预防措施主要是在日常生活中要做好“三管一灭”：管水、管厕、管理饮食及消灭苍蝇，防止苍蝇叮爬食物。制备食物要做到生熟分开，儿童要少吃凉拌菜，剩饭、剩菜要加热后再吃。

七、急性出血性结膜炎

急性出血性结膜炎又称流行性出血性结膜炎。本病特点为潜伏期很短，起病急骤。夏、秋季常见，通常由新型肠道病毒和柯萨奇病毒引起。

患儿症状有眼红（见图 4－2）、眼睛刺痛、异物感、烧灼感、畏光、流泪。患儿眼部分泌物及泪液是本病的主要传染源。

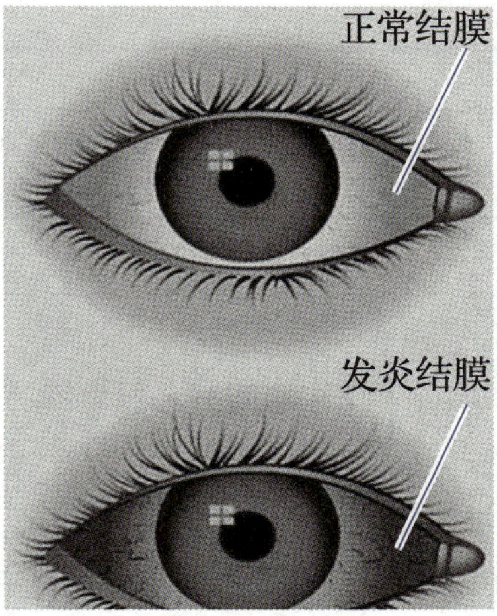

图 4－2　正常结膜和发炎结膜的对比

托幼机构应强化晨、午检，早期发现患儿，并向辖区疾控中心报告以阻断群体间接触传播。隔离期至少 7 ～ 10 日。教育幼儿用流动水洗手。成人为患儿滴眼药后须用肥皂洗手。患儿洗脸用具每日煮沸消毒或开水浇烫。患儿接触使用的物品擦拭消毒。污染物煮沸消毒。不宜采用集体滴眼药的方法预防眼病。

八、疱疹性咽峡炎

疱疹性咽峡炎是由肠道病毒引起的急性传染性咽峡炎。夏、秋季节高发，1 ～ 7 岁儿童多见。传播途径主要是消化道传播或呼吸道传播。

疱疹性咽峡炎初期患儿常有急剧发热，咽痛重者拒食、烦躁不安。口腔黏膜出现数个红点，很快变成灰白色疱疹，周围绕以红晕。疱疹破溃形成黄色溃疡。8 ～ 10 日后水疱干涸，疾病痊愈。对患儿要进行 10 天的医学观察，防止病毒进一步扩散。

对发热患儿进行退热降温处理；患儿饮食要清淡；餐后用淡盐水漱口；患儿餐具专用，用后及时消毒。

资料贴吧

推荐好书：《丹玛医师说》

丹玛医生行医超过 75 年，直到 112 岁还在为父母们提供电话咨询，是一名经验丰富的儿科医生。她将关于作息、睡眠、饮食、小儿常见疾病、药物使用、疫苗接种、教育等方面的育儿经验写到《丹玛医师说》这本书里，影响了全球范围内一代又一代的人。可以说，丹玛医生间接“抚养”了无数婴孩，堪称“母婴天使”。

任务实施

利用实习时间对晨检情况进行访谈和调查，完成记录。

访谈者		时间		地点	
访谈提纲	1. 晨检过程中，保教人员如何及时发现幼儿的传染病症状？ 2. 家园共育中，如何对家长进行宣传教育，以避免传染病在托幼机构的传播？				

任务测评

［活动主题］学前儿童常见传染性疾病的辨别与护理。

［活动目标］

（1）培养学生辨别学前儿童常见传染性疾病的能力。

（2）能够推断学前儿童感染传染性疾病的可能原因，并提出解决对策与护理建议。

［活动步骤］

（1）介绍案例材料。早晨，润润妈妈领着润润来到幼儿园，负责晨检的教师问润润为什么好几天没来幼儿园，看到润润的小脸红扑扑的，一摸额头，发现有点烫，润润的手上还出现了散在的疱疹，妈妈说不是蚊子咬的。教师询问得知润润吃东西嗓子疼，就赶快让润润妈妈带润润去医院看病。随后几天，班里又有几个小朋友也出现了跟润润一样的疱疹，于是园长决定给润润所在班级的所有小朋友放假，让他们回家观察。

（2）对案例材料进行分析，回答以下问题：

①润润感染了哪种传染病？具体应该如何护理？

②请分析该传染病的传染源和传播途径。

③如果你是润润的幼儿园老师，你将采取什么措施预防该传染病的扩散？

［总结评价］

（1）对传染源和传播途径进行分析的依据是否合理。

（2）所提防控措施是否具有可操作性。

（3）对预防措施分析是否具有全面性。

［活动建议］

（1）学前儿童免疫功能尚未发育完善，因而易感染传染病。此外，托幼机构部分传染病伴随出疹，由此可以通过比对常见传染病的疹子的特点和照护要点，以便快速对基本病情做出判断。

（2）对传染病的分析要尽量还原保育现场，注意照护措施的可行性和可操作性。

任务三 幼儿常见病一般症状

案例导入

刚刚来幼儿园实习的佳佳感觉天天围着班里小朋友的屎尿屁打转转，陈老师说这里面学问大着呢，于是向佳佳推荐了《肠子的小心思》和《大便书》两本书。佳佳看后感触颇多，从书中悟到通过孩子们的一般情况可以观察和了解保育工作的本质，从而做好常见病预防和保健工作。

知识准备

发热、哭喊、食欲不振、腹痛、呕吐等是儿童常见的疾病症状，知道如何根据这些症状辨别疾病，将有助于我们初步判断疾病的轻重缓急。

一、发热

腋温高于37.3℃都叫发热。发热是人体保护机制之一，是机体对异常情况的防御反应。发热程度与疾病严重程度无关。

常见的引起发热的病因有病毒感染、注射疫苗后的正常反应、长牙、运动或穿得太多。

退热原则上以物理降温为主，慎用药物退热和激素退热。多给患儿饮用水或液体食物。如果患儿发热的同时存在咳嗽、腹泻，退烧后精神萎靡，应该及时就诊。

二、功能性便秘

功能性便秘是指出现以下症状中至少两种并持续一个月及以上：每周排便少于等于两次；在自行控制排便后，每周至少有一次污粪或大便失禁；有大量粪便潴留病史；排便疼痛或排便困难；直肠内有大量粪便团块，伴发症状包括易激惹、食欲下降。一旦大量粪便排出，伴随症状可很快消失。除了排便困难外，多数便秘患儿常会伴有腹胀、腹痛、饮食减少、身体消瘦等症状，部分患儿还会诱发肛裂。

功能性便秘的发生往往与儿童膳食结构不合理、缺乏正常的排便习惯、肠道菌群紊乱或直肠动力障碍等因素密切相关。

可以使用以下方法防止便秘：便秘后两周内服用双歧杆菌、乳果糖或益生元软化大便；小婴儿适当减少奶量，适当添加一些果汁，6个月以上的婴儿适当增加水和膳食纤维的摄入；可以多为患儿做腹部按摩。

三、腹泻

腹泻是指由多种病原体、多种因素所引起的以大便的次数增多和大便的性状改变为特点的消化道综合征。

轻型腹泻多为饮食因素或肠道外其他疾病所致，主要是胃肠道症状，每日大便多，大部分患者在 10 次以下，少数患者可达十几次。每次大便量不多，稀薄或带水，呈黄色，有酸味，常见白色或黄白色奶瓣和泡沫，可混有少量黏液。一般无发热或发热不高，伴有食欲不振，偶有溢乳或呕吐现象，无明显的全身症状，精神尚好，无脱水症状，多在数日内可痊愈。

重型腹泻多由肠道感染引起。患儿腹泻频繁，可伴有腹胀和呕吐，脱水，精神差，皮肤干燥、弹性变差，前囟、眼窝凹陷，四肢厥冷，尿少，泪少，体重减轻等症状。

对患儿注重饮食护理，控制感染，及时补液。幼儿发生任何类型的腹泻，都可以通过补锌来进行一定程度的缓解，一般需要连续补锌 10 ～ 14 天。

资料贴吧

腹泻及照护

中医将腹泻分为风寒泻、湿热泻、伤食泻、脾虚泻四种，照护要点如表 4 - 1 所示。

表 4 - 1　中医常见腹泻类型和照护要点

腹泻分型	病因	疾病特点	护理要点	食疗方法
风寒泻	寒凉的食物，或者肚子受凉、风寒感冒所致	大便颜色较淡，稀薄，臭味不明显	第一步：按揉外劳宫穴三分钟 第二步：推三关穴 第三步：按摩腹部	糯米苍白术粥
湿热泻	积食导致的体内积热，或者夏季受到暑热湿邪的影响	排便呈喷射状且肛门发红。粪便呈黄褐色或者黄绿色，蛋花水样，臭味明显	第一步：清大肠经 第二步：退六腑 第三步：清肺经 第四步：上推七节骨	马齿苋粥
伤食泻	饮食过于杂且多，刺激胃肠道所致	排便量较多，大便中有未消化的食物，且伴有很重的酸腐味。部分患儿会伴有脸色发黄、呕吐、恶心症状	第一步：清天河水 第二步：运内八卦 第三步：补大肠经 第四步：清胃经	山楂麦芽茶
脾虚泻	久泻不愈，或时泻时止，食欲不振，神色疲倦，面色发黄	身体虚弱，或久病元气不足致脾胃气虚、运化无力	第一步：补脾经 第二步：补大肠经 第三步：按摩腹部	红枣莲子粥

四、腹痛

腹痛多为腹部诸多脏器疾病的共同表现。幼儿面部表情与疼痛程度相关，表现为皱眉、挤眼、鼻孔膨大、噘嘴、口角歪斜和下颌颤动。婴儿则表现为哭闹，频率、声调有别于发怒时的哭声。

如果小儿突然发生上腹部阵发性剧烈疼痛，可能是胆道蛔虫症。如果突然出现腹痛、呕吐、发烧等，疼痛部位起初在中上腹部或肚脐周围，数小时后转移到右下腹部，很可能患有急性阑尾炎。如果腹痛放射到右肩，可能为胆道炎症。如果肚脐周围疼痛，多为肠蛔虫症、肠痉挛、急性肠炎、过敏性紫癜等。

五、呕吐

呕吐是胃内容物反流食道经口吐出的反射动作，是婴幼儿时期常见的临床症状。不同年龄的婴幼儿呕吐发生的原因往往不同。3 个月以内的小婴儿的呕吐大部分属于生理性的吐奶，是一种正常的食物返流现象。

幼儿时期一次进食较多或食物不易消化，消化道感染，呼吸道、泌尿道感染以及中枢神经系统疾病，各种中毒、蛔虫症引起的并发症，均有呕吐的症状，呕吐能迅速引起脱水。

任何年龄幼儿的呕吐，一旦出现以下情况，应尽快就医：呕吐超过 24 小时且症状并未缓解；患儿无法站立，意识不清；呕吐物中有血；剧烈的腹痛腹胀无法缓解；超过 8 小时无尿、尿黄、口干、没有眼泪。

任务实施

利用实习时间进行访谈和调查，完成记录：

访谈者		时间		地点	
访谈提纲	1. 保教人员如何配合园医做好常见病防治？ 2. 家园共育中，让家长配合做好常见病防治的方法有哪些？				

任务测评

[活动主题]“手”护健康——小儿退烧推拿手法。

[活动目标]学习用推拿手法帮助小儿退烧。

[建议时间]20 分钟。

[活动准备]

知识准备：利用网络，查找小儿推拿的资料，自学小儿推拿基本手法，做好知识储备。

材料准备：无。

［活动步骤］

（1）汇总课前资料。参考资料如下：

利用小儿推拿手法快速给发热婴幼儿降温

发热初期，小儿体温在38.5℃以下时，可以先不进行任何处理，多给小儿喝一些温水即可。体温上升期，小儿发烧伴有寒战，并且手脚冰凉，体温甚至可飙升至40℃以上，此时用阴阳平衡的推拿手法既能清热退烧，又能温阳散寒，简便有效。具体操作方法是：推三关300次，退六腑100次；推三关100次，退六腑300次；推三关100次，退六腑100次。用大拇指或食指、中指自腕推向肘部，从阳池穴推至曲池穴，叫推三关。用拇指或食指、中指自肘推向腕部，称推（退）六腑。过了上升期，小儿就会进入高热期，当体温升高到38.5℃以上时，就可以用推天河水法，即用食、中二指腹自腕横纹推向肘横纹200～500次。也可用食、中指蘸水弹打，同时吹气，称“打马过天河”。

中医学在学前儿童的常见病防治方面疗效确切，其中小儿推拿疗法历史悠久，是用专门的手法对小儿疾病进行治疗的一种方法，易为小儿接受，有促进气血循行、经络通畅、神气安定、脏腑调和的作用，能达到祛邪治病的目的，年龄越小，效果越好，在儿科临床常用于小儿外感发热、腹泻、腹痛、厌食等疾病。

（2）学生两人一组，实操演练，一对一练习纠正，分享所学知识。

［总结评价］

根据小儿退烧手法推拿方向、次数，手法的“轻快、柔和、平稳、着实”评选儿童健康“手”护大使，鼓励学生将学会的内容分享给周围的人。

任务四　幼儿常见病及其预防

案例导入

月月老师在某幼儿园当保健医生很多年了。春天，她会办一期预防感冒的宣传海报。夏天，宣传栏里的内容换成如何预防痢疾和食物中毒。秋天，园里生病请假的大部分是腹泻的患儿，月月老师还要跟家长做好健康宣教。冬天，幼儿缺勤率较高，月月老师更加关注孩子们的健康状况。

知识准备

幼儿正处在生长发育时期，免疫系统尚未发育成熟，对外界的各种疾病缺乏抵抗力，所以极易生病。幼儿疾病多半起病急，变化快，表现不典型。充分了解幼儿各种常见疾病的特点，并掌握常用照护技术，对患儿进行有针对性的处理，对预防疾病以及病情康复尤为重要。

一、呼吸系统常见病

（一）上呼吸道感染

上呼吸道感染简称“上感”，俗称“感冒”，是鼻腔、咽或喉部急性炎症的总称。上呼吸道感染有 70% ～ 80% 由病毒引起，另有 20% ～ 30% 由细菌引起。病毒感染后可继发细菌感染。

患儿感冒表现：多不发热或低热，个别亦有高热，伴畏寒、头痛、全身酸困、食欲减退、鼻塞、流涕、喷嚏、声音嘶哑等症状。

预防感冒要点：勤洗手、常通风，多锻炼、少聚集，戴口罩、降风险，成人避免在室内吸烟，小婴儿要尽量母乳喂养，及时添加辅食。

照护方面：维持体温正常并预防热性惊厥，防止并发症。若高热持续不退，咳嗽，喘憋加重，应及时就诊。

（二）肺炎

肺炎多由细菌或病毒引起，冬、春寒冷季节及气候骤变的时候多发，多由急性上呼吸道感染或支气管炎向下蔓延引起。

肺炎症状有发热、咳嗽、气促、呼吸困难等。患儿还可伴有面色青灰、食欲不振、精神萎靡、烦躁不安、呕吐、腹泻、哆嗦等症状。严重者可出现惊厥、昏迷、心功能不全等。新生儿肺炎症状并不典型。

照护方面：帮助患儿排痰，保持呼吸道通畅；做好营养支持；休息为主，适当安排患儿活动；密切观察患儿的病情，防止病情加重引发并发症，若症状加重，应及时就医。目前，可通过打疫苗预防小儿肺炎。

二、消化系统常见病

（一）肠套叠

肠套叠是指一段肠内翻或缩进另一段肠的腔内，而相关的肠系膜在内翻节段内被牵拉压迫，导致淤血和水肿，从而引发一系列的症状。

照护方面：一旦怀疑儿童是肠套叠，必须马上送医救治；复位是紧急的治疗措施；2 岁以下小儿是急性肠套叠防治的重点人群；初次发病后 1 周内是预防肠套叠复发的关键时期，多次复发应考虑继发性肠套叠的可能。

（二）肠梗阻

肠梗阻是指肠腔的内容物正常运行和通过发生障碍，是一种常见的急腹症。

所有急性肠梗阻的患儿均有腹痛、腹胀、呕吐、肛门停止排便、排气、精神萎靡、烦躁、嗜睡、发热等一系列全身性症状，重者危及生命。

照护方面：患儿首先要禁食，以减轻腹胀，半卧位躺下，严密观察病情变化，在医生指导下进行治疗；对保守治疗不能缓解，症状加重，出现腹膜炎表现，或出现肠绞窄表现的患儿，需要急诊手术。

三、泌尿系统常见病

泌尿系统感染是指病原体直接侵入尿路，在尿液中生长繁殖，并侵犯尿路黏膜或组织而引起的损伤。女童尿道较短，且靠近肛门，故患病女童多于男童。

泌尿系统感染分为急性感染和慢性感染。

急性感染因年龄不同而表现不一：婴幼儿以全身症状为主，以发热最突出，由于尿频，可致顽固性尿布皮炎；年长儿的表现与成人相似，上尿路感染多导致发热、寒战、腰痛等，下尿路感染以膀胱刺激症状为主。

慢性感染指病程在 6 个月以上。主要是间歇出现前述表现，反复发作者可致贫血、发育迟缓，重症者肾实质受损，出现肾衰竭及高血压。

照护方面：给予患儿易消化、富含营养的饮食，高热者给予物理降温；做好患儿排尿的观察记录，勤给患儿换纸尿裤；保持患儿会阴部清洁、干燥；抗生素必须按剂量、疗程服用，不可自行减量或停药。

四、造血系统常见病

（一）营养性缺铁性贫血

由于体内铁元素缺乏导致血红蛋白合成减少而引起的贫血，称为营养性缺铁性贫血，简称缺铁性贫血，在儿童贫血中最常见。常见病因有先天铁储存不足、铁摄入不足、生长发育快、吸收利用障碍等。

缺铁性贫血患儿黏膜逐渐苍白，以唇、口腔黏膜及甲床最为明显；易疲乏无力，体重不增或增加缓慢；食欲减退，腹泻，烦躁、易激惹或萎靡不振；记忆力减退；指甲薄脆不光滑，甚至会出现反甲（舟状指）；头发枯黄分叉，生长缓慢。

托幼机构中对缺铁性贫血体弱幼儿的饮食照顾应做到以下四点：专门为幼儿制作补铁膳食，即含铁和蛋白质丰富的食物，还应辅之以维生素 C 丰富的食物；让幼儿多吃动物肝脏、动物血、瘦肉、豆制品等食物，饭后应补充维生素 C 丰富的酸味水果，以帮助铁的吸收；保教人员应注意纠正幼儿偏食、挑食等不良习惯，使幼儿循序渐进地接受不喜欢的食物；若幼儿没有食欲，可让其少食多餐。

（二）营养性巨幼细胞性贫血

营养性巨幼细胞性贫血是由于维生素 B_{12} 和（或）叶酸缺乏或摄入不足所引起的一种大细胞性贫血，多见于 6 个月到 2 岁幼儿。主要临床特点为贫血、食欲下降、舌炎、舌下溃疡、智力倒退，红细胞数减少比血红蛋白含量减少更明显，红细胞的胞体变大，骨髓中出现巨幼细胞，如不及时治疗，易发展成恶性贫血。

照护方面：改善乳母的营养，及时添加富含维生素 B_{12} 的食物，如动物肝脏、蛋类、海产品等；给予富含叶酸的食物，如绿色新鲜蔬菜、水果等。适当活动，防止受伤。严重贫血者适当限制活动，协助其满足日常生活所需。

五、神经系统常见病

（一）化脓性脑膜炎

化脓性脑膜炎是由各种化脓性细菌感染引起的脑膜炎症，常由上呼吸道、皮肤或胃肠道感染发展而来，以高热、头痛、呕吐、烦躁不安或精神萎靡、喷射状呕吐、剧烈头疼、两眼凝视、颈项强直等为主要症状。

该病发病急骤，如果治疗不及时，可能会在数小时内死亡或造成永久性的脑损伤，部分患儿可能会留有智能障碍、肢体瘫痪等后遗症。治疗时以选择对细菌敏感的抗生素为主。

（二）病毒性脑膜炎

病毒性脑膜炎为中枢神经系统的急性炎症，可由多种病毒引起。病毒性脑膜炎常伴有腮腺肿大，患儿会出现嗜睡、头疼、呕吐、惊厥、昏迷、偏瘫、烦躁不安等精神异常状况，轻者可以自行缓解，重者会留下后遗症。

照护方面：保证休息和营养，增强身体免疫力，以帮助患儿提高身体自愈能力为重点；加强患儿的积极配合，降低患儿紧张心理。

六、内分泌系统常见病

（一）儿童性早熟

性早熟是指女孩在 8 岁、男孩在 9 岁以前出现性腺发育，女孩呈现乳房发育、月经初潮，男孩呈现睾丸增大、阴茎增长等第二性征发育。

常见致病原因是生活中摄入含有激素的补品或高热量食物。例如，长期服用入肾经的中药，如人参、西洋参容易导致儿童性早熟。

预防性早熟从良好的卫生习惯做起：了解饮食误区，烹饪尽量不用烧烤、油炸以及煎等方式；减少、避免雌激素含量高的食品和营养滋补品的食物摄入；减少儿童接触媒体上情感类内容；保证充足睡眠；加强身体锻炼等。

（二）儿童糖尿病

糖尿病是儿童常见慢性病之一。糖尿病分为 1 型、2 型、特殊类型和妊娠期糖尿病四类。

糖尿病的治疗包括注射胰岛素、监测血糖、积极运动、控制饮食和接受糖尿病教育，其中核心是教育和培训家长及患儿，使其具备糖尿病相关知识，自觉配合和坚持治疗。

照护方面：根据患儿性别、年龄、身高、体重、活动量、生长发育情况、饮食偏好等制定食谱，防止血糖波动；如果患儿活动量较大，可以适当增加食物供给，或减少胰岛素量；按照供能营养素比例和每餐占比合理规划用餐，可随身携带少量饼干、烤馒头片或水果糖等以防止低血糖。

七、五官疾病

（一）弱视

弱视是指单眼或双眼矫正视力仍达不到 0.8，但查不出影响视力的明显眼病。弱视患者眼球没有器质性病变。

弱视患儿经常表现为看东西时歪头、斜眼、频繁眨眼等视觉障碍。由于患儿不能建立完善的双眼单视功能，难以形成立体视觉，从而难以分辨物体的远近、深浅等，难以完成精细的技巧，给学习和生活带来诸多不便。

治疗弱视的最好时间是 6 岁以前，经过治疗，患儿视力可以提高，并恢复立体视觉。

（二）龋齿

龋齿是儿童常见多发的一种口腔疾病。儿童的乳齿钙化程度低，易被细菌侵蚀并蛀坏。

龋齿发生初期一般较轻，如果不及时治疗会越来越严重，发展的顺序为：浅龋、中龋、深龋、穿髓（见图 4－3）。龋齿容易造成恒牙错牙合和龋齿疼痛，导致偏侧咀嚼习惯，久而久之便造成面部发育不对称。

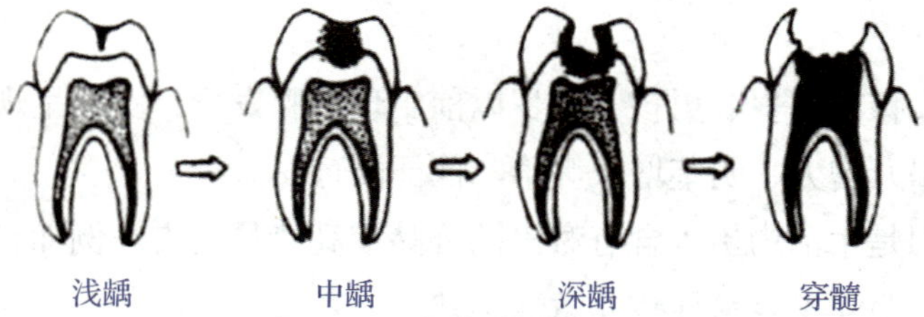

图 4－3 龋齿的发展过程

幼儿预防龋齿：幼儿从两岁半开始即应养成早晚刷牙、饭后漱口的习惯。刷牙时，使用儿童含氟牙膏，牙膏使用量为黄豆粒大小；纠正幼儿某些不良习惯，如托腮、咬舌、咬唇、咬指甲、吃手指等，预防牙列不齐，避免因牙列不齐而导致食物嵌塞或滞留，引发牙齿龋坏。

八、营养相关性常见病

（一）儿童肥胖症

儿童时期由于长期的能量摄入超过人体的消耗，导致体内过多的能量以脂肪的形式储存起来，增加的脂肪组织达到损害人体健康的程度，称为儿童肥胖症。

微课

儿童肥胖症

儿童肥胖症的危害主要包括以下方面：导致扁平足，行走容易腰痛、腿痛；腹部脂肪过多，影响呼吸；引发心血管、消化系统多系统损害，脂肪堆积在肝脏、血管壁上容易造成脂肪肝、高血脂，并发高血压、脂肪肝、血脂异常等；肥胖会压抑儿童的潜能发育，还会造成儿童自我评价比较低、伙伴关系不良，对儿童性格塑造、气质培养、习惯养成、人际交往都有长远的负面影响，因此肥胖儿往往易产生孤独、自卑感，甚至存在其他方面的心理异常。

治疗肥胖首先应适当地限制饮食，同时必须从精神上予以儿童鼓励和协调。对情绪创伤或心理异常者更应多次劝导、积极援助，去除其顾虑和忧郁。

（二）维生素 D 缺乏性佝偻病

佝偻病是由于儿童体内维生素 D 不足使钙、磷代谢紊乱而导致的一种以骨骼病变为特征的全身慢性营养性疾病。

常见的病因有日照不足、生长过快、婴儿肝炎综合征、慢性腹泻疾病或药物影响等。

常见症状：烦躁、睡眠不安、易惊、夜啼、多汗等神经兴奋性增高症；头部颅骨软化、枕秃；胸部软骨串珠状；“O”形或“X”形腿，脊柱后凸或侧弯；语言发展较晚，乳牙萌出迟等。

预防措施：孕母在妊娠后期适量补充维生素 D；提倡母乳喂养并及时添加辅食；小儿每天坚持晒太阳 2 小时左右，及时补充维生素 D 等。

九、皮肤病

微课

儿童过敏

（一）湿疹

湿疹是一种常见于 2 ～ 3 月龄婴儿的过敏性皮肤病，常见原因有食物过敏，如牛奶、羊奶等过敏。

湿疹多发生于前额、两颊、头皮，最初为细小的针尖样疹子，慢慢有淡黄色透明液体渗出，干燥后形成黄色痂皮。因皮肤刺痒，患儿会睡眠不安、烦躁哭闹。

湿疹无特殊治疗方法。照护方面：乳母应少吃刺激性食物；延长牛奶煮沸时间，破坏过敏原；给患儿勤剪指甲，以免其抓伤皮肤引起感染。

（二）痱子与痱毒

痱子是皮肤汗腺开口部位的轻度炎症，汗腺排出不畅导致多汗或容易受摩擦的部位长痱子，搔抓后感染可成痱毒。

照护方面：婴幼儿出痱子时伴有尿黄、情绪烦躁、大便干结、舌质比较红。湿热的空气对痱子的消退不利，因此室内要保持凉爽干燥。衣物应选择宽松、单薄、棉质的，保持患儿皮肤透气和全身干爽，勤洗澡。

十、肠道寄生虫病

（一）蛔虫病

蛔虫又称似蚓蛔线虫。成虫寄生于小肠，引起蛔虫病。

蛔虫病患儿是主要的传染源。生吃附有感染期虫卵的食物或用接触过感染源的手取食是主要的传播途径。成虫寄生于小肠中，虫卵随粪便排出体外，若食入感染期虫卵，异位寄生虫可导致胆道蛔虫病、肠梗阻等，严重者危及生命。

患儿常表现为原因不明的反复肚子痛，多发生在肚脐周围，脸上有指头大小圆形白色癣块；夜间睡眠时经常磨牙，吃得不少，但日益消瘦，感染严重者会造成营养不良、生长发育落后、食欲不振、异食癖等；并发胆道蛔虫症时可能出现突发阵发性右上腹剧烈绞痛，哭叫翻滚，屈体弯腰，面色苍白，呕吐不断。

预防措施：托幼机构应消灭苍蝇，做好粪便管理；做好饮食卫生及环境卫生，培养幼儿良好的个人卫生习惯；配合相关部门做好污水处理和卫生监测工作。

（二）蛲虫病

蛲虫病是由蛲虫寄生于人体小肠下段或直肠引起的疾病。由于雌虫夜间在肛门处产卵，幼儿肛门周围和会阴部夜间瘙痒，食欲可受影响，易烦躁，睡眠不安，夜惊。部分患儿可出现恶心、呕吐、腹痛、腹泻。

蛲虫病患儿是蛲虫病唯一的传染源。患儿经肛门—手—口自身感染。虫卵也可污染食物等，经口或随空气吸入感染。

预防措施：患儿应穿合裆裤，睡前洗净肛门和会阴部，使用驱虫剂减轻或消除肛周及会阴部瘙痒；提倡幼儿穿合裆裤，饭前便后洗手；纠正吮手指习惯，玩具、用具、被褥常清洗和消毒。

资料贴吧

如何提高儿童免疫力?

增强儿童免疫力，可以从以下几个方面入手：

一、平衡膳食

婴儿出生后的前6个月，倡导纯母乳喂养。对于6～24个月的婴幼儿，应科学地添加辅食。在全生命周期中，要遵循健康的膳食模式，以满足人体所需营养，达到健康的体重，并减少慢性疾病的风险，同时注意保证食物的多样性。

二、保证睡眠

睡眠是让身体得到充分休息进而提高免疫力的非常重要的方法。3个月内的婴儿至少保证每天13个小时的睡眠时间；4～11个月的婴儿至少保证每天12个小时的睡眠时间；1～2岁的幼儿至少保证每天11个小时的睡眠时间；3～5岁的幼儿至少保证每天10个小时的睡眠时间。

三、适度运动

让儿童经常参加户外运动，定期进行体格监测，保障儿童健康成长。学龄前儿童每天身体活动总的时间最好能够达到180分钟，每天户外活动时间最好超过120分钟，其中中等及以上强度的身体活动时间累计最好能超过60分钟。此外，应该限制或者减少久坐行为和观看屏幕时间，建议儿童每次久坐时间不超过1小时，每天观看屏幕时间累计不超过1小时，这样有利于孩子的健康。

任务实施

利用实习时间对肥胖儿童进行访谈和调查，完成记录：

访谈者		时间		地点	
访谈提纲	1. 了解见习所在托幼机构里的肥胖儿童的数量，并根据肥胖症的分度标准进行统计。 2. 家园共育中，如何做好儿童肥胖症的预防？				

任务测评

［活动主题］常见肥胖儿童照护。

［活动目标］根据案例材料制定合理饮食方案，并能规避照护误区。

［活动步骤］

（1）介绍案例材料。大班的可乐才5岁半，体重已经达到32千克。可乐妈妈多次拜托李老师多给可乐锻炼的机会，纠正可乐偏爱吃肉、不爱吃蔬菜的饮食偏好，于是李老师特别在进餐时宣讲蔬菜的营养价值，但是发现包括可乐在内的孩子们听得不用心，似乎对李老师讲的内容不感兴趣。李老师又想到天气炎热多出汗有利于减重，于是中午吃完饭就带可乐和小朋友玩老鹰捉小鸡游戏。看到可乐满头大汗，李老师不断鼓励他继续参加游戏，还表扬可乐是个坚强的孩子，即便不小心扭了脚，还能“轻伤不下火线”。

（2）对案例材料进行分析，回答以下问题：

①李老师存在哪些工作失误？

②请运用学前儿童常见营养性疾病的相关知识，结合家园共育，制定详细的饮食管理方案，引导可乐爱上吃蔬菜，帮助可乐成功减重。

［总结评价］

（1）幼儿园制定幼儿合理饮食方案的重要性。

（2）肥胖幼儿饮食注意事项。

实践操作

疑似诺如病毒感染幼儿呕吐物处理

每年10月到次年3月是诺如病毒流行的高发季，它所引发的疾病叫作诺如病毒感染性腹泻。

【操作情景】

某幼儿园一个大班已经有好几个孩子因为诺如病毒感染请假了，今天同班的小朋友慧慧在上活动课时也吐了。

【操作目的】

演练妥善处理疑似诺如病毒感染患儿呕吐物的流程，避免诺如病毒通过气溶胶传播给其他人。

【操作内容与要求】

1. 教师归纳总结呕吐物处理六步流程。

2. 学生参照流程图在组内进行角色扮演。

抽取一个小组，由观察者首先分享他的观察报告，接着由角色几方轮流分享处置过程中的感受、问题及收获。结束分享后共同梳理并完善处理流程。

微课

当心诺如病毒

3. 组织学生讨论：呕吐发生在以下三种情况下，疑似患儿的呕吐物处置流程有何不同？

（1）幼儿就寝时发生呕吐。

（2）幼儿就餐中发生呕吐。

（3）呕吐物溅到墙面上和被褥上。

4. 提出问题，请学生独立思考并提交结果：

（1）幼儿就寝时呕吐会引起窒息，保教人员应该如何及时发现并避免？

（2）如果呕吐发生在就餐中，就餐活动是否应该终止？

（3）如果呕吐物溅到墙面上和被褥上，保教人员应该如何进行消毒处理？

5. 分小组演练疑似诺如病毒感染患儿呕吐物处理流程，组间参照评分表进行交叉评分（见表 4－2）。

表 4－2　疑似诺如病毒感染患儿呕吐物处理流程

专业班级：　　　　　　　　　　　　姓名：　　　　　　　　　　　第　　组

序号	检测项目	检测内容及要求	配分	评分标准	组内自评（20%）	组间互评（20%）	教师测评（60%）	得分
1	职业素养	文明礼仪	10	违反扣全分				
2		对待幼儿态度和蔼	10	违反扣全分				
3		团队合作	10	违反扣全分				
4		安全纪律	10	违反扣全分				
5	控制传染源	1. 患儿照护：换口罩、擦拭、漱口、洗手 2. 送患儿去隔离室 3. 隔离室消毒 4. 呕吐物消毒处理 5. 消毒后将垃圾装进黄色医疗垃圾塑料袋	20	每违反一条酌情扣 1～2 分，扣完为止				
6	切断传播途径	1. 消毒液配置正确 2. 接触环境消毒范围正确 3. 可能污染物消毒正确（墙壁、被褥） 4. 七步洗手法规范洗手（戴口罩前，摘手套后）	20	每违反一条酌情扣 1～3 分，扣完为止				
7	保护易感人群	1. 及时疏散其他幼儿 2. 登记患儿信息 3. 告知患儿家长胃肠道症状消失后至少 3 天才可返园	20	每违反一条酌情扣 1～3 分，扣完为止				
综合评价								

项目小结

幼儿传染病如流行性感冒、手足口病、麻疹、水痘、流行性腮腺炎、细菌性痢疾等疾病的病因、症状不尽相同。预防措施方面：托幼机构严格执行晨检、午检制度，认真做好开窗通风、清洁消毒；幼儿要勤洗手，保持良好的卫生习惯，根据天气变化及时增减衣物，出现症状应居家休息，尽量减少到人群密集场所活动，症状严重及早就医并及时接种相关疫苗，饮食方面注意营养均衡。

幼儿常见疾病主要有呼吸系统疾病、消化系统疾病、泌尿系统疾病、造血系统疾病、神经系统疾病、内分泌系统疾病、五官疾病、营养性疾病、皮肤疾病及寄生虫病。每一种常见病的学习，从病原体、传播途径、症状照护到预防方面都不尽相同，但总的预防措施主要有以下 6 个要点：（1）幼儿多参加室外活动，增强体质；（2）营养全面，睡眠充足；（3）幼儿要根据天气变化增减衣物；（4）教育幼儿不要用手摸口鼻、眼睛；（5）培养幼儿勤洗手的良好生活习惯；（6）创造良好的卫生环境，对幼儿进行疾病预防教育，注意观察和及时呵护。

同步练习

一、选择题

1. 传染病是由（　　）引起的一类疾病。

A. 病原体　　B. 细菌

C. 病毒　　D. 微生物

2. 婴幼儿常见病毒性急性出疹性传染病中，患儿康复后具有终身免疫性的是（　　）。

A. 水痘　　B. 幼儿急疹　　C. 风疹　　D. 麻疹　　E. 痱子

3. 下列选项中，不属于非生理性呕吐的是（　　）。

A. 精神紧张引起的呕吐　　B. 大声哭闹引起的呕吐

C. 感冒引起的呕吐　　D. 心理压力大引起的呕吐

4. 关于龋齿的发病原因，下列说法不正确的是（　　）。

A. 牙釉质发育不良　　B. 牙齿排列过于整齐

C. 食物残渣的存在　　D. 口腔中细菌的发酵作用

5. 消化道传染病发生后，被褥的消毒方法是（　　）。

A. 在紫外线照射下，翻晒 2 ～ 11 小时

B. 在紫外线照射下，翻晒 3 小时

C. 在紫外线照射下，翻晒 6 小时

D. 在紫外线照射下，翻晒 8 小时

二、判断题

1. 呕吐是婴幼儿时期常见的病症，保教人员自行处理即可，不必去医院。（　　）

2. 传染病基本特征：病原体、传染性、流行性。（　　）

3. 蛲虫的寿命一般为 20 ～ 30 天，因此如能避免重复感染，则虽不加治疗也能自行痊愈。（　　）

4. 对严重肺结核病患者应注射大量卡介苗进行预防接种。( )

5. 手足口病是由肠道病毒引起的传染病，对 6 岁以下儿童危害很大。( )

三、简答题

1. 传染病流行的三个环节是什么？怎样预防传染病？

2. 弱视有什么危害？幼儿园如何预防和降低幼儿弱视的程度？

3. 龋齿的原因有哪些？结合这些原因如何教孩子保护牙齿预防龋齿？列出具体实施方案。

四、论述题

某幼儿园某日发现诺如病毒感染疑似病例，立即采取了以下措施：

（1）将患儿进行隔离，时间为 30 天。

（2）对患儿使用过的玩具、食具进行消毒。

（3）对同班幼儿进行医学观察。

请分析以下问题：

（1）该园采取的措施哪些是恰当的？哪些不够妥当？

（2）该园还应采取哪些措施？

学习评价

序号	评价内容	评价标准	学生自评（是 / 否）	分值	得分
1	传染病基础知识	初步判断相应的传染病		2	
2	幼儿常见传染病	说出常见传染病流行环节及相应的预防措施		2	
3	幼儿常见病一般症状	口述幼儿常见病的一般症状		2	
4	幼儿常见病及其预防	口述幼儿常见病的预防及保健要点		3	
5	实践操作	疑似诺如病毒感染幼儿呕吐物处理		1	

项目五 幼儿安全教育和意外事故现场救护

教学导航

教学目标	知识目标	1. 能够识别意外伤害的危险因素 2. 掌握幼儿常见意外伤害的特点及表现 3. 理解意外伤害紧急处理的原则，掌握幼儿常见意外伤害紧急处理的方法
	技能目标	1. 能进行幼儿热性惊厥的紧急处理 2. 能进行气管梗阻的现场救护 3. 能掌握幼儿心肺复苏术
	素养目标	1. 具有面对意外事故快速反应、冷静处理的能力 2. 能在意外伤害事故救护中保护幼儿生命安全，体现人文关怀素养
教学方法	情景教学法、任务驱动教学法	
建议学时	16 课时	
实践操作	热性惊厥照护和心肺复苏术	

知识图谱

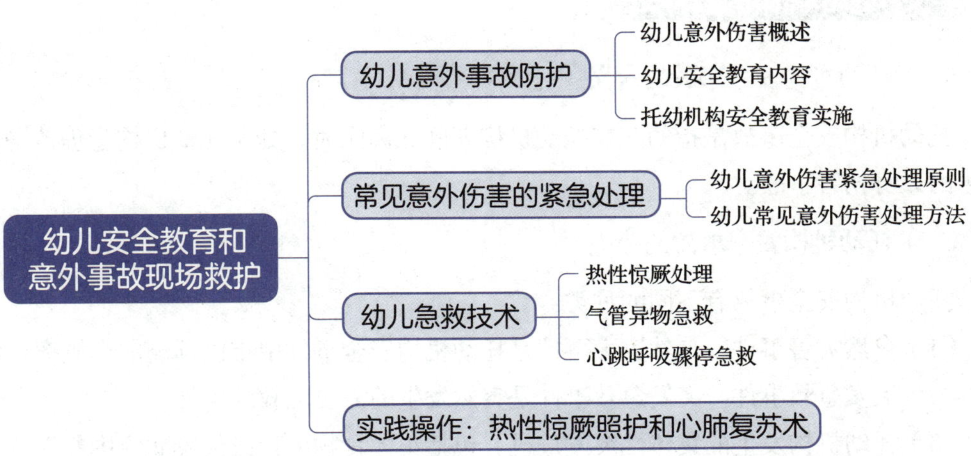

项目引入

由于婴幼儿阶段的年龄特点，导致他们缺乏自我保护意识且自我保护能力较低，有可能遇到某些意外伤害。此时，教师与家长若能在第一时间进行正确的处理，往往能降低婴幼儿受到伤害的程度。意外发生前该如何规避风险？意外发生后，家长和教师该如何处理才能尽量减轻伤害并有助于医生的救治呢？

任务一　幼儿意外事故防护

案例导入

突发的急救事件考验着幼儿园的管理和应急反应能力，比如曾经发生过的以下真实案例：

某幼儿园的一名幼儿在和同伴玩游戏时，将另一名幼儿的眼睛戳伤。

某幼儿园大班的两个小朋友飞飞和萌萌玩游戏时嬉闹，萌萌背飞飞时摔倒，导致飞飞的左股骨中段发生斜形闭合性骨折。

某幼儿园组织阳光活动课，一男童在参加滚铁环比赛时铁丝插入眼睑。

知识准备

一、幼儿意外伤害概述

（一）托幼机构安全事故的含义

托幼机构安全事故是指幼儿在托幼机构期间和离园时，处于托幼机构管理范围内所发生的人身伤害事故。

（二）托幼机构安全事故的分类

托幼机构安全事故有不同的种类：

（1）自然灾害事件。自然灾害事件是托幼机构安全事件中难以预测的小概率事件。

（2）突发急救事件。突发急救事件是突然发生的需要急救的事件。

（3）托幼机构发生的集体性突发危机。包括集体食物中毒或传染病集中暴发等突发公共卫生事件等。

（4）由场地、房舍、设施引起的事故。

（5）儿童失踪事故。

（三）幼儿意外伤害的原因

作为幼儿园保教人员，只有熟悉幼儿园安全教育的内容和措施，培养安全意识，才能增强意外伤害预判能力。

1. 幼儿自身因素

（1）生理因素。幼儿正处于身体和心理迅速发展和变化阶段，身体各器官发育不完善，机体协调能力较差，对动作缺乏有效控制，很容易发生意外伤害事故。

（2）心理因素。幼儿缺乏生活经验，注意范围较小，对危险情境的认识不足。遇事有强烈的情绪反应的幼儿易产生过激行为，增加了意外伤害发生的概率。

2. 看护因素

无人看护或看护中断，分心看护，看护距离过远，保教人员缺乏对幼儿进行随机安全教育的保教知识和技能，忽视对提供的玩具、教具及活动场地的安全检查等，是造成幼儿意外事故的主要原因。

二、幼儿安全教育内容

幼儿有着独特的思想和活动，保教人员应该在教育现场通过托幼机构常规活动引导幼儿树立安全意识。

（一）引导幼儿学习必要的安全知识

结合生活实际如交通安全教育、生活安全规则、玩具安全教育、食品卫生安全教育、消防安全教育，引导幼儿获得安全知识，帮助幼儿树立自我安全保护意识、提升自我保护能力。

微课

防震的教育

（二）培养幼儿良好的生活行为习惯

幼儿期是良好行为习惯养成的关键期。保教人员可以强化幼儿的正确行为，帮助幼儿养成良好的生活行为习惯，如外出紧跟成人，不跟陌生人说话，不吃陌生人的东西，不玩火、电，遵守交通规则等，以减少意外伤害事故的发生。

（三）引导幼儿掌握自我保护技能

幼儿在实际生活环境中自我体验、自我锻炼、自我提升，可以增强自我保护技能。保教人员可以在中、大班建立值日生制度，明确值日生职责，让幼儿自己监管，包括排队喝水、保证地面干燥、防止滑倒等。

微课

踩踏事故现场自救指南

三、托幼机构安全教育实施

（一）安全教育

《3～6岁儿童学习与发展指南》中关于“具备基本的安全知识和自我保护能力”的目标中，阐释了不同年龄发展阶段儿童的具体表现，可以此为依据设计不同主题的集体教学活动、区域活动。

（二）安全措施

1. 建立健全安全管理制度

建立和严格执行幼儿接送制度，防止走失，交接班或组织幼儿外出时应清点人数。完善托幼机构的安全保卫制度，做好内保工作，配合派出所、街道以及市场监督管理、文化监督部门共同抓好托幼机构周边环境的安全综合治理工作，确保安全。

2. 改善环境

幼儿伤害可以发生在任何房间、区域等环境空间内，因此，对环境危险因素的检查和整改不应有死角。环境改善策略属于被动干预，往往能够带来较好的干预效果。保育老师可采用干湿拖布分开的方法，确保有干燥的拖布可以随时擦干地面水渍；还可以在盥洗室铺设防滑垫，定期检查盥洗区的地面、墙砖有无损坏，若有则及时补修。

3. 防用餐环节烫伤

保育老师在备餐时，应和幼儿保持2～3米的安全距离，以避免幼儿撞倒食盆或食桶造成伤害。带班老师在此环节可以组织幼儿玩安静的游戏，给幼儿讲餐前故事，介绍食物营养等，以避开餐车。

4. 防幼儿走失

（1）安全交接入园。托幼机构及教师事先做好家长工作，要求家长将幼儿送到值班教师手上，不可将幼儿送到大门口，让幼儿独自进班。

（2）外出或在公共场所自我防范。教育幼儿知道有危险时要求助于警察，可以将全家人的姓名、电话编成儿歌，让幼儿牢记在心。教育幼儿遇到坏人时不要慌张，当坏人带着经过人多的地方时，一定要大声呼喊求救。

5. 防玩器械、玩具时受伤

不同的玩具有不同的场地安全要求。定期检查室内外教学设施，及时加固松动螺丝；修理或更换磨损的材料，及时发现老化和裸露的电线；围栏的高度、密度以及滑梯的坡度，都要考虑安全因素。

6. 防幼儿离开教师的视线

教师在组织幼儿上下楼梯、幼儿如厕等活动时，要科学合理分配注意力，既要面向全体，又要考虑到幼儿个体发展差异，将注意力多分配给需重点关注的对象，不让任何幼儿脱离自己的监控视野。教师组织活动要分工明确，幼儿在活动中所处的位置也要根据场景而变化。

7. 防传染病

发现传染病要及时上报，做到早预防、早发现、早报告。对传染病发生的室内外环境和物品表面进行严格消毒，对接触传染病的幼儿立即采取必要预防措施，按各种传染病规定的检疫方法进行检疫。

8. 防误服药物

家长托付交接药物时，要确定服用次数和剂量，家长确认签字。药物由专人妥善保管，内服、外用标签要写清楚并分开放置。用药前，保育人员仔细核对和登记用药信息。

9. 家园合作保证幼儿安全

教师和家长的有效沟通和联系是保证幼儿安全的重要途径。教师充分利用家长园地、微信群、家长委员会等渠道向家长介绍安全教育知识。

资料贴吧

幼儿意外事故预防的相关规定

《幼儿园教育指导纲要（试行）》指出："幼儿园必须把保护幼儿的生命和促进幼儿健康放在工作的首位。"对于幼儿的安全问题，国家历来十分重视，各部门制定了一系列相关的法规和文件，对幼儿园建筑设计规范、设备设施、人员资格、安全、卫生保健等方面做了明确而具体的规定。例如，《幼儿园管理条例》中明确规定：举办幼儿园必须将幼儿园设置在安全区域内；严禁在污染区和危险区内设置幼儿园。在园舍的建筑设计上，《托儿所、幼儿园建筑设计规范》做了详细的规定，比如，选择园舍必须满足下列条件：远离各种污染源，方便家长接送，避免交通干扰；日照充足，场地干燥，排水通畅；能为建筑功能分区，出入口通畅，提供室外游戏场地必要条件。

任务实施

对照下表所列场所安全清单，对见习实习场所进行安全隐患排查，并反馈给见习实习机构。

排查人		时间		地点	
隐患排查清单	1. 查看幼儿园楼梯、通道处安全清单 2. 查看活动室照片，列物品摆放安全清单 3. 查看幼儿园消防设施照片，列消防安全清单 4. 查看电器，列电器摆放清单 5. 查看寝室，列寝室安全清单 6. 查看盥洗室，列盥洗室安全清单				

任务测评

［活动主题］幼儿头部外伤的处理。

［活动目标］学会正确处理幼儿头部外伤。

［活动步骤］

（1）介绍案例材料。小二班刘某在和小朋友玩闹时候滑倒了，后脑勺着地，啼哭。保教人员林某看了看，见刘某后脑勺磕了个包，微肿，无出血，就轻轻地给他揉了揉，说："摸摸就没事了。"餐后，刘某呕吐，林某问："肚子不舒服吗？喝点水，漱漱口就好了。"随后，林某清扫了呕吐物。

（2）对案例材料进行分析，回答以下问题：

①保教人员的做法正确吗？

②运用相关知识，结合自身实践，谈谈如何正确处理幼儿头部外伤。

［总结评价］

（1）指出保教人员的错误：

①不重视头部摔伤，没有按照正确程序进行观察。（1 分）

②按照消化道疾病处理呕吐物。（1 分）

（2）正确处理方法：

①对于头部摔伤未见出血的情况，要密切观察 48 小时。（2 分）

②观察中若发现幼儿有下列症状，应紧急送医院救治：恶心、呕吐、剧烈头痛、眼耳鼻出血、抽风、麻痹、语言障碍、意识丧失等。（6 分）

任务二　常见意外伤害的紧急处理

案例导入

当听到诸如"滚筒滑梯中的凸起物钩住幼儿的连帽衫导致幼儿窒息而亡""看护人给幼儿穿衣服将幼儿胳膊拉脱臼""直接给幼儿服用泡腾片导致幼儿死亡""幼儿被遗忘在校车中发现时窒息身亡"等因为意外导致幼儿致伤致死的案例时，我们痛心不已。痛心之余，让人不禁思考：如何防范意外的发生？一旦发生意外应该如何及时处置以免发生二次伤害？

知识准备

照护人员在幼儿发生意外伤害时须判断幼儿受伤情况，遵循紧急处理的原则，按照正确的方法及时处理，及时送医以减轻事故带来的后果。托幼机构应定期开展安全教育培训，使员工掌握意外伤害紧急处理的方法，当幼儿发生意外时，能够冷静面对。

一、幼儿意外伤害紧急处理原则

（一）拨打急救电话，转送医院

当幼儿发生危重意外伤害时，应当立刻拨打“120”求救。电话内容应包括：幼儿的性别、年龄；意外发生的时间、地点，目前的主要症状和已采取的急救措施。听取急救中心的建议，约定候车地点，保持通信畅通。

（二）求救和急救之前确保环境安全

当意外发生并对幼儿造成损伤时应保持镇静，在判定现场环境安全和自身安全的情况下施救。

（三）避免二次伤害，预防并发症

在幼儿摔伤或坠落的情况下，不要轻易移动幼儿以免对幼儿造成二次伤害。

（四）尽量记录和收集伤害源

利用拍照、录像等方法尽量收集伤害幼儿的信息，帮助医生准确地判断和诊治。

二、幼儿常见意外伤害处理方法

幼儿意外伤害事故是造成幼儿死亡的首要因素。意外一旦发生，安全有效的现场救护能够最大限度地降低事故所带来的损失。

微课

急救小常识

（一）创伤

1. 擦伤

摔跤后把皮肤蹭破了，即为擦伤。如果擦伤面积较大、出血较多，迅速使用干净的纱布或毛巾压迫止血后，用生理盐水或凉开水彻底冲洗伤口，去除伤口处的沙子等污染物，然后涂 1% 碘伏处理伤口，盖上无菌纱布，注意伤口透气以促进创面肉芽组织生成，帮助伤口愈合。

2. 挫伤、扭伤

软组织挫伤是指遇到石子、弹弓、台阶等硬物的突然猛烈撞击，造成人体的皮肤、骨骼、肌肉等组织的病理损害，皮肤未破，但伤处肿痛、发青。

当伤害发生时，最好马上处理。处理的原则有五项，简称 PRICE：

保护（Protection）：目的是不要引发二次伤害。

休息（Rest）：目的是减少疼痛、出血、肿胀并防止伤势恶化。至少让受损肌肉休息一天。

冰敷（Icing）：止痛。受伤后 24 小时内，每 3 ～ 4 小时进行 15 分钟冷敷（可以缓解肿胀）。注意不能直接让冰块接触皮肤。

压迫（Compression）：止痛。

抬高（Elevation）：保持拉伤的肌肉处于抬高的位置，可以缩短症状持续时间。

3. 皮肤出血

皮肤出血多因刀、玻璃等利器切割，严重碰撞等原因导致皮肤破损、肌肉撕裂引起。

处理方法：若没有明显出血或仅擦伤表皮，可先用生理盐水冲洗伤口，用碘伏给伤口消毒并包扎。若伤口有少量出血，可用消毒纱布压迫止血后再处理；若出血量多，首先止血，然后尽快送医院处理。

4. 脱臼

脱臼也称为关节脱位，是指在外力作用下构成关节的上下两个骨端不在正常的位置而发生错位。关节脱位后，关节囊、韧带、关节软骨及肌肉等软组织也会有损伤。

处理方法：为了防止伤势加重，脱臼后应立刻停止受伤部位的活动；若疼痛严重，可以对局部受伤部位进行冷敷，以减轻疼痛；将脱臼部位用绷带固定后及时送医治疗，切不可贸然自行复位；脱臼部位复位后应注意保护关节，勿用外力拉扯，防止二次脱臼。

5. 骨折

骨折是指骨结构的连续性完全或部分断裂。骨折分为开放性骨折和闭合性骨折，开放性骨折的断骨暴露在外，闭合性骨折要仔细观察才能确定。

（1）骨折的症状。因断骨刺伤周围组织，故有剧烈疼痛和局部明显的压痛；组织肿胀，局部出现畸形。

（2）骨折的处理。根据受伤处的症状判断是否骨折，不乱动骨折部位，不轻易搬运伤者。若为开放性骨折，要先止血，再在伤口处覆盖消毒敷料包扎。若是大腿或小腿骨折，用适当长度的木板、木棍垫上消毒棉花，用绷带固定骨折处的上下关节或将患肢固定在健康肢上。若是颈椎骨折，先在颈下垫一小软枕，保持颈椎的生理曲度，再在头的两侧各垫一小软枕，并将身体固定在担架上，以避免头部晃动。若是腰椎骨折，凡伤及腰部，应严禁伤者弯腰、走动，也不得搀扶、抱持伤者使其腰部弯曲。若有颈椎和腰椎损伤可能，搬运伤者时不可采取一人抱头、一人抱脚的抬法。抬运伤者时，要多人合作，缓缓用力平托。

（二）器官异物

1. 眼异物

若沙子、灰尘、小飞虫、酸和火碱等异物进入眼内，会刺激幼儿分泌泪液，引起流泪、不适、异物感；若异物嵌入结膜或角膜，刺痛感会更为严重。

让幼儿轻轻闭上眼睛，眼内表浅异物可能被眼泪冲出来。若异物粘在睑结膜表面，操作者应先清洁双手，再用干净柔软的手绢或棉签轻轻拭去异物；若异物嵌入睑结膜囊内，须翻开眼皮，用干净的棉签拭去。切不可揉搓眼睛，以免损伤角膜。

2. 鼻腔异物

幼儿有时因为好奇，将豆类、果核等异物塞入鼻腔，或小飞虫突然飞入鼻腔，时间久了，鼻腔内异物发生腐败，对鼻黏膜产生慢性刺激，幼儿会流带血且有臭味的脓鼻涕。若鼻腔异物下行成为咽、喉、气管异物，会危及生命。

处理方法：可用手紧按住幼儿无异物的鼻孔，指导幼儿用力做擤鼻的动作，把异物擤出；也可用棉花或纸捻刺激鼻黏膜，诱使幼儿打喷嚏，将异物喷出；若异物为纸片、棉花等，可用镊子取出；当上述方法无效时，不可自行用力挖出，应请医生用专用的器械取出；如有鼻黏膜损伤，可根据具体情况涂消炎药膏或口服消炎药。

3. 咽、喉部异物

幼儿在吃饭或玩耍时，鱼刺、骨头、枣核、硬币等异物可能进入咽、喉部，以鱼刺较多见，常嵌入扁桃体或其附近，引起疼痛，吞咽时疼痛加剧。

处理方法：若鱼刺卡在幼儿咽、喉部，在看见异物的情况下可用镊子夹出，切不可采用食醋或大口吞饭的办法让幼儿企图把鱼刺咽下去，这样会使异物越扎越深，更不利于将异物取出且可能造成更大的损伤；若异物位于舌根、会厌软骨等处，需要送医。

4. 食道异物

幼儿玩耍时，常将纽扣、硬币、玩具小零件等放入口内，或饮食时不慎将鱼刺、骨头、枣核等吞入食道。当异物堵塞食道时，会造成幼儿哽咽、吞咽疼痛、咳嗽，甚至呼吸困难。

处理方法：若异物是体积较大的食物，如馒头时，不可让幼儿饮水，以免食物膨胀，压迫幼儿气管，引起呼吸困难；若是小而光滑或球形异物，多能通过消化道由肛门排出，可吃些芹菜、韭菜等富含长纤维的食物，增进肠道蠕动，促使异物随大便排出；若不知幼儿吞咽何种异物，应及时去医院检查，观察这些异物在消化道内的情况，切勿自行处理。

5. 外耳道异物

外耳道异物可引起耳闷胀感、耳痛及听力减退，并可继发外耳道炎甚至可损伤鼓膜。异物可分为动物性（如昆虫等）、植物性（如谷粒、豆类、小果核等）及非生物性（如石子、铁屑、玻璃珠、水等）三类。

（1）动物性异物。将 3 ～ 5 滴甘油、橄榄油等液体滴进耳内，2 ～ 3 分钟后，头歪向患耳一侧，小虫会随油淌出来。若流不出，再用棉签蘸出。

（2）植物性异物。可将 95% 的酒精滴入外耳道，使异物收缩变小后歪头，患侧耳向下，异物会自动滚出；也可单腿跳几下，让异物掉出。

（3）非生物性异物。若异物为小石块、纽扣等体积小的异物，可用手将幼儿耳郭向后上方提起，告诉幼儿把头歪向异物侧，单脚跳，异物可能会掉出来；若异物为铁质，可将磁铁放在耳道口，将异物吸出。

当采取急救措施仍无效时，要将患耳朝下，立即去医院救治。

（三）中毒

幼儿中毒是一种急症，应立刻进行处理。常见的中毒有急性一氧化碳中毒和食物中毒。

1. 急性一氧化碳中毒

急性一氧化碳中毒即燃气中毒，多因冬季在通风不良的室内长时间使用煤炉或煤气、天然气泄漏等原因引起。幼儿在一氧化碳浓度高的环境中会不知不觉出现头晕、恶心、双腿发软无力、呼吸短浅、昏迷，甚至大小便失禁等症状。

处理方法：救治者迅速将患儿抬离中毒现场，放在通风良好的地方，同时注意为患儿保暖，中毒轻者多能自行恢复正常；若发现患儿中毒较重，甚至处于昏迷状态，但仍有呼吸和心跳，则应迅速送医院救治；若发现患儿无呼吸和心跳，则应在离开中毒环境后立即进行现场人工心肺复苏，并迅速送医院抢救。

2. 食物中毒

食物中毒是指健康的幼儿食用正常数量的可食状态的被细菌、农药等污染的食物或有毒动植物而引起的非传染性疾病，临床症状以恶心、呕吐、腹痛、腹泻等急性胃肠道症状为主，夏、秋季多发。

处理方法：不论中毒轻重，都应迅速送医院救治；若距离医院较远，口服毒物 6 小时内、神志清醒的患儿可以帮助催吐；服下毒物 1 小时以上的患儿，先导泻，然后再送医院处理。保留幼儿所食食品样品，供化验和查明病因。

（四）烧（烫）伤

烧（烫）伤包括火焰、蒸汽、高温液体等烧（烫）伤。烧（烫）伤后，迅速使患儿脱离烧（烫）伤源，离开密闭和通风不良的现场，以免发生吸入性损伤和窒息。

冲：用干净、流动的冷水对创伤处进行冲洗降温 10 ～ 30 分钟，水流不用太急。

脱：去除覆盖伤口的衣物，尽量使用剪刀剪开衣物。

泡：用冷水持续浸泡烫伤部位约 30 分钟。冬天要避免用冷水浸泡，可用常温水湿敷。

盖：用无菌纱布或干净的毛巾、棉布覆盖伤口并固定，保持伤口清洁。

（五）动物咬伤

动物咬伤主要包括狗咬伤、蜂蜇伤、毒蛇咬伤等。

1. 狗咬伤

狂犬病是由狂犬病毒引起的一种人畜共患的中枢神经系统急性传染病。人被感染了狂犬病毒的狗或其他动物咬后经唾液感染。狂犬病潜伏期长短不一，短至几天，长达几年，一旦发病，致死率接近100%。

狂犬病发病时的主要症状有被咬部位红肿、疼痛，低热、头痛、焦虑、乏力，皮肤发凉、发麻，感觉过敏，情绪暴躁，甚至出现濒死感。狂犬病一旦发病，没有特殊有效的治疗药物。

狂犬病预防：主要是加强对家畜和宠物的饲养管理；家养宠物应及时接种疫苗；及时杀灭狂犬并焚毁或深埋；咬伤后及时接种狂犬疫苗。

2. 蜂蜇伤

蜂蜇伤是指因蜂尾部毒针刺中人体并将毒腺中的毒液注入而引起的局部和（或）全身反应。导致蜇伤的蜂类在我国主要有蜜蜂、黄蜂。

被蜂蜇伤后，患儿通常局部皮肤会出现剧痛、红肿、水疱或瘀血，并伴有头痛、恶心、呕吐、腹泻、呼吸困难等症状。严重者可出现过敏性休克、多器官功能障碍，甚至窒息死亡。

被蜂蜇伤后，须第一时间拔除肉眼可见的毒刺，注意不要把毒刺上的毒囊弄破。若被蜜蜂蜇伤，因蜜蜂毒液为酸性，可用肥皂水等弱碱性液体冲洗伤口；若被黄蜂蜇伤，因黄蜂毒液为碱性，可用食醋等弱酸性液体冲洗伤口，冲洗后用碘伏消毒。如果伤口红肿、疼痛、水肿严重，说明毒性较强，需要及时就医。

3. 毒蛇咬伤

被毒蛇咬伤后，局部有麻痒感、肿胀、灼痛，可能出现头痛、恶心、呕吐症状，也可能全身多处出血、少尿、血管栓塞，甚至肢体瘫痪、休克、呼吸麻痹和心力衰竭。

处理方法：首先，就地取材，捆扎伤口近心端10厘米处，减少毒液吸收与扩散。其次，用净水反复冲洗，以伤口牙痕为中心，做“十”字形切口，深达皮下，并用手由近心端向伤口方向及周围反复轻柔挤压，使毒液排出（不建议用口吮吸毒血，以免口腔黏膜破损或发炎而引起中毒），然后用肥皂水或淡盐水冲洗伤口。若全身多处出血不止，则不应扩创，以免发生出血性休克。若有药物，应尽快给伤者服用，同时将药片溶化后涂于伤口周围。最后，及时护送伤者到附近的医院治疗。

（六）鼻出血

幼儿鼻出血多由外伤引起，如跌倒、受到暴力损伤等；或挖鼻引起鼻黏膜损伤，异物塞入鼻腔继发感染，引起黏膜糜烂出血；或由于幼儿吃多了补品或者遭遇风热之邪致使身体内热过重。除此以外，空气干燥、维生素C和维生素K缺乏症等也可引起鼻出血。

处理方法：嘱咐患儿头部前倾30°，用指压法按住鼻翼压迫10～15分钟，将消毒棉球或干净的棉花塞入出血的鼻腔，在患儿前额和颈部敷上冷毛巾或冰块；止血后，短时间内不可用力揉鼻，2～3小时内减少活动。若幼儿经常流鼻血，应该用棉球填塞后送医院进一步检查是否有全身性疾病。

预防方法：教育幼儿少挖鼻孔，防止破裂出血；注意调整幼儿饮食结构，经常做鼻部按摩以巩固血管壁，增强血管的弹性。

（七）溺水

当出现以下几种迹象时，应高度怀疑溺水：双手划水，头顶部上下沉浮；或者划水时，手臂可以前伸，但无法划水向前移动；或者在水中身体呈直立挣扎状，身体逐渐下沉。眼神呈呆滞状，无法专注或者闭上眼睛；身体可能前倾，头在水中，嘴巴在水面以下。

处理方法：若溺水幼儿清醒，救助者应安慰陪伴并做好溺水幼儿保暖工作，必要时送医院观察；若溺水幼儿昏迷但有呼吸，可让溺水幼儿侧卧并开放气道，清理口鼻异物，等待救护车到来；若溺水幼儿发生心脏骤停，应马上开始心肺复苏，先将幼儿下巴微微扬起，打开气道，检查口腔内有无水草等异物，若有，要立刻清除，接着给予 2 次人工呼吸，随后 30 次胸外按压，之后继续以 2 次人工呼吸、30 次胸外按压的比例持续施救，直到救护车到来。

（八）中暑

中暑是机体产热与散热失衡所致的体内热蓄积而引起的临床综合征。按最新分级建议，中暑分为轻度中暑（先兆中暑）、中度中暑（热衰竭）和重度中暑（热射病）。

幼儿中暑一般表现为头痛、头晕、口渴、多汗、四肢无力、注意力不集中、动作不协调等症状，体温正常或略有升高，也可能出现四肢发冷、面色苍白、脉搏增快等症状。

处理方法：迅速转移幼儿到通风、阴凉、干爽的地方，并让其平卧，解开幼儿衣扣并让其休息，更换幼儿被汗水湿透的衣服；用冷毛巾进行体外降温；若幼儿清醒，可给其补充一些清凉饮料。重症幼儿应及时转送至医院急诊科进行救治。

（九）触电

幼儿玩弄电器，将手指伸进插孔或电线断裂漏电，均可能造成电击伤。触电轻者，全身发麻，重者可出现灼伤。若电流通过心脏，会引起心脏、呼吸骤停，危及生命。

处理方法：关闭电源开关或斩断电路或挑开电线（注意使用绝缘的器具），切忌用手直接拉幼儿，引起触电；注意保护好幼儿，以免幼儿脱离电源后摔伤；及时拨打 120 急救电话，立即检查并准确判断幼儿的伤情，采取急救操作必须准确到位；若触电幼儿同时受了灼伤，应用清洁衣物简单包扎并稍加固定，保护好创面以免感染。

资料贴吧

幼儿安全教育与日常生活：我们不应该做什么

对一些危险情境熟视无睹，以为幼儿以前从未在这方面出现过什么问题，今后也不太可能出现意外，最终导致悲剧的发生。

以为跟幼儿交代过了幼儿就应该知道，而没有注意结合生活实际及时地、再三地强调某些情境或某些行为的危险性。

对一些容易发生意外的大型器械或设备的检查维修工作没有落实到位。

仅仅告知幼儿生活中他人发生意外的恶果，却没有与幼儿共同分析意外事故发生的原因及如何防范类似意外事故的发生。

任务实施

根据见习实习所见，做好以下访谈，并完成访谈记录：

访谈者		时间		地点	
访谈提纲	1. 工作过程中，您遇到过哪些幼儿意外伤害事件？ 2. 您通常会怎样应对不同的意外伤害？ 3. 在预防意外伤害事件方面，您认为可以改进的地方有哪些？				

任务测评

［活动主题］托幼机构突发安全事件应对。

［活动目标］通过案例，学习如何应对突发安全事件。

［活动步骤］

（1）介绍案例材料。某幼儿园曾经发生过以下 5 起安全事件：

① 1 名幼儿咬伤另外 1 名幼儿的手。

② 7 名幼儿同时因为吃了不洁的食物，发生腹泻。

③ 1 名幼儿自己用勺去舀刚出锅的热汤被烫伤了手。

④ 1 名幼儿放学回家时在校车上睡着了，被遗忘在校车的座位底下，待幼儿家长发现幼儿没到家告诉教师后，教师才发现幼儿在校车上。

⑤午休时间突发地震，幼儿园震感强烈。

（2）角色扮演。根据以上 5 个情境，由学生分小组，分别扮演教师、幼儿、幼儿家长、园长、旁观者、保安等角色，模拟当时的情境，演示教师、园长是如何处理的。

（3）根据情境，学生点评。每个案例演示完后，学生根据扮演者处理问题的方式进行点评，并就自己如何处理问题进行发言。发言完毕后，由全体学生对参与情境演示的学生进行点评。

（4）情境拓展，再度讨论。

［总结评价］

总结提升，掌握方法。

任务三　幼儿急救技术

案例导入

实习生佳佳在幼儿园忙碌了一天：小班的振瑞出现抽风、惊厥等症状，带教王老师给振瑞量腋温达到39.2℃，于是立马用温水擦浴法给振瑞降温，园医在振瑞的胳膊上涂抹了婴儿油来回推擦。突然，大班的老师紧急呼叫园医，琪琪不小心摔倒，额头血流不止……

待这些事情忙完，佳佳不由陷入思索：园医采用的是小儿推拿退烧的方法，这种技术的操作要领是什么？为避免振瑞再次出现惊厥状态，如何和家长沟通做好预防？这些问题萦绕在佳佳的心头，她觉得要做好保育工作，要学习的东西还有很多。

知识准备

一、热性惊厥处理

（一）概述

热性惊厥是指患儿在呼吸道感染或其他感染性疾病早期，体温升高至39℃以上时发生的惊厥，需要排除颅内感染及其他导致惊厥的器质性或代谢性疾病。

（二）病因

中医认为热性惊厥的发作主要有两个原因：一是小儿“肝常有余”，导致小儿易于感邪，邪气亢盛，易郁而化热，生痰、生风而发为惊厥；二是小儿“脾常不足”，要提高小儿抗病能力，后天脾胃调理尤为重要。

西医认为惊厥发作可能与脑发育、免疫状态或遗传因素密切相关，常由感染性疾病引起，如脑膜炎，也可见于非感染性疾病，如原发性癫痫、低钙惊厥。

（三）应对措施

1. 正确判断，安全防护

确保周围环境安全，移开周围尖利物品，拉紧床栏，专人守护，防止幼儿坠床。将纱布放在腋下，避免幼儿惊厥发作时因皮肤摩擦导致的损伤。

2. 保持呼吸道通

迅速清洁双手，解开幼儿衣领，松开幼儿裤带，去枕平卧，防止幼儿舌头后倒堵塞呼吸道；将幼儿的头偏向一侧，清理呕吐物，防止幼儿倒吸阻塞呼吸道引起窒息；不要用勺子等坚硬的物体撬开幼儿的牙齿。

3. 减轻抽搐程度，减少抽搐时间

保持环境安静，避免不必要的刺激，用大拇指指腹按压幼儿的合谷穴和人中穴 2 ～ 3 分钟，每次按压约 1 秒，有节奏地按压，不能持续按压。

4. 快速降温，控制体温在 38℃以下

将毛巾浸湿、拧干，擦拭幼儿颈部、腋窝、腹股沟、手心、手背，避免擦拭幼儿的胸部、腹部、足底以及后颈部，毛巾 5 ～ 10 分钟更换一次。

5. 清洁保暖

降温后要更换床单，对于出汗多的幼儿要及时擦干皮肤，保持皮肤干燥。

二、气管异物急救

气管异物多见于婴幼儿，因为婴幼儿牙齿发育及咀嚼功能不完善，在进食、哭闹、口含食物时易将异物吸入气管及支气管内。婴幼儿气管腔及声门较细小，一旦发生堵塞，病情变化快，随时都有发生窒息的危险。

（一）1 岁以内婴儿的急救

抱起婴儿，一只手捏住颧骨两侧，打开气道，另一只手托住后颈部，使婴儿背部向上，骑跨于施救者前臂，确保头、肩、足保持一条直线，头轻度后仰，头低脚高。确定肩胛骨下角连线中点为拍击位置，掌根用力，向内向上叩击 5 次（见图 5－1），一秒一次。若异物没有排出，双臂扣紧，翻转婴儿，摆放体位，在婴儿胸部两乳头连线向下一横指位置快速冲击性挤推 5 次（见图 5－2）。若异物没有排出，重复操作。若检查到口腔异物排出，护住婴儿颈部，将婴儿偏向一侧，拇指压下巴，用镊子轻轻夹出异物。

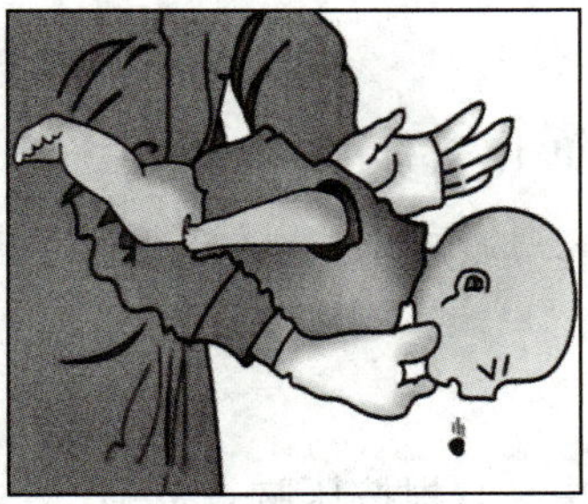

图 5－1　拍背法

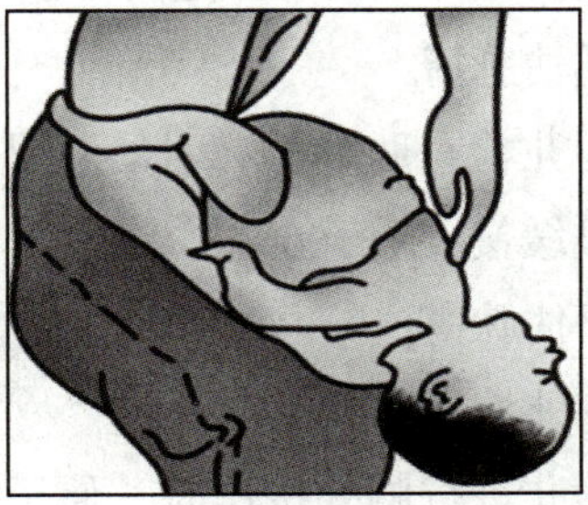

图 5－2　压胸法

（二）1 ～ 3 岁幼儿的急救

趴卧拍背法：可让幼儿趴卧在施救者腿上，胸部紧贴施救者的膝部，头尽量放低，臀部抬高，施救者掌根用力拍其后背胸椎位置（两腋窝连线中央），以使异物排出。反复进行，直至异物被清除或 120 救护人员到达。

（三）3 岁以上幼儿的急救

1. 上腹部冲击法（针对意识清醒的幼儿）

施救者站在幼儿身后，双腿打开，身体前倾，也可以单膝跪在幼儿身后，前胸贴住幼儿后背；从后面抱住幼儿腰部，伸出两根手指横在幼儿肚脐上方，定位在幼儿上腹部；右手握空心拳，拇指内侧贴在刚才定位的地方，左手包住右手，将幼儿抱起来，用力方向为从下往上、从前往后，一秒钟一次，动作快速有力；重复以上动作，直至异物排出。

2. 仰卧位腹部冲击法（针对无意识的幼儿）

若幼儿气道梗阻，意识丧失，施救者应将幼儿平卧，头偏向一侧，骑跨在幼儿身体两侧，定位在肚脐上两指，一手掌根向下、向前快速有力地挤压，观察有无异物排出，若有，则用镊子轻轻取出来。

操作后，不论有无异物排出，都要将幼儿送往医院进一步诊治。

三、心跳呼吸骤停急救

心肺复苏术（CPR）是针对心跳、呼吸停止的患儿所采取的抢救措施，主要目的是尽量减少窒息对患儿神经系统的影响，维持患儿脑部功能以及恢复和改善患儿的自主呼吸循环。

（一）心肺复苏操作流程

心肺复苏操作流程如图 5－3 所示。

（二）幼儿心肺复苏操作步骤

1. 检查反应和呼吸

轻拍患儿双肩，若患儿无反应，快速检查是否有呼吸。若患儿没有自主呼吸，或呼吸不正常，须大声呼救，并启动紧急反应系统，获得自动体外除颤仪（AED 除颤仪）或手动除颤仪，并准备开始进行心肺复苏。

2. 评估脉搏

对婴儿检查肱动脉，对幼儿可触摸颈动脉，如果 10 秒钟内触摸不到动脉搏动，或脉搏明显缓慢（低于 60 次 / 分钟），可确定心跳已停，应立即建立人工循环。非医疗人员可不评估脉搏。

3. 胸外按压

对幼儿进行胸外按压时，使用单手或双手按压法，掌根按压胸骨下 1/2 处（中指位于两乳头连线中点）；对婴儿进行胸外按压时，单人使用双指按压法，按压部位位于两乳头连线下，双人使用双手环抱法，拇指置于胸骨下 1/2 处。进行胸外按压时，按压速率至少为每分钟 100 次，按压幅度至少为胸部前后径的 1/3（婴儿大约为 2 厘米，幼儿为 2 ～ 3 厘米）。用力按压和快速按压，减少胸外按压的中断，每次按压后胸部须回弹。

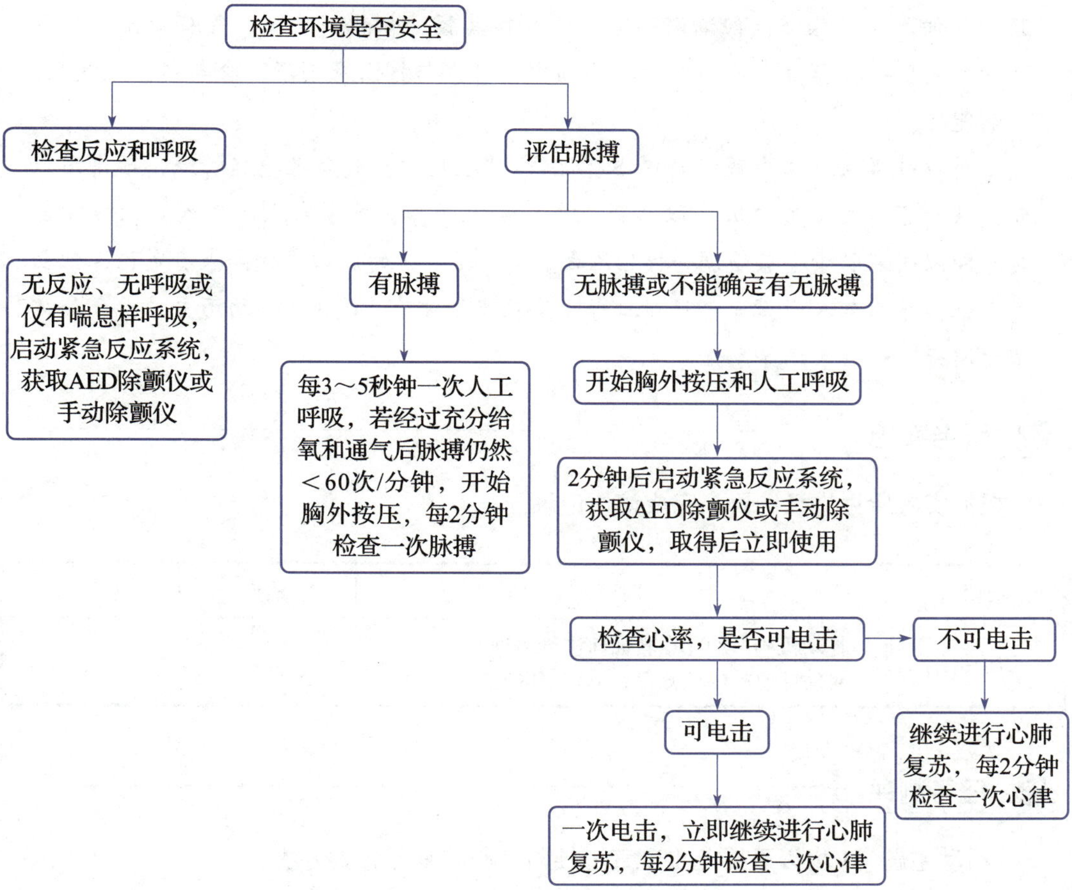

图 5－3　心肺复苏操作流程

4. 打开气道及人工通气

采用仰头举颌法打开气道，幼儿下颌角与耳垂线与平卧面呈 60° 角（婴儿 30° 角）。观察口腔，如有异物进行清除。可采用口对口或气囊面罩人工通气，通气频率 20 ～ 30 次 / 分钟，每次通气时间约 1 秒钟，可见胸廓起伏。打开气道并连续吹气两次，每秒一次。

5. 心肺复苏有效的标志

施救者摸到颈、股动脉搏动；患儿瞳孔回缩变小，对光反射恢复，呼叫患儿有反应，眼睑刺激有反应；脑功能开始有好转迹象；肌张力增加；自主呼吸恢复；吞咽动作出现；面色、口唇、耳垂、甲床颜色转红润。

资料贴吧

人工呼吸法和对口呼吸法在我国的最早应用

人工呼吸法在张仲景《金匮要略》中就有记载：“上下安被卧之，一人以脚踏其两肩，手少挽其发，常弦弦勿纵之；一人以手按据胸上，数动之；一人摩捋臂胫，屈伸之。若已僵，但渐渐强屈之，并按其腹，如此一炊顷，气从口出，呼吸眼开，而犹引按莫置，亦勿苦劳之。须臾，可少与桂汤及粥清，含与之，令濡喉，渐渐能咽。”

对口呼吸法在《中藏经》中亦有记载：“缢死方：先令人抱起解绳，不得用刀断，扶于通风处，高首卧，取憨葱根末，吹入两鼻，更令亲人吹气入口，喉喷出涎，即以矾石取丁香煎汤调一钱匕灌之。”《中藏经》的成书年代尚未有定论，但初步考证，系六朝人所撰。可见对口呼吸法在我国亦有1 000多年的历史，至今仍被用于溺死、呼吸衰竭等急症。

任务实施

根据实习所见进行调研，完成访谈记录。

访谈者		时间		地点	
访谈提纲	1. 托幼机构对幼儿急救如何进行培训？ 2. 对幼儿急救的认知存在哪些误区？				

任务测评

［活动主题］1岁以下婴儿出现气道梗阻和心肺复苏急救方法。

［活动目标］掌握1岁以下婴儿出现气道梗阻和心肺复苏急救操作。

［活动步骤］

（1）请学生扫描二维码进行学习。

（2）学生两人一组一对一练习纠错。

（3）教师解释操作原理，完成点评。

［总结评价］

学生两人一组进行自评、互评和展评。

实践操作

热性惊厥照护

文文，3 岁半，早上测体温达 39.4℃。保教人员摸了文文的手脚，发现文文四肢冰凉。文文服用了退热药物后效果不明显，又突然出现双眼上翻凝视症状，全身抽动的同时呼吸暂停。请问文文怎么了？作为照护者应如何帮助文文？

【操作目的】

熟悉幼儿热性惊厥照护方法，做到：

1. 患儿安全，无外伤和窒息发生。

2. 未再次发生惊厥，及时送至医院救治。

【操作内容与要求】

请初步判断并模拟实施照护，根据评价表（见表 5－1）做出自评、互评。

表 5－1 热性惊厥照护操作流程及评价表

项目	操作流程	分值	得分
初步判断	1. 双手紧握、四肢抽动或强直、意识障碍 2. 口吐白沫、全身挺直、角弓反张，持续时间多为数秒钟或数分钟 3. 呼吸不整、面色青紫、大小便失禁等	10	
紧急评估	1. 有无气道阻塞（气道阻塞：清除气道异物，保持气道畅通）	10	
	2. 有无呼吸、呼吸的频率和程度（呼吸异常：清除气道异物，保持气道通畅）	10	
	3. 有无脉搏、循环是否充分（无循环、无脉搏：心肺复苏）	10	
保教人员	1. 保持镇静，并移开周围尖锐物品，避免擦伤、摔伤、碰伤，防止坠床 2. 患儿抽搐时不要灌药，不要抠患儿喉咙，不要往患儿口中塞任何东西，不要强力按压或摇晃患儿 3. 拍：请在场其他人协助录制视频，准确记录患儿抽搐的时间和形式，以便就诊时提供给医生信息 4. 侧：让患儿去枕平卧，解开衣领，头偏向一侧，防止舌头后坠，有利于呕吐物流出，保持呼吸道通畅，防止咬伤舌头 5. 当患儿张口时提前在其上、下牙齿间垫上纱布 6. 进行物理降温 7. 惊厥发作持续时间大于 5 分钟，需要药物止惊，拨打 120 急救电话，紧急送往医院	60	

心肺复苏术

【操作目的】

1. 对模拟人进行操作演练，能够处理紧急突发心跳呼吸骤停；

2. 掌握必备的急救术，锻炼实际动手能力。

【操作内容与要求】

熟悉心肺复苏术的操作流程，完成操作。

1. 3人一组练习心肺复苏术，一人操作，一人口述流程，另一人对照评价表（见表5－2）进行项目实训评价；

2. 操作熟练后，可计时比赛，培养快速反应和操作的能力，以适应“争分夺秒”的要求。

讨论：若幼儿在野外游玩时意外落水，救起时自主呼吸停止，应当怎样实施心肺复苏？

表5－2 心肺复苏术操作质量评价表

步骤	分步内容	具体内容和评分细则	分值	得分
判断部分（25分）	判断周围环境（3分）	观察周围环境并口述：已确认周围环境安全	2	
		口述：已做好自我防护	1	
	判断意识（4分）	轻拍双肩，对着幼儿双耳呼喊：“喂，喂，你怎么了？”	4	
	大声呼救（6分）	表明身份	2	
		寻求周围人员的帮助（AED除颤仪、拨打120；指令明确），确认开始抢救时间	4	
	判断呼吸及脉搏（6分）	手触肱动脉搏动（婴儿）、颈动脉搏动（幼儿），耳听患儿呼吸，眼观患儿胸廓	4	
		口述：1001、1002、…、1010（患儿无呼吸、无意识）	2	
	摆正体位（6分）	注意患儿颈部有无外伤，将患儿仰卧位放置于硬质水平面上 检查患儿脉搏（5～10秒）	4	
		口述：患儿颈部无损伤，体位已摆正	2	
急救部分（75分）	胸外按压（42分）	松解衣裤，完全暴露胸部	4	
		位置：两乳头连线中点	5	
		深度：婴儿（约2厘米）；幼儿（2～3厘米）	7	
		频率：100次/分钟；并口述：1、2、…、30	7	
		手法：单手或双手按压，掌根按胸骨下1/2处（幼儿）；双指并拢按压（婴儿）	7	
		姿势：绷紧垂直，掌根紧贴胸廓，充分回弹后再次按压	7	
		眼睛观察患儿面部情况	5	

续表

步骤	分步内容	具体内容和评分细则	分值	得分
急救部分（75 分）	开放气道（10 分）	检查并清除口鼻腔异物（首次人工呼吸前）	5	
		开放气道（仰头举颌法）	5	
	人工呼吸（15 分）	手法：拇指、食指捏住鼻翼两侧（幼儿）	5	
		气量：哈气式缓慢吹气，并观察胸部是否有起伏	5	
		次数：2 次（间隙松口松鼻）	5	
	再次评估（8 分）	重新判断患儿呼吸、脉搏情况；口述：1001、1002、…、1010；5 个循环后再次评估患儿	3	
		恢复体征：面色、肌张力、肢温、瞳孔	2	
		人文关怀后，将患儿头转向一侧，转入进一步生命支持	3	

项目小结

生活中危及幼儿生命和健康的伤害事故时有发生，本项目主要介绍了幼儿意外伤害的预防和处理方法，重点学习了创伤、器官异物、中毒、烧（烫）伤、动物咬伤、鼻出血等常见意外伤害的表现和处理方法，以及热性惊厥处理、气管异物急救和心跳呼吸骤停急救。在学习以上内容时，大家要学会观察、关心幼儿，遇到意外伤害能够快速反应、冷静处理。

同步练习

一、选择题

1. 检查活动场地、摆放体育器械时，要按照（　　）的原则，认真检查场地的安全、设施和准备投放的各种体育器材，确保体育活动能安全、顺利地进行。

A. 新颖　　B. 安全　　C. 合理　　D. 实用

2. 胸外按压的正确位置是（　　）。

A. 胸骨的上半部分

B. 两乳头连线的左侧

C. 胸骨下、剑突上

D. 胸骨的下半部分、两乳头连线的中点

3. 被黄蜂蜇伤后，正确的处理方法是（　　）。

A. 涂肥皂水　　B. 用温水冲洗　　C. 涂食用醋　　D. 冷敷

4. 发现有惊厥迹象或正在惊厥的患儿时，应立即将患儿（　　），解开衣领扣带，同时请身边的人帮助呼叫医务人员，并及时通知医生。

A. 平卧，头偏向左侧　　B. 平卧，头偏向右侧

C. 平卧，头偏向一侧　　D. 仰卧，头偏向一侧

5. 为预防幼儿在室外跌落受伤，室外游戏场所应多铺设（　　）地面。

A. 大理石　　B. 瓷砖　　C. 混凝土　　D. 塑胶

二、判断题

1. 幼儿园应当建立教室安全管理制度，并将安全管理制度和操作规程置于办公室显著位置。（　　）

2. 幼儿园应当建立用水、用电、用气等相关设施设备的安全管理制度，由有关主管部门定期检查，发现老化或者损毁的，及时进行维修或者更换。（　　）

3. 患儿抽搐时为了防止损伤牙齿应用压舌板用力撬开患儿口腔。（　　）

4. 发热引起的惊厥发作时，立即喂药物退热。（　　）

5. 温水擦浴的时候禁止擦浴胸前区、腹部、枕后、足底，因为这些部位对冷刺激敏感。（　　）

三、简答题

1. 简述热性惊厥的概念。

2. 简述幼儿安全教育的内容。

3. 简述幼儿皮肤出血的处理方法。

四、思考题

1. 幼儿园易发事故的活动和环节有哪些？请分析原因。

2. 请用思维导图形式梳理幼儿常见意外伤害种类和处理方法。

学习评价

序号	评价内容	评价标准	学生自评（是/否）	分值	得分
1	热性惊厥处理模拟操作	见表 5－1		3	
2	气管异物急救模拟操作	针对不同年龄幼儿采取不同急救方式		3	
3	心跳呼吸骤停急救操作	见表 5－2		3	
4	实践操作	热性惊厥照护和心肺复苏术		1	

项目六 幼儿园保健活动与卫生

教学导航

教学目标	知识目标	1. 掌握幼儿一日生活制度的概念和幼儿一日生活制度安排 2. 熟悉幼儿园常见的卫生保健制度 3. 通过实践，熟悉幼儿卫生保健工作流程图
	技能目标	1. 初步掌握幼儿一日生活制度 2. 熟悉常见的卫生保健制度
	素养目标	通过实践，熟悉幼儿园一日生活制度和卫生保健工作流程图并配合保健医生做好幼儿园卫生保健工作 4S 管理，促进保教和谐发展
教学方法	案例分析法、情景教学法、任务驱动教学法	
建议学时	3 课时	
实践操作	保教并重	

知识图谱

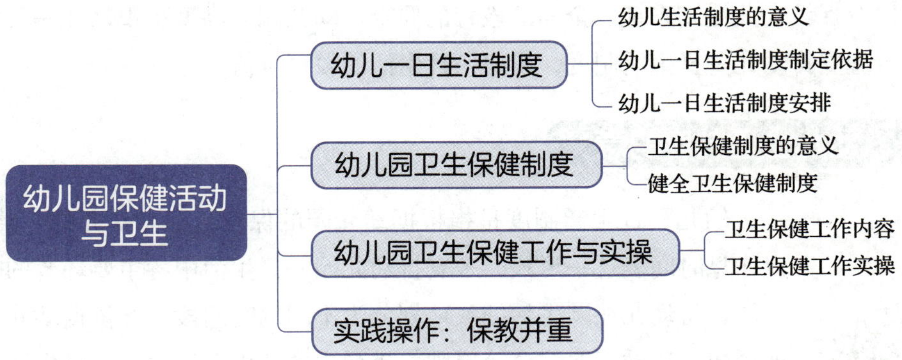

项目引入

什么是幼儿一日生活制度？不同的年龄阶段，怎样制定合理的幼儿一日生活制度？除一日生活制度外，幼儿园常见的其他卫生保健制度有哪些？幼儿园卫生保健工作流程图有哪些？通过本项目的学习，你将能够根据幼儿的年龄特点制定并严格执行细致、完备的生活制度，掌握不同年龄阶段幼儿的一日生活制度和卫生保健工作流程的实施过程，做到及早发现问题，及时采取必要的调整措施。

任务一　幼儿一日生活制度

案例导入

在幼儿园里，萌萌老师经常问幼儿一个问题："你喜欢幼儿园还是家里？"幼儿会很快地回答："喜欢家里。"于是萌萌老师继续问："为什么呢？"幼儿会回答："因为家里想玩什么就可以玩什么。"听完幼儿的回答，萌萌老师深思：是的，每一个幼儿都不是自己幼儿园生活的主人，时间由老师支配，事情也由老师安排，他们跟着老师的节奏，执行着老师的决定，或画画，或玩游戏，或喝水等。

请思考：

1. 什么样的生活形态才是适合幼儿的，是幼儿所喜欢的？
2. 你准备如何帮助幼儿制定合理的一日生活制度？
3. 不同年龄阶段的一日生活制度的实施过程是怎样的？

知识准备

幼儿一日生活不仅是对日常的教育工作内容进行时间上的简单安排，还是幼儿的发展需求以及保证幼儿受到系统、全面的教育的要求。幼儿园应高度重视幼儿一日生活的护理，合理安排幼儿一日生活制度，发挥一日生活的教育价值。

一、幼儿生活制度的意义

微课

幼儿一日生活制度

幼儿一日生活制度是指根据幼儿园的保教目标和幼儿的年龄特点，以作息时间表这一形式，来安排幼儿园一日生活中各主要环节的时间和顺序，将幼儿在园生活细致地划分为不同的时间段，并依据幼儿身心发展规律，遵循劳逸结合等原则，排列顺序，以保证幼儿一日生活有规律地进行。它适合于幼儿园全部的班级，是班级组织的制度保障。

首先，合理的生活制度制定依据是幼儿的年龄特点。合理的一日生活制度是对幼儿一日生活中的饮食、活动、睡眠等主要内容的时间、次序、次数和间隔给予合理的安排。

其次，合理的生活制度有利于幼儿身心健康。合理安排幼儿一日生活制度，有利于幼儿形成健康的生活作息习惯，有利于幼儿神经、消化系统及其他器官系统的正常发育，使幼儿德、智、体、美、劳全面发展。

最后，幼儿一日生活的合理组织与开展，是幼儿园卫生保健工作的落脚点。生活制度是保教人员明确工作职责、目标的基本保证，严格执行各项卫生保健制度和幼儿一日生活制度，能够保障幼儿一日生活正常运转。

二、幼儿一日生活制度制定依据

（一）符合不同年龄幼儿特点

微课

制定一日生活日程的依据

幼儿正处于身心发育关键时期，各个系统发育都不完善，幼儿园中各个年龄段幼儿之间存在的差异也很大，因此，应该根据不同的季节和不同幼儿的年龄特点制定出不同的生活作息制度。例如：年龄越小的孩子喝水、如厕、进餐次数就应该越多，睡眠时间应该越长。户外活动的项目也要根据不同年龄段幼儿的特点而有所区别，对于年龄小的幼儿不宜安排强度大、时间长的活动。

（二）符合幼儿生理特点

幼儿的神经系统发育尚未成熟，如果安排一种活动时间过长，就会引起大脑皮质相应的神经细胞疲劳。幼儿园在制定一日生活制度时，要考虑到不同年龄幼儿的需求和特点，不同性质的活动轮流进行，户外活动和室内活动轮流进行，做到劳逸结合、动静交替。

每天尽量保证 2 小时的户外活动时间，并合理安排正规活动和非正规活动。在自由、随意的活动时间里，幼儿可以做一些自己喜欢的事，这样可使幼儿大脑皮层各个功能区的神经细胞的兴奋和抑制得到平衡，对发展幼儿的兴趣、爱好和个性有着较为显著的作用。

（三）结合季节特征做适当调整

在制定幼儿一日生活制度时，应根据季节、天气的变化等特殊情况来灵活调整：

夏季昼长夜短，幼儿的入园时间可以提前，晚上可以推迟睡眠。由于夏季天气炎热，同时为了保证幼儿的充足睡眠，午睡时间可以适当延长。

春、秋季节，天气温度适合幼儿户外活动，可以增加一些活动时间和次数。春暖花开的时候，可以多组织幼儿去郊游，到大自然去呼吸新鲜空气。

（四）根据家长工作需要合理安排幼儿生活制度

幼儿园制定的生活作息制度，既要考虑与家长上下班时间相衔接，也要取得家长的意见和积极配合。例如，有的幼儿患有某些疾病，幼儿园要根据幼儿的特殊情况和家长的要求做出调整。

（五）结合本园实际制定幼儿一日生活制度

根据园内幼儿年龄特点，结合实际情况，卫生保健人员参与制定本园幼儿一日生活制度，家长也可参与园内幼儿作息时间安排。制定一日生活中各个环节（如活动、进餐、饮水、如厕、盥洗、睡眠等）生活护理的要求。保教人员每周应对各班幼儿执行一日生活制度的情况进行有目的的检查，及时发现问题并予以纠正。

微课
幼儿一日生活制度安排

制度一旦定下来，就要坚持执行、持之以恒，不能随意变更，以取得预期的效果。随着年龄的增长，幼儿主动注意时间逐渐延长，能较好地控制自己的行为，表达情感的方式日趋合理和成熟。在意志方面，心理健康的幼儿3岁前就有意志的萌芽表现，能初步借助言语来支配自己的行动，出现独立行动的愿望。3岁后，幼儿意志品质中的自觉性、坚持性和自制力得以发展。

三、幼儿一日生活制度安排

根据幼儿年龄阶段的特点，实施相应的心理保健，可以避免幼儿出现心理问题，促进幼儿身心的健康发展。

（一）快乐入园

俗话说："一日之计在于晨"，入园环节是幼儿在园一日生活之首。保教人员要提前到岗，做好幼儿入园前的准备，热情接待家长和幼儿，主动问好并鼓励幼儿与教师、同伴打招呼，与家人道别；对幼儿进行安全健康晨检，严防幼儿携带危险物品入园，并指导幼儿自主插放晨检卡，明确身体状况；引导幼儿按照图示或标志叠放衣服、洗手等，培养其独立意识和自我服务能力；认真记录晨检情况及家长的嘱托，做好交接，及时关注幼儿的表现。在入园准备、晨检、晨间活动中，应做好幼儿入园环节"四把关"。

1. 巡视关：重在"看"

常规巡视是消除幼儿园安全隐患的重要手段。在幼儿入园前，要为幼儿创设安全、舒适的生活环境，每日行政值班领导、保健医生、保安等要提前到岗，根据职责分工快速巡查，巡视检查场地和玩具是否存在安全隐患，发现问题及时上报并做处理，把各项安全隐患扼杀于萌芽中。

2. 清洁关：重在"干"

保教人员要在幼儿入园前做好活动室的通风、卫生消毒和餐前准备工作等。

3. 晨检关：重在"细"

（1）看：重点观察幼儿的面色、情绪是否正常，看看幼儿身体表面有没有受伤。

（2）摸：摸一摸幼儿的额头，看看是否发烧。

班主任要提前到岗，做好热情接待的准备；当幼儿进入班级时，一定要进行二次晨检，对班内幼儿当天的身体情况要做到心中有数。

（3）问：教师对班内身体不适或情绪不佳的幼儿要注意观察、询问并给予关照，发现异常情况及时处理。

（4）查：每天关注早、中、晚三查，检查幼儿口袋、身上是否有危险物品；幼儿园的家长接送记录表上除了要有家长的签名外，还要求家长对幼儿的口袋进行检查，确认无误后再签名；幼儿午睡前，值班教师对全班幼儿应加测一次体温和进行午检，注意提醒、检查幼儿不要带细小的玩具、物品上床午睡；午检时教师做好交接班工作，清点幼儿人数，交代幼儿服药情况，做好交接记录；在幼儿全天活动中，各班教师要注意做好全日健康观察工作，尤其是对于体弱幼儿要特殊护理。

（5）记录：与家长简单交流，认真记录家长的嘱托，同时与个别家长简谈（幼儿的身体情况、情绪状况以及在家的特殊表现等），并做好晨检记录。

4. 活动关：重在“乐”

活动中突出一个“乐”字，无论做什么事情，都要让幼儿带着欢快的情绪去做，让幼儿在愉快、宽松、干净、卫生的环境中度过快乐的一天。

（二）趣味进餐

幼儿园要根据幼儿年龄特点，合理安排每日进餐时间；制定餐点数，两餐间隔时间一般为 3.5 ～ 4 小时；在进餐过程中及时监督、督促保教人员组织幼儿进餐。教师要培养幼儿良好的卫生习惯，餐前组织幼儿用流动水、洗手液洗手，做到随洗随吃。年幼、体弱儿和吃饭慢的幼儿先洗先吃，洗手和吃饭都要有教师照顾，教育培养幼儿不剩饭菜。

培养幼儿独立进餐，3 岁饭菜分开，用勺进餐，4 岁开始用筷子；纠正偏食、培养不挑食的好习惯。

幼儿在餐前（约 15 分钟）不做剧烈动作，避免过度兴奋。餐前和进餐时要保持幼儿情绪愉快，并专心进餐。掌握幼儿的进食量，每餐进餐时间 20 ～ 30 分钟。餐后安静活动或散步 10 ～ 15 分钟。保证幼儿吃饱、吃好，教育幼儿充分咀嚼，不要过分催饭；对食欲不好的幼儿要分析原因，给予照顾。

吃饭前要关窗（夏季根据天气情况适当关窗），进餐过程中不擦地、不扫地、不铺床，保证进餐时的卫生。

保教人员要为幼儿创设安静愉快的用餐环境，关心幼儿用餐情况，指导、提醒、督促幼儿养成良好的进餐习惯，组织好幼儿餐后活动，及时协助做好清理工作。

（三）自主饮水

幼儿园应为幼儿提供足够的饮用水，不要让幼儿感到口渴时才饮水。夏季，早晨或午睡起床后，进行体育活动时，或者幼儿患病时，还要注意增加幼儿的饮水量。每日上午、下午各 1 ～ 2 次集中饮水，1 ～ 3 岁幼儿饮水量 50 ～ 100 毫升 / 次，3 ～ 6 岁幼儿饮水量 100 ～ 150 毫升 / 次。饮水时间和次数应根据季节变化和幼儿实际情况而定，一般幼儿每两餐之间应饮水一次（餐前 0.5 ～ 1 小时饮水对机体有益）。保教人员要在一日生活中保障幼儿的饮水次数和饮水量，并要经常检查幼儿饮用水的温度是否合适，水质是否合格。

（四）正确盥洗

盥洗应该包括洗脸、刷牙、洗头、洗手、洗脚及修剪指（趾）甲等。这些内容全日制幼儿园涉及不多，大多在家庭中进行，而寄宿制幼儿园则基本上全部都会涉及。幼儿园应注意幼儿的盥洗卫生，这是预防交叉感染、增强幼儿体质、促进幼儿生长发育的必要措施。

（五）安静睡眠

在睡眠时，幼儿的各种心理功能的活性降低，机体的异化作用减弱，生长激素的分泌增加，对促进机体的正常发育具有一定意义。睡眠充足的幼儿，头脑会更清醒，精力充沛，记忆力好；相反，睡眠不足的幼儿会表现为精神萎靡、脾气暴躁、食欲降低、身心健康状况不佳。

足够的睡眠时间可以使幼儿机体的各个器官、各个系统都得到充分的休息，有益于健康和生长发育。幼儿年龄越小，神经细胞就越脆弱，容易使疲劳度加深，所需的睡眠时间也越长。幼儿园在安排幼儿一日生活制度时，首先要保障幼儿有足够的睡眠时间。婴幼儿所需睡眠时间详见表 6－1。

表 6－1　各年龄段婴幼儿所需睡眠时间

年龄	新生儿	1 岁	2 岁	3 岁	4 岁	5 岁	6 岁
睡眠时间（小时）	18 ～ 20	14 ～ 15	12 ～ 13	11 ～ 13	11 ～ 12	10 ～ 11	9 ～ 11

《3 ～ 6 岁儿童学习与发展指南》建议："保证幼儿每天睡 11 ～ 12 小时，其午睡一般应达到 2 小时左右，午睡时间可根据幼儿的年龄、季节的变化和个体差异适当减少。"

保教人员要做好幼儿睡前的各项准备工作，保证幼儿及时入睡，帮助幼儿培养良好的睡眠习惯。

（1）创设良好的睡眠环境。幼儿园的幼儿寝室要空气流通、室温宜人、安静、无刺眼亮光。

（2）准备舒适的睡眠环境。睡前应认真检查幼儿的床铺（或垫）和被褥不应有杂物，特别是一些有可能伤害幼儿的物品，如曲别针、发卡等；被褥要厚薄适宜、干净，枕头不要过高。

（3）幼儿睡前饮食要适量。睡前不宜让幼儿吃得过多，以免妨碍横膈肌的运动能力，加重心脏负担；也不要让幼儿空腹睡眠。睡前不要让幼儿大量喝水，以免小便增多影响睡眠。

（4）提醒幼儿睡前小便。幼儿会因为贪玩而忘记睡前小便，应经常提醒幼儿，让幼儿养成入睡前小便的习惯。

（5）平定幼儿情绪。在餐后安排一段时间，由教师带领幼儿做一些较安静的活动，如自由散步、听音乐、念儿歌等。不宜让幼儿做活动量大的游戏，不看、不听刺激惊险类的影视和故事，不大声唱歌和跳舞等，使幼儿情绪稳定，以保证幼儿安静入睡。

同时，保教人员要做好幼儿睡眠的各项管理工作，培养幼儿正确的睡姿，纠正幼儿不良睡眠习惯，及时检查幼儿睡眠情况，保证幼儿睡眠质量和安全，还要经常进行午睡巡检，及时发现幼儿的健康问题，注意环境的动态变化。

（六）文明如厕

大小便是机体的生理需要，幼儿对排便的控制能力较差，因此，幼儿园应允许幼儿根据其需要随时大小便，在每个活动环节过渡时要提醒幼儿排便，逐步培养幼儿定时大小便的习惯。

保教人员应掌握幼儿大小便习惯，提醒幼儿及时如厕，教育幼儿便后洗手，节约用水；引导幼儿主动做好集体活动、户外活动、进餐、午睡等活动前的如厕准备；指导能力弱的幼儿正确如厕；当幼儿不小心尿湿裤子或尿床时，应给予理解，不要指责，消除其紧张感，并及时为其更换衣物。

（七）主题活动

幼儿园中的主题活动是有目的、有计划引导幼儿的活动，保教人员要合理组织教育活动。

1. 做好充分准备

活动前提醒幼儿收拾玩具、如厕，做好身心准备。创设和主题活动相适应的物质和人文环境，促使幼儿在操作材料和与环境的互动中获得认知和经验。室内地面清洁无异物，室外环境安静无干扰；按活动要求摆好座位，光线充足，空气新鲜；注意经常交换幼儿的座位。

2. 保证主题活动质量

要注意以下四个方面：

（1）主题活动目标明确、具体，符合幼儿的发展水平。

（2）以幼儿为活动主体，激发幼儿积极思维、主动探索，提高他们解决问题的能力。在活动中以幼儿发展为出发点，采取恰当的方式给予指导和帮助，积极引导幼儿与同伴合作学习、分享快乐。

（3）研究有效的活动形式和方法并灵活运用，通过集体、小组和个别教育结合的形式，努力培养幼儿的学习兴趣，不断激发他们学习的主动性和积极性，突出重点，解决难点，具有创造性。

（4）注意培养幼儿正确的坐、立、行和握笔的姿势，保护幼儿视力。

（八）户外活动

根据幼儿年龄特点，合理安排幼儿每日活动量，活动内容丰富、动静结合；户外活动时间每日不少于 2 小时，特殊天气根据上级主管部门要求酌情调整。

户外活动安排可设置集体体育锻炼、集体游戏、自由活动。保教人员做好游戏的一切准备，保证充足的游戏时间，合理安排游戏环节。尽量让幼儿到户外自由地参加各种有益的活动。尊重幼儿意愿，切实指导幼儿游戏，注意观察、引导幼儿，及时给予帮助和指导，促进游戏情节的发展。鼓励幼儿正确进行游戏评价，为游戏的进一步开展做好铺垫。幼儿活动应在保教人员视线范围之内，注意安全。

（九）安全离园

在幼儿等待离园时，保教人员可组织幼儿进行一些较为安静的室内桌面游戏或户外活动；离园时，引导幼儿清理自己的物品，整理书包。在等待离园时，保教人员要注意幼儿的活动安全，经常清点人数，不要让幼儿擅自走出幼儿园大门，更不可让陌生人将幼儿带走。同时，保教人员应该及时与家长沟通，反馈幼儿在园的生活情况。待幼儿全部离园后，保教人员应将室内打扫干净，物品消毒，摆放整齐，关好门窗，切断水电。

资料贴吧

幼儿园一日生活流程图（思维导图）小妙招

在幼儿园一日生活中融入流程图（见图 6－1），努力尝试将流程图运用至一日生活流程中的生活环节、户外活动、区域游戏、自然角课程、主题墙、集体活动当中，尝试学会用流程图学习和解决问题，既可以促进教师思维品质的提升，也可以帮助幼儿成长。

［示例］

幼儿园环境具有隐性的教育价值，卫生间的墙面能呈现洗手步骤，幼儿会根据数字顺序以及箭头方向进行操作，保证小手的干净、整洁；签到墙上能呈现师幼的问候方式；游戏计划、回想环节，幼儿会用思维导图的形式和同伴一起大胆设计游戏玩法，认真绘制游戏内容；美工区里的任务单，能让幼儿一目了然地看出今日小任务和相关隐藏的小技能，大大提升了幼儿的创造性和操作性；幼儿只要自己学会观察“自主点心流程”，就能知道如何自主吃点心；根据游戏任务单，幼儿会自己取放游戏材料，根据“流程图”式的步骤图，自主学习、沉浸游戏。

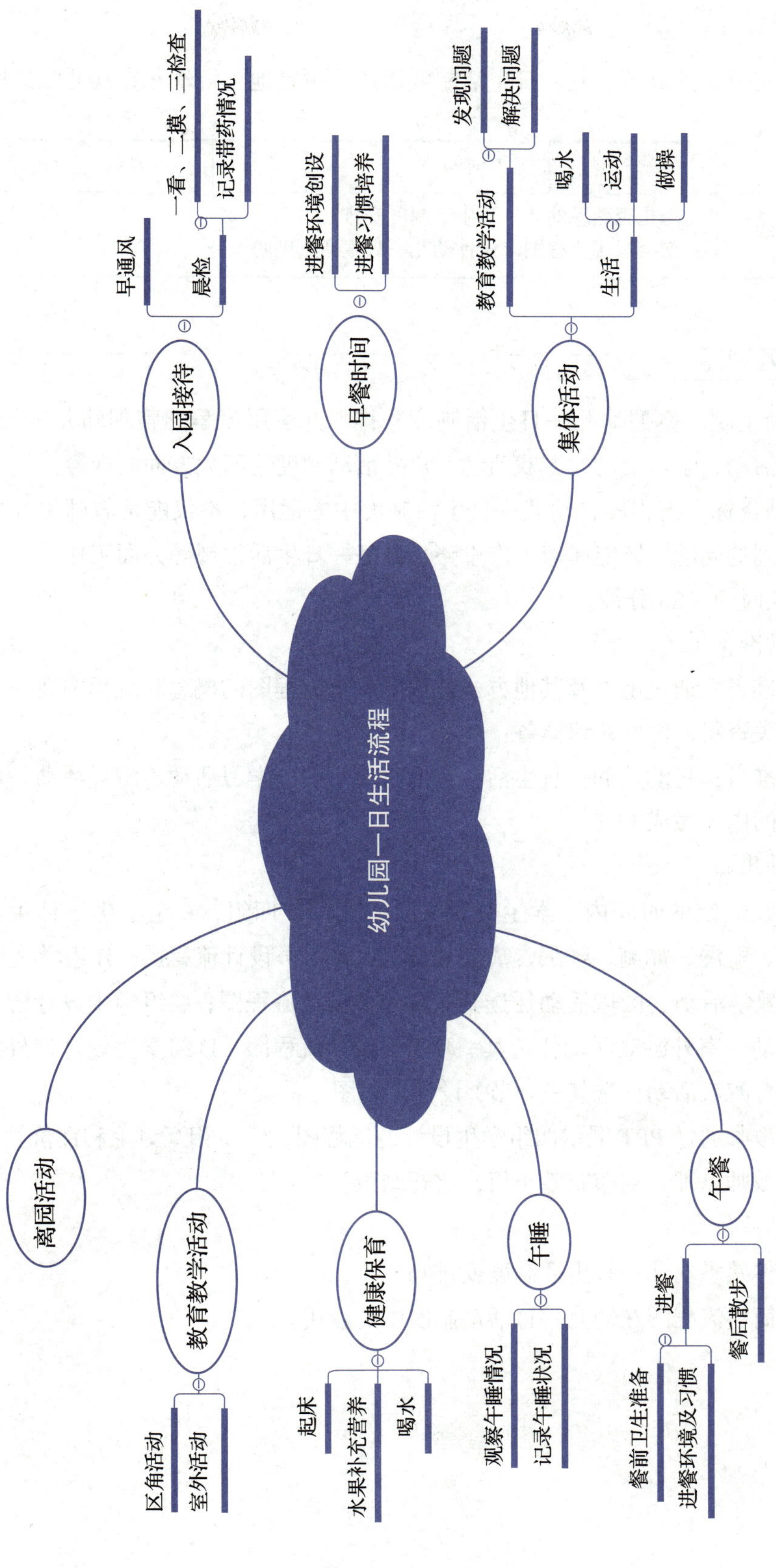

图 6－1 幼儿园一日生活流程

任务实施

利用实习时间进行幼儿一日生活制度访谈，更好地了解幼儿在幼儿园的所有活动。

访谈者		时间		地点	
访谈提纲	1. 您是否熟悉幼儿一日生活制度安排？ 2. 您会运用流程图来设计幼儿一日生活制度吗？				

任务测评

［活动主题］掌握幼儿一日生活制度安排，并运用流程图整理幼儿园的一日生活，包括生活活动、学习活动、游戏活动、户外活动制度这四大方面的内容。

［活动目标］流程图在幼儿一日生活制度中的运用，不仅能帮教师更好地解决实际生活中遇到的问题，还能厘清工作思路，做好一日生活常规等方面工作。

［建议时间］20 分钟。

［活动准备］

知识准备：通过上网及其他方式查找并了解流程图的概念和流程图在一日生活环节的运用相关资料，做好知识储备。

材料准备：将幼儿的一日生活，包括生活活动、学习活动、游戏活动、户外活动这四大方面的内容做成 PPT。

［活动步骤］

（1）在规定的时间内，学生分为 A、B、C、D 四组，A 组学生设计生活活动（入园、进餐、盥洗、如厕、睡眠、离园任选其一环节）设计流程图；B 组学生设计学习活动（集体教学活动、区域活动任选其一环节）设计流程图；C 组学生设计游戏活动（室内游戏活动、室外游戏活动任选其一环节）设计流程图；D 组学生设计户外活动（体育活动、体育游戏活动任选其一环节）设计流程图。

（2）教师通过 PPT 展示四组学生设计的流程图，学生相互讨论和评价。

（3）教师点评，宣布获胜小组，比赛结束。

［总结评价］

（1）你熟悉幼儿一日生活制度安排吗？

（2）简述流程图在幼儿一日活动制度中的运用。

任务二 幼儿园卫生保健制度

案例导入

目前，不少幼儿园仅仅关注了一日生活制度、健康检查制度、卫生消毒、饮食卫生管理、安全制度、家长联系等方面的管理工作，但在儿童常见病管理、体弱儿童管理、营养膳食管理、体格锻炼、健康教育等方面的管理较为薄弱。因此，幼儿园保健常处于非常尴尬的境地，“重教轻保”比较常见。事实上，针对幼儿这类健康弱势群体，这些制度都是卫生保健所必须实行的。

请思考：

1. 幼儿园卫生保健制度实施现状如何?

2. 目前幼儿园卫生保健制度在制度的制定、传达、实行、评估方面存在什么问题?

3. 幼儿园卫生保健制度应如何完善?

知识准备

在幼儿园的管理工作中，保障幼儿园环境卫生与保健制度健全的管理工作尤为重要。为保障工作科学、合理、有效，幼儿园应该制定一日生活制度、膳食管理制度、健康检查制度等十余项制度，并有效落实，这是对幼儿在幼儿园期间的健康安全的保证，也是让家长放心孩子在幼儿园学习的承诺工作之一。

一、卫生保健制度的意义

卫生保健制度是托幼机构卫生保健工作正常运转的保证。托幼机构应依据《托儿所、幼儿园卫生保健管理办法》和《托儿所、幼儿园卫生保健工作常规》制定卫生保健制度；建立健全从自身实际工作需要出发，既细致周全，又具有可操作性的卫生保健制度；制度要细致，重点工作应配以流程图，主要包括一日生活制度、膳食管理制度、健康检查制度、卫生与消毒制度、传染病预防与控制制度、常见病预防与管理制度、体格锻炼制度、健康教育制度、伤害预防制度、卫生保健健康信息收集制度等。

微课

完善卫生保健制度的重要意义

二、健全卫生保健制度

（一）一日生活制度

科学合理的生活安排，有利于幼儿神经系统、消化系统及其他各器官系统的正常发育，从小培养幼儿良好的生活行为习惯。为了提高幼儿对环境的适应能力和对疾病的抵抗能力，促进幼儿身心和谐发展，要根据各年龄段幼儿的生理和心理特点，结合季节变化和幼儿园的实际情况，制定合理的生活制度。

微课

健全各项卫生保健工作制度

合理安排幼儿一日饮食、活动、睡眠等各个生活环节的时间、顺序和次数，注意动静结合、集体活动与自由活动结合、室内活动与室外活动结合，不同形式的活动交替进行（见表 6－2）。保教人员在各个环节中，对幼儿进行有针对性、重点性的护理。

表 6－2　幼儿生活活动时间分配

饮食	一日安排活动时间				睡眠			
次数	户外活动（小时）	集体教育活动（分钟）			日间（小时）		夜间（小时）	合计（小时）
		小班	中班	大班	冬、春季	夏、秋季		
3 餐 +1 点或 2 点	≥ 2	15 ～ 20	20 ～ 25	25 ～ 30	1.5 ～ 2	2 ～ 2.5	10	11.5 ～ 12.5

注：户外活动、睡眠时间可根据季节、年龄做适当调整。

（二）膳食管理制度

幼儿园应当按照《中华人民共和国食品安全法》《中华人民共和国食品安全法实施条例》以及《学校食品安全与营养健康管理规定》等有关法律、法规和制度的要求，建立健全各项食品安全管理制度。幼儿园应当为幼儿提供符合国家生活饮用水卫生标准的生活饮用水。为了幼儿的健康，幼儿园的膳食主要从食堂采购、库房管理、营养膳食、食品卫生、幼儿进餐护理等方面进行管理。

1. 膳食调查

膳食调查是计算每人每天膳食中所摄取的营养素是否能满足每日活动的需要。调查的目的是了解幼儿的饮食情况，每人每天各种营养素的摄入量，结合体格检查的结果，评定营养的合理性，从而为改进膳食结构、改善幼儿的营养状况提供依据。

膳食调查内容包括幼儿的进食量、膳食的调配、每餐的间隔、烹调方法对营养素的影响、进食环境和饮食卫生等方面。

膳食评价包括膳食种类评价、进食量评价、各种营养素一日摄入量评价、热量营养素摄入量评价和各种营养素供给量评价。

2. 体格生长评价

幼儿体格生长状况能够比较准确地反映其营养状况。幼儿园应该在膳食调查的基础上，结合幼儿体格生长指标的变化、幼儿生长发育中的个体差异及幼儿进餐情况等进行综合评价分析，根据具体情况做出适当调整。

常用的体格生长评价指标主要有体重、身高、头围、上臂围和皮褶厚度。其中最能反映幼儿营养状况的是体重，最能反映幼儿过去的长期营养状况的是身高。

3. 膳食管理

幼儿园食堂应实行民主管理，并成立膳食领导小组。明确膳食专人负责，编制膳食计划，安排好每周食谱并及早向家长公布。定期召开伙委会，不断改进工作，提高膳食质量。炊事人员及保健医生每周制定食谱，食物的调配力求做到营养均衡，主、副食品种多样，并定期计算幼儿进食量和营养素摄取量。伙食费专款专用，教职工伙食和幼儿伙食严格分开，账目日清周结。严格食品保管制度，库房由专人保管，建立出入库账目，食堂炊具、用具未经领导批准不得外借。严格食物验收制度，未经验收不得入账，不符合幼儿卫生的食物坚决退换。严格开饭时间，用餐人员应在规定时间和地点用餐，不得将食物带走。保持厨房清洁卫生，炊具、餐具洗涮干净，一餐一消毒。严格执行幼儿的作息制度，按时供给饭菜、点心，两餐间隔不少于 3 小时，做好食物 48 小时留样工作。

（三）健康检查制度

1. 新生入园预防接种证查验制度

新生入园凭预防接种证办理入园手续，并按规定严格检查预防接种情况，由幼儿园保健室保存。无证无卡的要及时补办，漏种的要及时补种，对于需要进行疫苗补种的幼儿，督促家长携同幼儿，带上预防接种证到卫生防疫站按要求进行疫苗补种。同时，要做好补种登记和统计工作，按国家免疫程序判断是否接种合格，有证的以证记录为主，无证的以卡为准。无卡、无证或免疫史不详者按免疫空白处理。补种的疫苗以纳入国家免疫规划的一类疫苗为主。建立幼儿入园健康档案，将接种证存档，幼儿离园时归还给家长。对没有预防接种证的幼儿严禁入园。

2. 幼儿晨、午、晚检及全日观察制度

幼儿园保健医生和教师共同配合在晨、午、晚三个时间段认真做好幼儿三检工作。早晨，保健医生对全体幼儿做晨间检查，教师对早晨进到班级的每位幼儿做复查，及时与保健医生沟通，做好交接记录。每天中午幼儿午睡前，当班教师对全班幼儿进行午检，注意提醒、检查幼儿不要带细小的玩具、物品上床午睡。午检时，早、晚班教师做好交接班工作，清点幼儿人数，交代幼儿服药情况，做好交接记录。教师对班内身体不适或情绪不佳的幼儿要注意观察并给予关照，发现异常情况及时处理。每天晚餐前、后，当班教师对全班幼儿进行晚检，提醒幼儿保持干净整洁的仪表，并注意使幼儿保持愉快的情绪。在幼儿全天活动中，各班教师注意做好全日健康观察工作，尤其是体弱儿童，要特殊护理。

3. 隔离制度

幼儿园要设立保健室，隔离室用品要专用。工作人员患传染病应立即隔离治疗，所在班要彻底消毒；患者待隔离期满痊愈后，经医生证明方可回班。

若幼儿患了传染病，应对患传染病的幼儿所在班和与传染病患者接触过的幼儿进行检疫、隔离、观察。检疫期间不收新幼儿，幼儿园不混班、不串班。检疫期满后无症状者方可解除隔离。幼儿离园一个月以上或外出（离开本市）返回时，教师应向家长询问有无传染病接触史，并要经过保健医生重新检查；未接触传染病的要观察两周，有传染病接触史的待检疫期满后方可回班。工作人员家中及幼儿家中发现传染病人时应报告幼儿园领导，采取必要措施。

4. 体弱儿管理制度

体弱儿管理范围包括贫血、血色素低于 110 克、佝偻病活动期、先天性心脏病、体重不增、体重在均减值 2 个标准差（–2SD）以下、特殊残疾及特殊疾病、严重食欲低下、与同龄比较饭量小于 2/3 以上、重症多汗、睡眠枕湿等。对每个体弱儿进行专案管理，并对管理情况做必要的记录；向家长了解体弱儿情况，共同分析，制定管理措施；对体弱儿进行定期检查和观察，及时掌握病情变化和康复情况。体弱儿管理由保健医生及各班教师共同负责。教师组织活动时，要根据体弱儿情况制定科学合理的活动方案。

（四）卫生与消毒制度

幼儿园是集体环境，幼儿每天在园内游戏、生活，整洁、卫生、安全、舒适的环境，对幼儿的身心健康成长尤为重要，所以幼儿园必须建立室内外环境卫生清扫和检查制度，并严格执行。

1. 班级消毒制度

为确保幼儿身心健康，幼儿园应制定严格的物品清洗消毒制度，并按时填写消毒登记本，值周人员每日进行检查。保健医生要定期或不定期地检查并记录，发现问题及时改正。

（1）被褥每日用紫外线消毒一次，床单一月一洗，被褥半月一晒，每次晾晒不少于 3 小时；提醒家长及时更换被褥。幼儿毛巾一天一洗一消毒，清洗干净后拿到室外晾晒。

（2）餐具、水杯使用后要及时清洗，控干水后消毒 1 小时，消毒后注意保洁。餐具餐餐消毒，水杯每天洗净消毒一次。餐桌餐餐消毒，先用配好浓度的 84 消毒液擦拭桌面及四周，再用清水擦拭两遍。

（3）幼儿玩具保持清洁、积木积塑每周消毒一次；塑料玩具要每天用配好浓度的 84 消毒液擦拭或浸泡，再拿到室外晾晒；图书每天用紫外线照射。

（4）桌椅每周清洗一次，每天用配好浓度的 84 消毒液擦洗，保持桌椅整洁。

（5）地面、厕所每天拖、冲洗，每天用配好浓度的 84 消毒液消毒两次。

（6）每天早上用配好浓度的 84 消毒液擦拭玩具柜、门把手、水龙头、楼梯扶手一次；活动室、寝室要经常通风换气，保持室内空气新鲜，定期消毒，每天用紫外线照射 30 分钟，流行病期间每天照射两次。根据季节变化，随时保持室内整洁，为幼儿创造舒适的环境。

2. 餐厅卫生管理制度

在餐厅明显处悬挂卫生许可证；在餐厅明显处公示本单位各岗位食品卫生管理组织、制度等。餐厅应设置足够的供用餐者洗手、洗餐具的自来水装置，并应设置一定数量的密闭垃圾容器，每餐后进行清理。餐厅应经常进行卫生清理，保持室内外环境干净卫生。餐厅的防蝇、防鼠设施要齐全，严禁使用剧毒鼠药灭鼠。对餐饮服务中的问题可向食品安全管理部门或卫生行政部门举报。

3. 食品留样制度

食堂提供的每样食品，由专人负责留样，留样前必须对留样器皿进行清洗并消毒，每餐、每样食品必须按规定留足 100 克，分别盛放在已消毒的餐具中并加盖，标明留样时间、品名、餐次、留样人，及时储存于专用冰箱。饭菜留样必须保留 48 小时后方可倒掉，由专人负责对留样食品进行检查，并详细填写留样记录，不得有漏缺，以备查验。幼儿园分管领导不定期进行饭菜留样抽查，发现问题及时解决。

（五）传染病预防与控制制度

1. 预防接种证管理制度

对幼儿按时进行计划免疫程序的管理，以防漏打。对于新入园幼儿要按照各种疫苗接种程序，认真查验预防接种证中的各项记录，对没有按免疫程序进行预防接种的幼儿要仔细询问家长其原因，并督促其到指定接种医院进行补种。

2. 疫情报告工作制度

按照“科学排查、及时上报”的原则，幼儿园要组织教职员工认真学习《中华人民共和国传染病防治法》，必须人人重视，加强预防。

各班每天要进行晨、午检。班主任对早晨到班的每个幼儿进行观察、询问，了解幼儿出勤、健康状况。对因病缺勤的幼儿，班主任要追查病因并进行登记。

幼儿园疫情报告员具体负责本单位传染病疫情和疑似传染病疫情等突发公共卫生事件报告工作：（1）建立健全本单位传染病疫情等突发公共卫生事件监测、发现及报告相关工作制度及工作流程。（2）定时对全园幼儿的出勤、健康情况进行巡查。（3）负责指导全园幼儿的晨、午检工作，指导班主任或班级卫生员对每个幼儿进行观察、询问，了解幼儿出勤、健康状况、卫生状况，发现幼儿有传染病早期症状（如发热、皮疹、腹泻、呕吐、黄疸等）以及疑似传染病病人时，及时告知幼儿园疫情排查人。幼儿园疫情排查人应及时进行排查，并将排查结果登记日志。

当出现以下情况时，幼儿园疫情报告员应当在24小时内报出相关信息：（1）个别幼儿出现不明原因的高热、呼吸急促或剧烈呕吐、腹泻等症状时；（2）幼儿园发生群体性不明原因疾病或其他突发公共卫生事件时；（3）同一班级一天内有3例或者三天内有多名幼儿（5例以上）患病，并有相似症状（如发热、皮疹、腹泻、呕吐、黄疸等）或者有共同用餐、饮水史时。

（六）常见病预防与管理制度

幼儿园应当通过健康教育普及卫生知识，培养幼儿良好的卫生习惯；提供合理、平衡的膳食；加强日常健康观察和护理；加强幼儿体格锻炼，增强幼儿体质，提高幼儿对疾病的抵抗能力。

管理的主要对象有贫血和营养不良幼儿、超重儿、肥胖儿，对于有先天性心脏病、哮喘、癫痫等疾病的幼儿，以及有药物过敏史或食物过敏史的幼儿，进行登记管理并给予干预措施。引导幼儿养成健康生活习惯，发现异常及时督促矫治。对于有心理行为问题的幼儿，应及时告知家长，陪同幼儿到医疗保健机构进行诊疗。

做好幼儿预防接种的宣传及入园幼儿接种情况登记检验工作，督促幼儿按年龄和季节完成相关疫苗的预防接种和补种工作，贯彻“预防为主”的方针；建立健全并认真贯彻各项卫生打扫及消毒制度，创造健康洁净的环境；建立幼儿缺课登记制度和晨检制度，及时掌握在园幼儿及缺课幼儿的身体状况，发现有疑似传染病早期症状的幼儿，应及时督促其到医院就诊，做到早发现、早报告、早隔离、早治疗；坚持针对幼儿和家长的健康教育宣传和疾病预防宣传，督促幼儿和家长养成良好的卫生习惯，加强体格锻炼，增强幼儿体质，提高幼儿对疾病的抵抗力，在传染病流行期间家长不带幼儿到公共场所。

（七）体格锻炼制度

幼儿园应当根据幼儿的年龄及生理特点，结合园内实际情况，根据季节、日光、天气、器械等条件制订符合幼儿特点的体育运动计划，包括游戏的原则、形式、内容、目的、时间以及运动强度。户外活动形式定期变换，每天坚持2小时以上的户外活动，加强冬季锻炼，原则上要循序渐进。运动项目和运动量要适合各年龄段的特点，对个别体弱儿要特殊照顾（肥胖儿要增加体育活动量）。有计划地锻炼幼儿体格，保证室内外运动场地和运动器械的清洁、卫生和安全。定期进行室内外安全隐患排查。在活动中，注意幼儿安全和身体状况，避免运动伤害的发生。

全面了解幼儿健康状况，患有常见病的幼儿停止锻炼；病愈恢复期幼儿的运动量要根据身体状况予以调整；患有常见病的幼儿的体格锻炼进程应当较健康幼儿缓慢，时间缩短，并对其运动反应进行仔细的观察与护理。保健医生定期对园内幼儿的户外活动进行指导。

幼儿园每年进行体能测试。活动开展前，成立体能测试小组，保障测试成绩的准确性，减少误差；注意场地、器材的准备，安全措施的防护，以及正确的测评方法。活动开展过程中，对幼儿进行运动安全教育，注意培养幼儿坚强勇敢、积极乐观、奋发向上的性格特征。活动后，注意数据的收集与分析。在日常户外活动中，要将体质测试项目融入户外游戏之中，并对测评结果予以分析和反馈，指导幼儿今后的体格锻炼。

（八）健康教育制度

根据不同季节、疾病流行等情况，针对不同人群（教职工、家长、幼儿），结合园内实际情况制订具有可操作性的计划。幼儿园内开展的主要健康教育内容有良好生活与卫生习惯的培养教育、生活自理能力的培养教育、疾病预防教育、安全教育、心理卫生教育、膳食营养教育、性别教育、环境与健康教育等，应以多种形式和方法（家园联系栏、家长会、微信、宣传材料等）开展幼儿园的健康教育工作，保证健康知识观点正确，对健康教育开展后的效果进行评估，便于今后工作的改进。

每学期聘请幼教专家举办幼儿健康、卫生知识讲座至少一次；定期由幼儿保健医生对保教人员授课，内容涉及保健知识及幼儿常见病的预防、意外伤害的处理等；园内定期以黑板报、卫生栏等形式宣传相关知识；园内备有幼儿健康教育图书、杂志供教师参考，教师必须适时向幼儿讲授卫生知识，进行健康教育。

（九）伤害预防制度

幼儿园的各项活动应当以幼儿安全为前提，建立安全防控工作体系和安全制度，建立重大自然灾害、食物中毒、踩踏、火灾、暴力等突发事件的应急预案。

加强对工作人员、幼儿及监护人的安全教育和突发事件应急处理能力的培训，定期进行安全演练、预防幼儿伤害相关知识和急救技能的培训，普及安全知识，提高幼儿自我保护和自救的能力。

1. 保健安全制度

做好保健室的规范化建设，规范药品进货渠道，严防不合格药品进入保健室。经常查对药品的有效期，杜绝使用霉变或过期药品。妥善保管剧毒药品，防止失窃。买药严格执行“三查”（即查药品批号、查药品有效期、查药品有否变质）制度，用药坚持“五对”（即对处方、对班级、对姓名、对剂量、对浓度）制度。每学期末做好药品开支统计工作。加强幼儿园卫生管理工作，严格饮食卫生管理，把好食品安全关，杜绝食物中毒事件的发生。经常了解和掌握幼儿发病情况，发现不明原因的发热、腹部不适等症状要及时查明原因，对幼儿园发生群体性食物中毒及不明原因的群体腹泻等症状，须立即报告当地疾控中心。时刻关注社会上各种流行病、传染病疫情的动态，结合幼儿园的特点，宣传卫生防疫知识。对幼儿园突发性公共卫生事件的发生要做好幼儿园领导的参谋，按上级规定及时报告和处理。

2. 幼儿药品管理及服药制度

幼儿园要有服药告知说明，幼儿确需中午喂药的，请家长把孩子的药提前做好标记：单种药的，要在药瓶上贴上幼儿园名字、幼儿班级和姓名、服药剂量、服用时间；多种药的，要用自封袋装好，贴上标签并标注清楚幼儿园名字、幼儿班级和姓名、服药剂量、服用时间。

药物放进大门口指定药物放置筐内。幼儿园保健医生检查药物是否合格，合格后由值班领导负责于上午 10:00 之前送入指定班级。班主任接过药物后，值班领导与班主任同时确认签字。每天，值班领导督查班级服药情况，服药幼儿家长在大门口“幼儿园服药记录表”上写清楚孩子姓名、班级、服药剂量、服用药物、服药时间，并确认签字。班主任做好药品管理工作（保存三天，药一天一清），保健医生做好药品核对工作。

（十）卫生保健健康信息收集制度

幼儿园内要求的各种登记、统计表册和工作记录都要真实、完整、字迹清晰并有具体要求。工作记录应当及时归档，至少保存三年。利用信息资料，分析、总结、指导幼儿园今后的卫生保健工作。

建立健康档案，包括幼儿园工作人员健康合格证、幼儿入园健康检查表、幼儿健康检查手册、幼儿转园健康证明。

幼儿园应当对卫生保健工作进行记录，如出勤、晨午检及全日健康观察、膳食管理、卫生消毒、常见病、传染病、伤害预防和健康教育等记录。

资料贴吧

幼儿园日常卫生消毒要求小妙招

1. 公共环境卫生消毒要求

实行按部门责任区清扫保洁制度，室内外环境禁止“三乱”（乱吐、乱扔、乱倒）。幼儿园内不得吸烟，保持室内空气流通，每半日通风一次，每次 10 ～ 15 分钟。夏季室内应有防蚊、蝇、鼠、蟑螂等的设施。园内大型玩具，应有专门人员负责擦拭干净；全天阳光曝晒消毒。疫情期间按当地疾控中心要求消毒。

2. 班级卫生消毒要求

保持室内空气流通，窗户明亮，地面干净。床栏、窗台、桌椅、柜子无灰尘、污渍。暖气、墙壁、灯管无落灰。温度适宜，每半日通风一次，每次 10 ～ 15 分钟。夏季室内应有防蚊、蝇、鼠、蟑螂等的设施。活动室、寝室配备温度计，冬季室温保持在 18℃～ 20℃，低于 18℃可以开空调，夏季室温不超过 30℃。夏季开空调，室内外温差为 5℃～ 8℃，空调温度控制在 26℃～ 28℃。空调房至少每半日通风 1 次，每次 10 ～ 15 分钟。

活动室地面清洁。室内玩具等陈设清洁无污垢。室内每日一小扫，每周一大扫，应做湿性扫除，物品摆放到位，保持整齐。光线充足，空气清新。

盥洗室水池无污物，地面无积水、堆放物，门、窗、框、镜子洁净，漱口杯、水杯、毛巾、牙刷、梳子干净，摆放整齐。

厕所要清洁、通风，随时打扫，定时消毒。便池清洁、无尿垢、无臭味，地面干净，室内无蚊蝇。

3. 幼儿与用品卫生要求

培养幼儿养成良好的卫生行为习惯：坚持饭前洗手、吃油腻食物后要洗手洗口、便后洗手。可以参考七步洗手法（见图 6－2）。

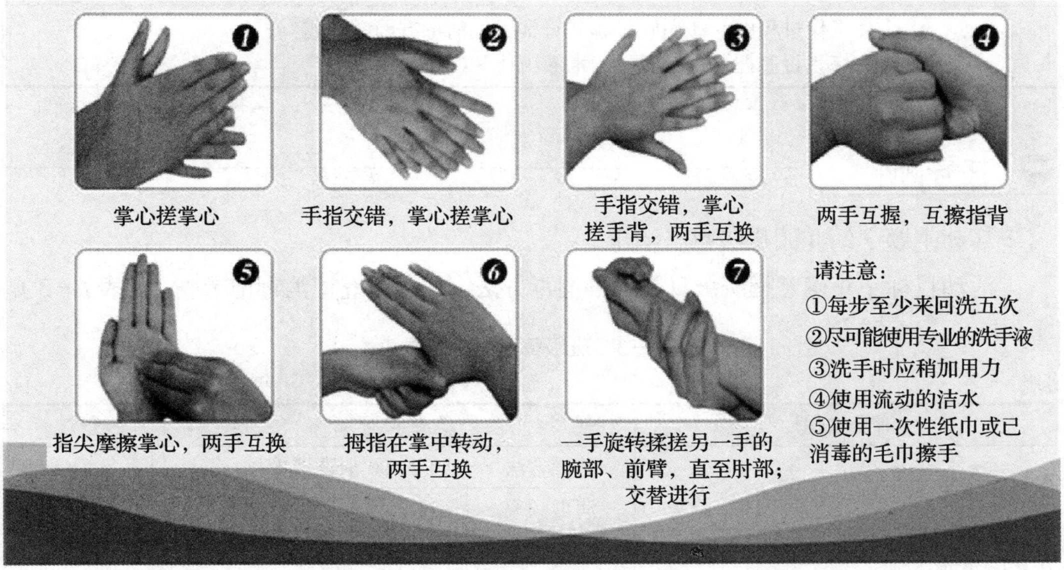

图 6－2　七步洗手法

保教人员周一检查幼儿指甲，如有长指甲，负责为幼儿剪指甲，并与家长沟通每周定期为幼儿剪指甲。幼儿日常生活用品专人专用，保持清洁。园内幼儿每人一巾一杯，每天清洗并消毒一次，毛巾应放置在阳光通风处晾晒。幼儿梳子、拖鞋专人专用，保持清洁，每周清洗一次。

移动幼儿床应有标识，日托园每月换洗床单、被套、枕套，全托园每周换洗两次。床上用品有污物时及时更换拆洗。

4. 工作人员个人卫生要求

应保持仪表干净整洁，勤洗头、洗澡、剪指甲，不染指甲，不留长指甲，不戴戒指，不佩戴长项链，毛巾、水杯、餐具专用。

上岗前或接触食品前要洗手。负责幼儿饮食的教职工，在分饭前要洗手，做好个人卫生。保教人员在护理幼儿进餐前要用流动水洗手并穿戴围裙、套袖、三角巾。值日生在教师的帮助下也要穿戴围裙、套袖。

5. 饮食卫生消毒要求

在餐前按“清—消—清”流程清洁餐桌桌面，餐后要擦拭干净。水杯每日清洗消毒，用水杯喝豆浆、牛奶等易附着于杯壁的饮品后，应当及时清洗消毒，有条件者最好使用两套水杯。

任务实施

利用实习时间进行保教人员卫生消毒要求访谈，完成访谈记录。

访谈者		时间		地点	
访谈提纲	1. 工作过程中，您遇到过哪些日常卫生消毒方面的问题？ 2. 您是否掌握了日常卫生消毒液配比和各种消毒方法？				

任务测评

［活动主题］幼儿园班级每日消毒。

［活动目标］正确掌握班级日常各种消毒方法，并学会登记消毒记录表（见表 6－3）。

表 6－3　班级每日消毒记录表

班级：　　　　　　　　　　　　　　　　　　年　　　月　　　日

消毒物品	方法和频率		备注
餐桌、餐车	消毒方法	1∶2 500 消毒液擦拭	
	消毒频率	3 次 / 天	
用餐时桌布	消毒方法	1∶2 500 消毒液浸泡	
	消毒频率	3 次 / 天	
便池、隔断、墩布、抹布	消毒方法	1∶1 000 消毒液擦拭或浸泡	
	消毒频率	1 次 / 天	
地面、地垫、水杯格、毛巾架、玩具柜、椅子、门把手、水龙头	消毒方法	1∶2 500 消毒液擦拭	
	消毒频率	1 次 / 天	
开窗通风	消毒方法	大开窗 10 ～ 15 分钟 / 半日或使用空气净化器	
	消毒频率	≥ 2 次 / 天	
毛巾	消毒方法	水开后蒸 15 分钟	
	消毒频率	1 次 / 周	
不耐湿玩具、图书	消毒方法	阳光曝晒 6 小时	
	消毒频率	1 次 / 周	
耐湿玩具、梳子、拖鞋、门窗、床围栏、拖鞋柜	消毒方法	1∶2 500 消毒液浸泡或擦拭	
	消毒频率	1 次 / 周	
被褥	消毒方法	清洗、阳光曝晒	
	消毒频率	2 次 / 月	

［建议时间］20 分钟。

［活动准备］

知识准备：通过上网及其他方式查找幼儿园日常卫生消毒相关资料，做好知识储备；掌握幼儿园班级每日消毒记录表内容。

材料准备：将活动室、寝室、盥洗室、厕所、公共卫生区等不同场所的物品名称做成卡片。

［活动步骤］

（1）学生分为 A、B 两组，A 组学生拿出事先准备好的卡片，以“翻翻乐”翻牌的形式说出消毒液配比和消毒方法，B 组学生判断，答对者得分。

（2）教师通过 PPT 展示幼儿园班级每日消毒记录表，A、B 两组学生抢答消毒方法要点。

（3）教师汇总分数，宣布获胜小组，比赛结束。

［总结评价］

（1）班级日常各种消毒方法有哪些？

（2）如何做好班级每日消毒工作和记录？

任务三　幼儿园卫生保健工作与实操

案例导入

幼儿园的卫生保健工作关系到每个幼儿的成长，甚至关系到每个幼儿园的生存，因此要从细微入手，严把卫生保健关，预防为主，熟记卫生保健工作流程的实施过程。例如：2023 年 5 月，某幼儿园某班级出现 3 例手足口病，根据城镇卫生所要求，为防止更多幼儿感染，进行全班停课。

请思考：幼儿园在进行传染病防治时有哪些需要注意的事项？

一、卫生保健工作内容

幼儿园的卫生保健工作必须做好，科学安排幼儿一日生活，提供合理的营养膳食，定期对幼儿进行体检，培养幼儿良好的生活卫生习惯，加强体格锻炼，积极防治疾病，实施良好的保育和教育，促进幼儿健康成长。

（一）创设良好的生活环境

《幼儿园教育指导纲要（试行）》指出：“幼儿园应为幼儿提供健康、丰富的生活和活动环境，满足幼儿多方面发展的需要。”所以，将幼儿生活环境创设和生活活动内容纳入幼儿园健康教育课程之中，是保教人员的工作重点之一。

微课
幼儿园卫生保健工作

1. 创设会说话的生活环境

例如：保教人员在饮水桶处，设计张贴了图文并茂的提示：“就喝这么多”“我喜欢喝水”等，潜移默化地引导幼儿喝水时都达到足量。再如，漫画“便便的美好时光”让盥洗间变得可爱、温馨；“小手应当这样洗”“别忘了擦小屁股哦”“自己的毛巾自己用”“别忘拧紧水龙头”“大、小便的用纸长度”等图文并茂的温馨提示，提醒幼儿养成良好习惯的同时又富有趣味性。

2. 打造生活活动精品环节

幼儿园生活活动环节包括饮水、进餐、盥洗、午睡、如厕等。在日常管理中，如饮水，夏天，保育员为每位幼儿都留有半杯凉开水，春、秋、冬季保持水温 50℃～60℃，要求幼儿每次自主喝水 100～120 毫升，不限制幼儿每天喝水次数。为了让幼儿喝水适量、足量，在教研活动时，保健医生用量杯取 100 毫升和 120 毫升水倒入幼儿口杯中进行演示，使幼儿喝水量的多少一目了然，便于保育员及教师在幼儿自主喝水时对幼儿进行有针对性的指导。再如午睡起床环节中提出“让每一个孩子都整洁”的工作要求，各班女孩每人一把梳子，用装饰盒盛放后摆放整齐，起床后让幼儿自己取自己的梳子梳头，既美观又符合卫生要求。在洗手环节提出“让每一个孩子按洗手流程洗手”的工作要求，引导幼儿正确洗手，还要告诉幼儿水龙头拧小一点，洗好后两只小手上的水甩在水池里。冬季让家长为孩子带一支护手霜，各自使用，幼儿既学会了保护小手，又培养了自理能力，渗透了环保教育。又如，在班级加餐活动中提出“让每一个孩子愉快、优雅地进餐”要求，为幼儿播放优美的音乐或抒情的诗歌，不忘给每一个孩子一个阳光的笑脸、一个关切的动作、一句亲切的话语，营造全体教职员工为幼儿“奉献一份真情，洒下一片爱心”的和谐氛围。

（二）建立科学的生活制度

幼儿园应参照教育部门和卫生部门制定的卫生保健制度，根据幼儿年龄特点，同时考虑幼儿在园时间的长短和季节特征等因素，制定适宜的生活作息制度，合理地安排幼儿一日生活中各项活动的顺序和时间。

一日生活作息制度中，应正确安排“作”即活动与“息”即休息的时间，按照幼儿神经系统活动规律和特点，安排不同的活动内容。保证幼儿有充分的户外活动时间，使生活管理科学化、规范化，有利于幼儿健康发育和养成良好的生活习惯。

一日生活的安排既要注意动静交替、室内外平衡，又要考虑使有组织的活动与自由活动、集体活动与小组及个别分散活动的比例适当。一日活动应坚持以游戏为基本内容。

（三）提供营养膳食，促进健康进食

只有确保幼儿的膳食营养，才能促使幼儿获得健康的体质及良好的心理，幼儿的代谢过程才会正常，对不良环境和疾病的抵抗力才会增强，体格发育才会良好。幼儿园领导和卫生保健人员要充分认识到合理营养是幼儿生长发育的物质基础。营养工作涉及制订营养均衡的幼儿食谱，定期计算幼儿进食和营养摄取量，进行烹调指导和监督等。卫生保健人员要充分重视这项工作，要与后勤部门齐心协力做好幼儿膳食，保证幼儿获得生长发育和活动所必需的营养。

（四）进行健康教育，做好健康检查

幼儿园要贯彻“预防为主”的卫生工作方针，建立预防接种、消毒隔离、体格检查、环境和个人卫生等制度，完善各种防病措施，降低发病率，提高幼儿的免疫力，保护幼儿的生命和健康。

（五）开展体格锻炼，提高幼儿健康水平

幼儿园应有计划、有组织地开展经常性的体育活动，并注意利用自然因素（如阳光、空气、水）进行幼儿体格锻炼，保证幼儿有足够的户外活动时间。这既能增强幼儿体质，减少发病率，增强其对外界环境变化的适应能力，增进健康，又能促进其动作协调灵敏，在活动中得到锻炼。

幼儿体格锻炼要遵循循序渐进的原则，要有步骤、有计划地进行，注重掌握运动量，锻炼强度和持续时间要逐步加强或增加。

体格锻炼要持之以恒，以使幼儿逐步建立动力定型，达到应有的效果。还要注重采用多样化方法进行体格锻炼，能够综合运用各种锻炼方式，将专门的锻炼与生活中的锻炼结合，动作训练与游戏游动并举。

（六）做好安全工作

幼儿园的安全工作特别是幼儿的安全工作，是涉及全园各部门的工作，如门卫、幼儿接送、设备场所及活动安全等。幼儿园应特别注重增强全园职工的安全意识，并加强有关安全制度的建立和措施的落实，确保安全，防止意外事故的发生；注意对幼儿进行安全教育，增强幼儿自我保护能力。

（七）做好心理卫生保健工作

加强各种心理保健措施，根据幼儿发展的年龄特点，对幼儿进行心理卫生教育，是幼儿心理卫生工作的重要方面。

通过心理卫生教育，逐步培养幼儿良好的心理品质，增强幼儿自身的心理适应能力，提高幼儿心理健康的水平，从而使幼儿能更好地适应社会生活。

幼儿心理问题的早期发现、早期干预和早期治疗十分重要。通过观察、诊断、筛查

等方法，可以及早地发现有心理问题的幼儿，并及时采取相应的措施，对其进行早期干预和早期治疗，这样便可以把心理问题消灭在萌芽状态，从而为幼儿童年期的心理健康奠定良好的基础。

二、卫生保健工作实操

幼儿园卫生保健工作，始终是幼儿园工作的重中之重，是幼儿园标准化管理、规范化运营不可或缺的重要部分。

（一）新生入园幼儿保健工作

每学期开学初，新生入园需要向幼儿园保健室上交预防接种证、儿童入园（所）健康检查表，保健室整理存档。检查预防接种证，如有漏种，需要与家长沟通，及时补种。新生入园幼儿保健流程如图 6－3 所示。

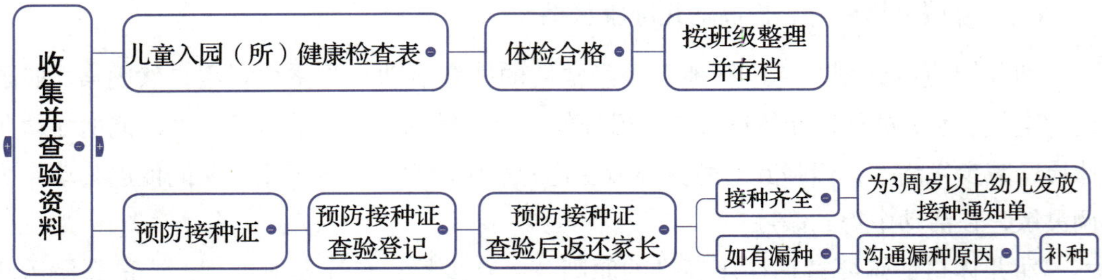

图 6－3　新生入园幼儿保健流程

（二）晨检及全日健康观察工作

晨检及全日健康观察工作（见图 6－4）中，各部门都有自己的职责，要求教师对幼儿安全重点观察、如实记录，尤其是入睡前的安全检查和入睡中的巡视。

（三）幼儿患传染病痊愈后返园

幼儿患传染病痊愈后返园的程序（见图 6－5）为上级要求，重点是返园幼儿必须开具二级甲等以上医院的痊愈证明以及幼儿园保健室开具的复课证明才可进班。

（四）幼儿发生意外事故应急处置

幼儿发生意外事故后的紧急处理过程须告知家长，教师各环节处理须细致到位。处置流程如图 6－6 所示。

（五）保育员餐前卫生消毒工作

保育员餐前卫生消毒工作的流程（见图 6－7）相对简单，重点要求餐桌消毒规范，并对临时替班人员进行提示。

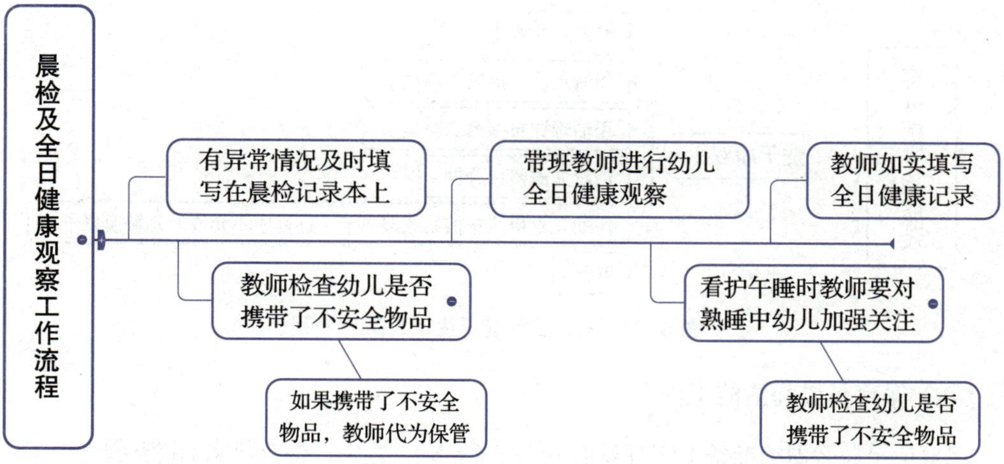

图 6-4　晨检及全日健康观察工作流程

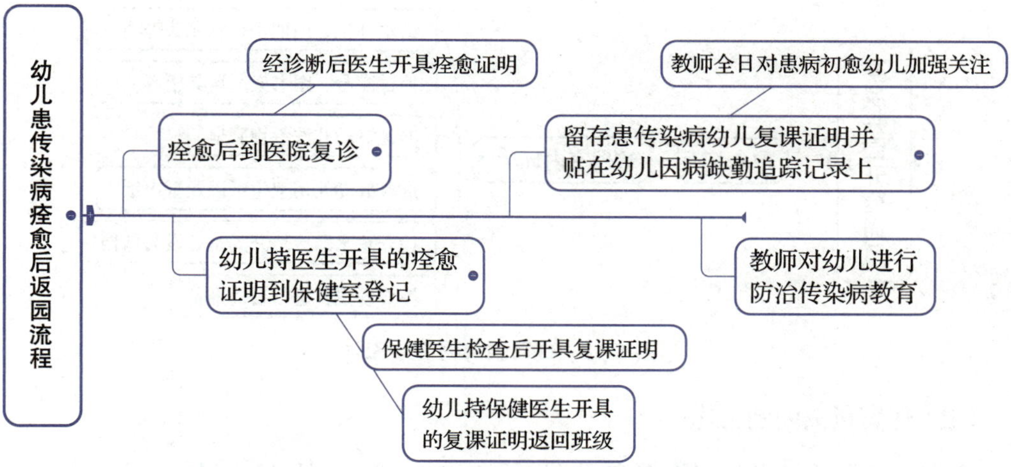

图 6-5　幼儿患传染病痊愈后返园流程

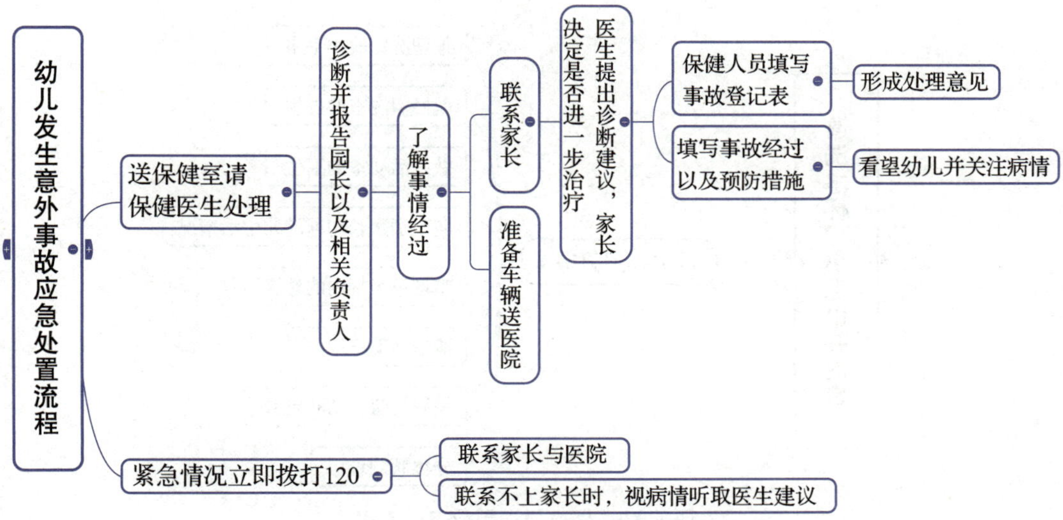

图 6-6　幼儿发生意外事故应急处置流程

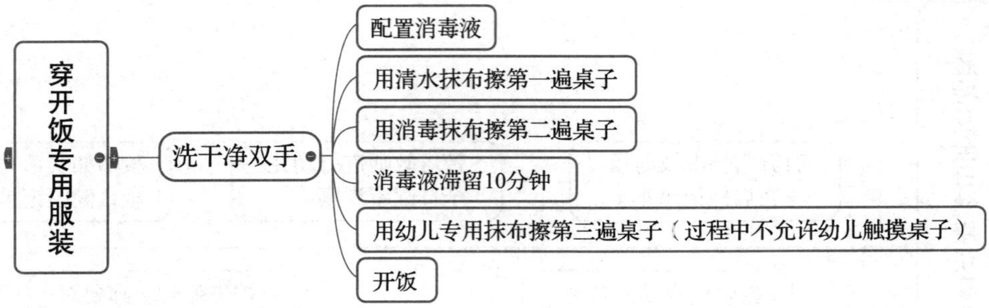

图 6－7　保育员餐前卫生消毒工作流程

（六）保育员晨间清洁工作

保育员早晨必做的准备工作有多项（见图 6－8），其中，检查热水器冷热开关是否设为低挡尤为重要。

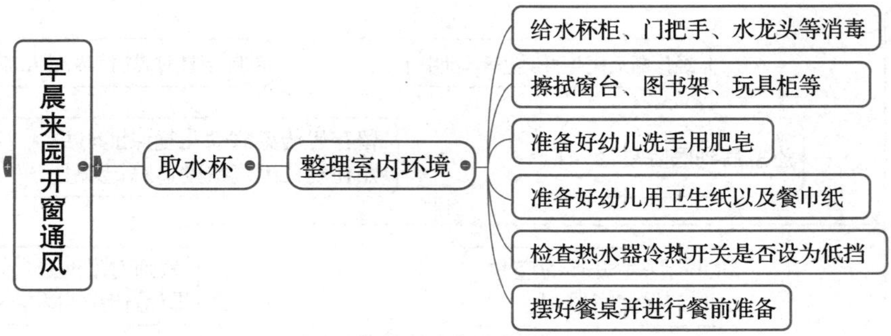

图 6－8　保育员晨间清洁流程

（七）保育员离园前工作

保育员离园前必做的工作有多项（见图 6－9），要做到垃圾不过夜，关好门窗，切断电源。

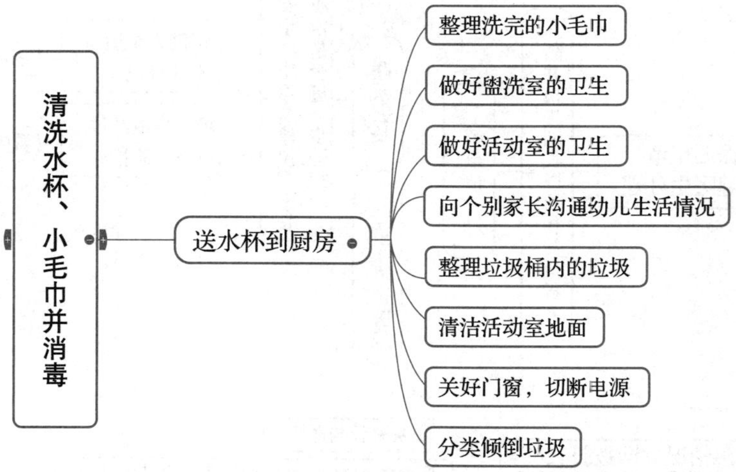

图 6－9　保育员离园前工作流程

（八）幼儿进餐管理工作

保育员护理幼儿进餐中的每一个环节均很重要（见图 6－10）。进餐管理是保育工作的重点之一，根据幼儿进餐量少盛勤添，尤其要关注体弱儿进餐；冬季需要进行饭菜保温，夏季进行饭菜降温。

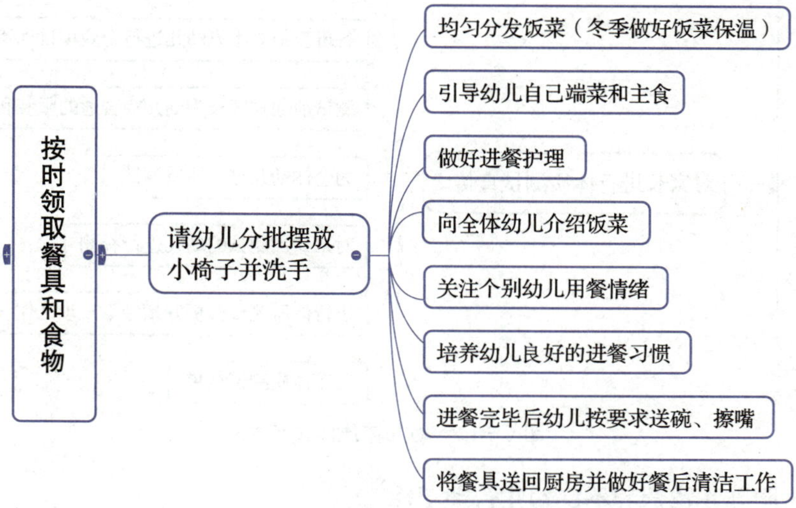

图 6－10　幼儿进餐流程

（九）幼儿大体检工作

幼儿大体检要求保健室做好每一个环节的工作（见图 6－11），重点为前期的准备工作，体检后的补测、分析、反馈家长工作都要做到位，并利用分析结果指导下一年保健工作。

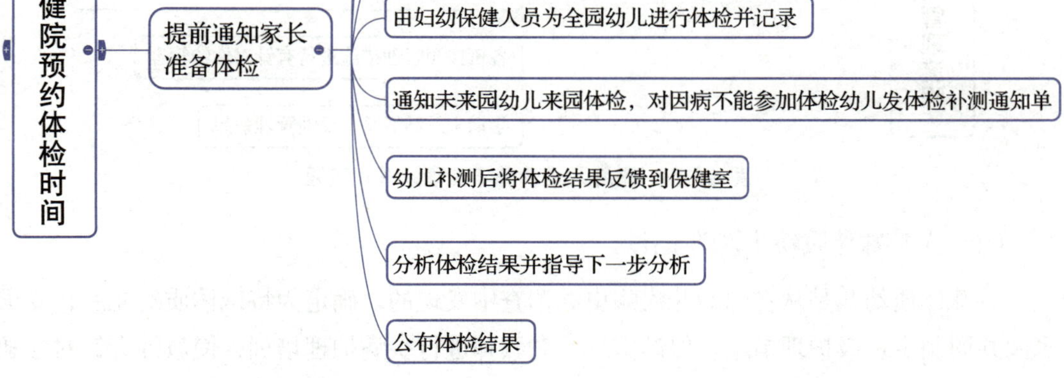

图 6－11　幼儿大体检流程

（十）幼儿体质测试工作

进行体质测试前，保健室要对教师进行培训、指导，教师对幼儿进行游戏化的训练。测试后的分析对指导下一步的工作至关重要。幼儿体质测试流程如图 6－12 所示。

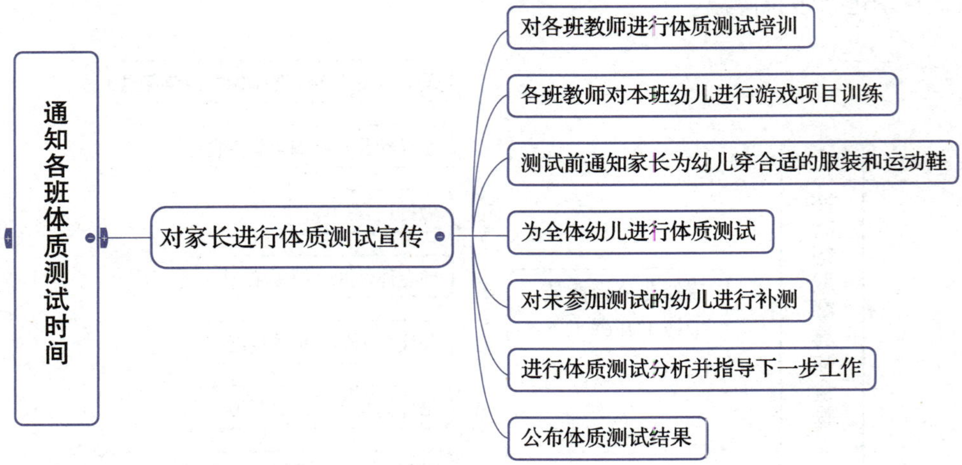

图 6－12　幼儿体质测试流程

（十一）肥胖儿及营养不良幼儿管理工作

肥胖儿及营养不良幼儿的专案管理工作：前期需要召开肥胖及营养不良的危害宣传工作；每班要求专人管理，要有计划、有措施，并对每一位肥胖儿或营养不良幼儿进行个性管理。具体管理流程如图 6－13 所示。

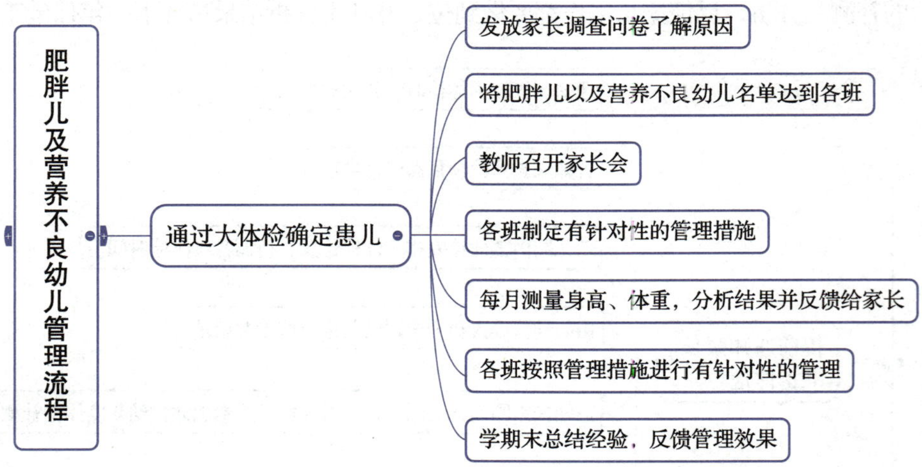

图 6－13　肥胖儿及营养不良幼儿管理流程

（十二）特殊体质幼儿管理工作

特殊体质幼儿是从在园幼儿疾病史的调查中发现的。确定为特殊体质幼儿后，要求家园共同制定班级护理措施。保健室统一对教师进行疾病护理培训，使教师有针对性地对有病史的幼儿进行护理。特殊体质幼儿管理流程如图 6－14 所示。

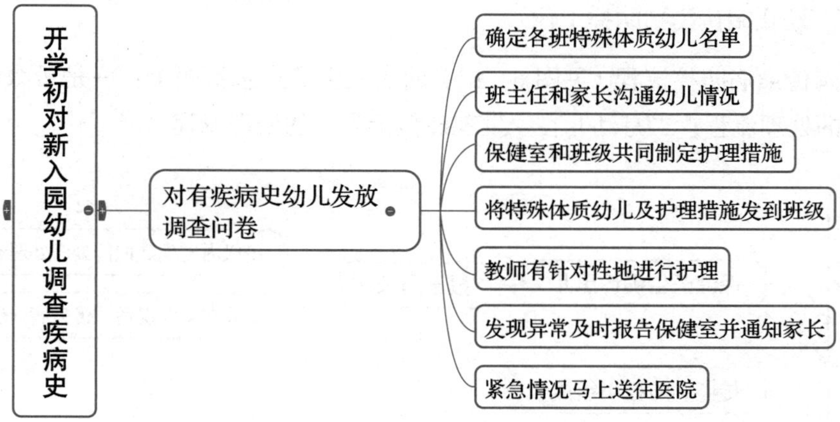

图 6－14　特殊体质幼儿管理流程

（十三）幼儿带药服药管理工作

幼儿生病需要在园服药的，要求家长将药物包好或者放在纸袋里，填好服药登记表；教师为幼儿服药前要反复核对药物，杜绝错服和漏服，并关注幼儿吃药后的反应。具体管理流程如图 6－15 所示。

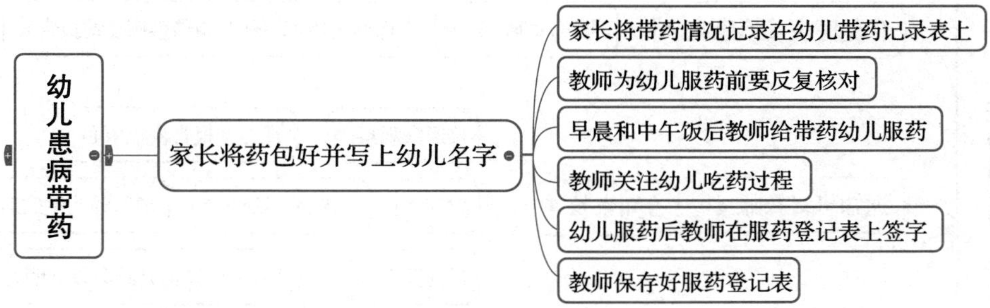

图 6－15　幼儿带药服药流程

（十四）保洁一日工作

保洁一日工作流程如图 6－16 所示。保洁人员早晨来园第一项任务是开窗通风，并准备好盥洗室的各种用品；日常工作中做到随脏随清理，经常保持公共环境的干净整洁；晚上离园前关好窗户，并倾倒所有垃圾。

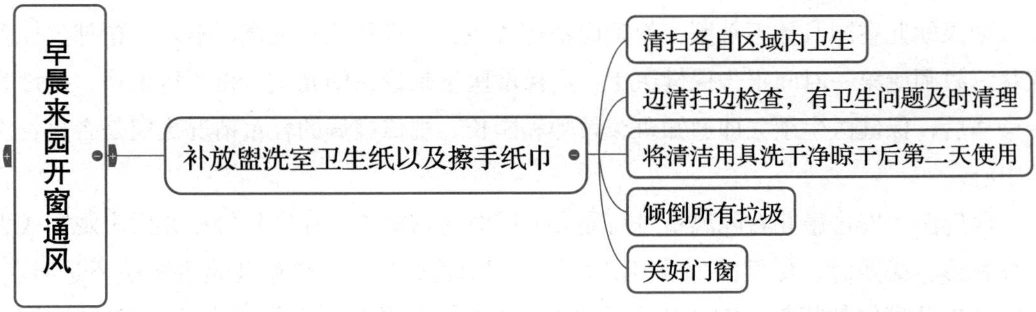

图 6－16　保洁一日工作流程

（十五）幼儿园传染病防控工作

幼儿园传染病防控流程（见图 6－17）的实质性节点包括两个：一是班级内发现疑似传染病的处理流程；二是幼儿在家发现疑似传染病的处理流程。

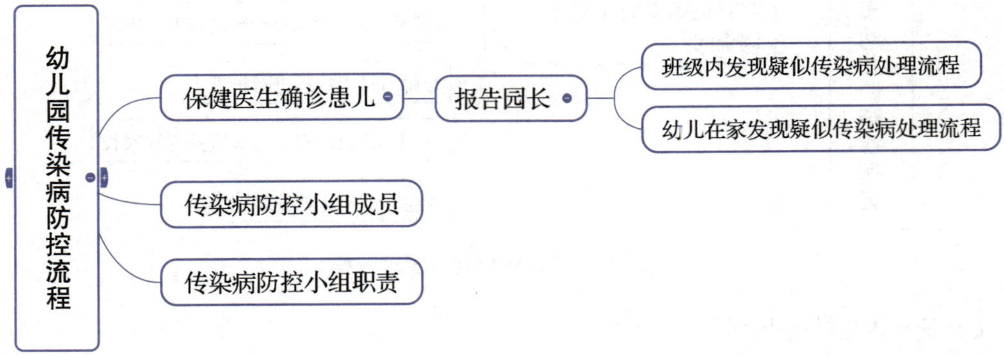

图 6－17　幼儿园传染病防控流程

1. 班级内发现疑似传染病的处理流程（见图 6－18）

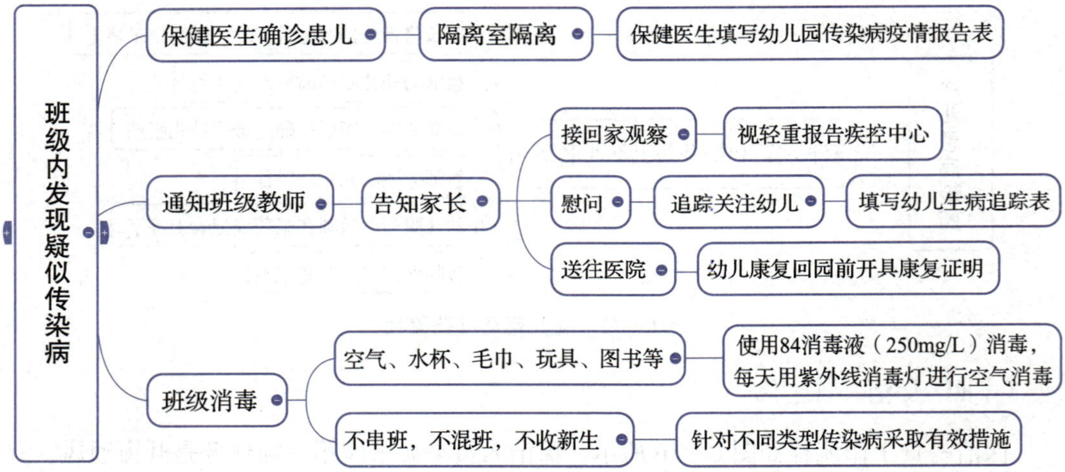

图 6－18　班级内发现疑似传染病的处理流程

（1）报告与处置。

如果幼儿在园身体不舒服，教师应密切关注，一旦幼儿有发烧、呕吐、精神欠佳等症状，教师应第一时间报告保健医生，由保健医生来诊断幼儿是否得了传染病；确诊为传染病后，保健医生须立即通知班级教师和园长，视传染病的轻重情况决定是否报告疾控中心。

保健医生安排患儿在隔离室进行隔离的同时通知家长，让家长接患儿回家观察或去医院就诊；必要时，保健医生及班级教师一同前往医院。天论患儿是去医院还是回家，保健医生及班级教师都应密切关注并追踪患儿的身体状况，在征得家长同意的基础上，还可进行家访，慰问患儿。

（2）消毒与防控。

一旦出现疑似传染病患儿，教师立即把幼儿园里的水杯、毛巾、玩具、图书、家具、物品、被褥等及卫生间进行彻底的消毒。消毒时要牢记，疫情下使用84消毒液的配制浓度由平常的100mg/L改为250mg/L。用紫外线消毒灯进行空气消毒时，频次要从原来的每周一次改为每天一次，每次消毒时间不少于60分钟。

在传染病流行期间，为了避免传染病的蔓延，教师要牢记“三个不”：不串班，不混班，不收新生。当幼儿康复要返园时，家长需要提供幼儿的复课证明。

2. 幼儿在家发现疑似传染病的处理流程（见图6－19）

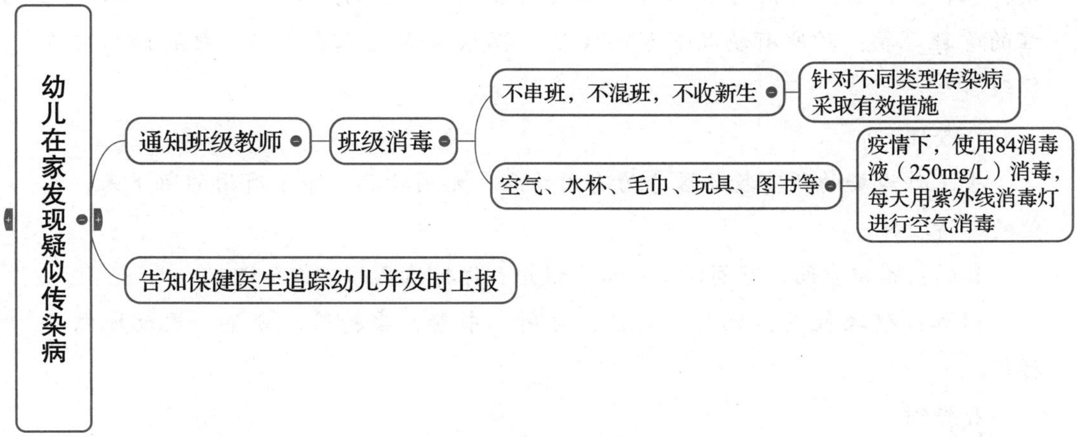

图6－19　幼儿在家发现疑似传染病的处理流程

（1）报告与处置。

如果幼儿在家得了传染病，家长要及时告知班级教师，班级教师要第一时间告知保健医生，保健医生及时追踪并关注幼儿身体状况，视情况决定是否逐级上报。

在进行家访慰问生病幼儿的同时，如果遇到想让幼儿返园的家长，一定要劝其让幼儿在家休息，为了自己的孩子以及其他小朋友的健康，等幼儿完全康复并开具复课证明才能返园。

（2）消毒与防控。

尽管幼儿在家得了传染病，幼儿园与班级同样要进行彻底消毒，消毒方法与幼儿在园得了传染病相同。需要强调的是，保健医生在指导教师与家长做好传染病防控的同时，还要做好幼儿园传染病的登记和统计工作，以备留档备查。

总之，幼儿园传染病防控梳理得越清晰，防控得就会越严密，也只有这样才能真正抓好“三个环节”和实现“六早”。

“三个环节”：控制传染源；切断传播途径；保护易患儿。

“六早”：早预防、早发现、早报告、早诊断、早隔离、早治疗。

资料贴吧

幼儿园卫生保健工作 4S 管理小妙招

为进一步推进幼儿园卫生保健规范化、标准化体系建设，不断完善精细化管理，尝试学会用以 4S 现场管理为载体进行学习和解决问题，可以优化卫生保健工作过程，全面提升卫生保健质量。

4S 是现场管理的一种方法，就是整理（Seiri）、整顿（Seiton）、清扫（Seiso）、清洁（Seiketsu）这 4 个工作项目，因其日语的罗马拼音均以“S”开头，故简称“4S”。4 个“S”之间相辅相成、层层递进、缺一不可。4S 管理三大对象：人、事、物。人：对员工行为品质的管理。事：对员工工作流程和操作流程的管理。物：对所有物品规范的管理。4S 管理是追求人、事、物和谐的运作管理。

1. 整理

将工作现场的所有物品区分为有用物品和无用物品，除了有用的留下来，其他的都清理掉。

目的：腾出空间，空间活用，防止误用，保持清爽的工作环境。

例如：整理教具、玩具、文件、资料、书册、桌椅等，分类、规范地做好标识。

2. 整顿

把留下来的有用物品依规定位置摆放，放置整齐并加以标识。

目的：工作场所一目了然，减少了寻找物品的时间，处理了过多的积压物品。

例如：收纳玩具按定位标识管理；从区角到区域，从室内到室外，积极、热情、专注地对全园进行全面的整顿工作，基本上做到有物必有区，有区必分类，分类必标识，标识必明了，为创设清爽舒适的幼儿园教育环境而努力。

3. 清扫

将工作场所内看得见与看不见的地方都清扫干净，保持工作场所干净、明亮，创造良好的工作环境。

目的：干净的卫生环境也可以预防传染病的传播。

4. 清洁

将整理、整顿、清扫进行到底并且制度化，经常保持环境处在整洁美观的状态。

目的：创造明朗现场，维持 4S 成果。

幼儿园教职员工应每天坚持做好入园、在园、离园的 4S 管理。

任务实施

利用实习时间进行幼儿园常见卫生保健制度流程图相关访谈，以便于更好地了解幼儿园卫生保健工作。

访谈者		时间		地点	
访谈提纲	1. 工作过程中，您熟悉的幼儿园常见的卫生保健工作有哪些？ 2. 您会运用流程图来设计幼儿园常见的卫生保健工作吗？				

任务测评

［活动主题］掌握幼儿园卫生保健工作内容，并运用流程图整理幼儿园的卫生保健工作。

［活动目标］流程图在幼儿园卫生保健工作中的运用，不仅能帮助教师更好地解决实际生活中遇到的问题，还有助于厘清工作思路，做好卫生保健工作。

［建议时间］20 分钟。

［活动准备］

知识准备：通过上网及其他方式查找了解流程图的概念和流程图在卫生保健环节的运用相关资料，做好知识储备。

材料准备：将幼儿园的卫生保健流程图内容做成 PPT。

［活动步骤］

（1）在规定的时间内，将学生分为 A、B 两组，A 组学生设计幼儿在园发烧处置流程图；B 组学生设计保育员一日工作流程图。

（2）教师通过 PPT 展示两组学生设计的流程图，学生相互讨论和评价。

（3）教师点评，宣布获胜小组，比赛结束。

［总结评价］

（1）你熟悉幼儿园常见的卫生保健工作内容吗？

（2）浅述流程图在幼儿园卫生保健工作中的运用。

实践操作

保教并重

【操作目的】

1. 了解幼儿园卫生保健工作的内容。

2. 掌握幼儿园卫生保健工作实操。

随着保教结合理念的发展，卫生保健研究对提高保健和保育人员业务素质、提高幼儿园保育质量，起着十分重要的作用。但是，在现实中，尽管幼儿园强调“保教并重”

的原则，然而实际上一些人往往存在“重教轻保”的意识，对幼儿园的工作性质缺乏足够的认识。幼儿园要树立“保教并重”的思想，重视卫生保健工作，制定“快乐生活、良好习惯、营养膳食、健康体魄”的卫生保健工作总目标，并根据幼儿的实际情况，预防和减少疾病发生，提高卫生保健工作水平，促进保教和谐发展。

【操作内容与要求】

《中华人民共和国传染病防治法》自 1989 年 9 月 1 日起施行，是国家为了预防、控制和消除传染病的发生与流行，保障人体健康和公共卫生而制定的法律。《托儿所、幼儿园卫生保健管理办法》自 2010 年 11 月 1 日起施行，共二十六条。幼儿园卫生保健工作的管理是幼儿园工作的重要组成部分，做好卫生保健工作是保教人员的重要责任。对其价值的认识不能只停留在对幼儿的生活照料和安全防护上，而是必须将卫生保健与保教工作视为促进幼儿全面发展的根本手段。

请思考：

1. 你是否了解《托儿所、幼儿园卫生保健管理办法》文件？

2. 通过参与幼儿园卫生保健与保教工作管理实习，你认为应如何提高保教工作效率？

3. 幼儿园卫生保健工作流程的实施过程是怎样的？

项目小结

幼儿园一日生活制度是指根据幼儿园的保教目标和幼儿的年龄特点，以作息时间表这一形式，来安排幼儿园一日生活中各主要环节，并依据儿童身心发展规律，综合劳逸结合等原则，排列顺序，以保证幼儿一日生活有规律地进行。在幼儿园工作中，幼儿园环境卫生与保健制度管理最为重要。重点工作应配以流程图，主要包括一日生活制度、膳食管理制度、健康检查制度、卫生与消毒制度、传染病预防与控制制度、常见病预防与管理制度、体格锻炼制度、健康教育制度、伤害预防制度、卫生保健健康信息收集制度等十余项制度。流程图是幼儿园精细化管理必备的有力工具，卫生保健规范化流程涵盖了新生入园幼儿保健流程、晨检及全日健康观察工作流程、幼儿患传染病痊愈后返园流程、幼儿发生意外事故应急处置流程、保育员餐前卫生消毒工作流程、保育员晨间清洁流程、保育员离园前工作流程、幼儿进餐流程、幼儿大体检流程、幼儿体质测试流程、肥胖儿及营养不良幼儿管理流程、特殊体制幼儿管理流程、幼儿带药服药流程、保洁一日工作流程、幼儿园传染病防控流程等。

同步练习

一、选择题

1.《托儿所、幼儿园卫生保健管理办法》自（　　）起施行，共二十六条。

A. 2000 年 9 月 1 日　　　　B. 2010 年 11 月 1 日

C. 2010 年 12 月 1 日　　　　D. 2011 年 12 月 1 日

2. 每学期开学初，新生入园需要向幼儿园保健室上交预防接种证和（　　）。

A. 家长体检健康证　　　　B. 儿童入园（所）健康检查表

C. 医院体检表　　　　D. 保教人员健康证

3. 消毒时要牢记，疫情下使用 84 消毒液的配制浓度由平常的 100mg/L 改为（　　）。

A. 250mg/L　　　　B. 300mg/L

C. 350mg/L　　　　D. 500mg/L

4. 幼儿的心理健康教育包括情绪情感培养、个性品质培养、(　　)、适应性教育。

A. 社会适应能力　　　　B. 生活习惯能力

C. 行为习惯培养　　　　D. 卫生习惯培养

5. 传染病的传播环节包括传染源、传播途径、(　　)。

A. 1 ～ 2 岁幼儿　　　　B. 学龄前幼儿

C. 易感人群　　　　D. 传染病菌

二、判断题

1. 班级发生传染病应做的工作事项是幼儿居家隔离、班级消毒、收取复课证明。(　　)

2. 幼儿园常用的消毒方法有热力消毒、紫外线照射、含氯消毒剂消毒、醇类消毒。(　　)

3. 幼儿园要贯彻“预防为主”的卫生工作方针，建立预防接种、消毒隔离、体格检查、环境和个人卫生等制度，完善各种防病措施，降低发病率，提高幼儿的免疫力，保护幼儿的生命和健康。(　　)

4. 培养幼儿良好的饮食习惯，进餐礼仪包括保持安静、加速吞咽。(　　)

5. 在传染病流行期间，为了避免传染病的蔓延，教师要牢记“三个不”：不串班，不混班，不收新生。当幼儿康复要返园时，家长需要提供幼儿的复课证明，保健医生一方面要把好这一关，另一方面要提早把要求告知家长。(　　)

三、简答题

1. 简述幼儿发生意外事故应急处置流程。

2. 简述幼儿晨检及全日健康观察工作流程。

3. 简述幼儿带药服药流程。

四、思考题

幼儿园传染病防控的实施过程是怎样的?

学习评价

序号	评价内容	评价标准	学生自评（是 / 否）	分值	得分
1	幼儿一日生活制度	1. 能准确说出一日生活制度的概念 2. 能准确回答以下问题：一日生活制度安排有哪几个环节？快乐入园时“三关”是什么？一看、二摸、三问、四查、五记录是什么？ 3. 能列举 3 个生活活动流程图来设计幼儿园的一日生活		3	
2	幼儿园卫生保健制度	1. 能准确说出各项卫生保健制度的主要内容 2. 能列举 2 ～ 3 个班级日常消毒方法		3	
3	幼儿园卫生保健工作与实操	1. 能准确说出幼儿园卫生保健工作的主要内容 2. 能列举 3 ～ 5 个幼儿园卫生保健工作流程图		3	
4	实践操作	树立保教并重理念，熟悉幼儿一日生活制度和幼儿园保健工作流程		1	

项目七 幼儿园环境卫生

教学导航

教学目标	知识目标	1. 了解幼儿园环境的含义及构成 2. 理解幼儿园与家庭、社区等精神环境的联系
	技能目标	1. 基本掌握幼儿园场地、房舍的卫生要求 2. 明确幼儿园精神环境的卫生要求 3. 熟悉幼儿园常用设备的卫生要求
	素养目标	初步具备按要求为幼儿创设健康环境的意识和能力
教学方法	任务驱动教学法、讲授法	
建议学时	2 课时	
实践操作	评析幼儿园的物质环境卫生	

知识图谱

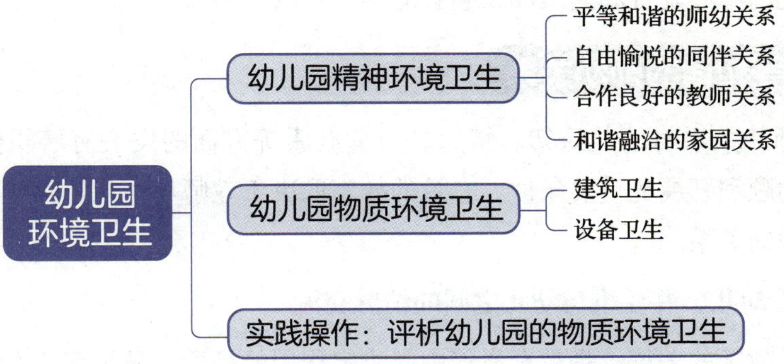

项目引入

本项目以保护和增进幼儿身心健康为目的，介绍了幼儿园环境的含义、幼儿园环境的构成，以及幼儿园物质环境和精神环境的各项卫生要求；使学生学会为幼儿创设既符合其身心发展水平和特点，又能使幼儿安全、健康、愉快地进行生活、运动、游戏和学习的理想环境，真正有效地促进幼儿健康成长。

任务一 幼儿园精神环境卫生

案例导入

每年开学的时候，我们都能看到一些新入园的小班幼儿，一走进幼儿园或在活动室门口，就一边使劲拽家长的手不肯走一边哭喊："我不上幼儿园！""我要回家！""我要妈妈！""你带我回家！"的确，对于一个从没离开过父母的小朋友来说，从妈妈的身边来到一个完全陌生的环境，幼儿园、老师、小伙伴都充满了未知的危险和潜在的危机。他们为离开父母可能面对的危险与对新环境缺乏控制而感到不安。

这不，新入园的程程一直在哭，吵着要打电话给妈妈，让妈妈来接她回家。老师多次安慰，但程程还是一直哭，后来老师吓唬程程说："你再哭，妈妈就不会来接你了。"老师的这种做法对吗？

知识准备

幼儿园的环境是指在幼儿园内对幼儿身心产生影响的一切外部条件和事件，可以分为物质环境和精神环境。幼儿园精神环境是指幼儿园的氛围和人际关系，它虽然是无形的，但对幼儿的身心发育和健康成长起着潜移默化的影响。

一、平等和谐的师幼关系

良好的师幼关系对幼儿认知、情感、心理健康等方面的发展有着积极的影响，是保证教育活动顺利开展的重要条件。有效的教育取决于教师与幼儿之间建立起安全、温暖、互信的师幼关系。

（一）热爱幼儿，并注重与幼儿之间的情感交流

爱幼儿是教师的美德，是教育素养中起决定作用的品质，是教育艺术的基础。每个幼儿都渴望得到教师的关爱，教师要爱所有的幼儿，要善于发现每个幼儿的优点与长处；应开展多种形式的活动，为每个幼儿提供平等的表现机会和获得表扬的机会；应对每个幼儿报以同样的热情和关切，让每个幼儿都能从教师微笑的面容、和善的目光中感受到教师在真诚地爱他，从而增强幼儿对教师的信任感、对幼儿园集体生活产生安全感。

（二）尊重幼儿在师幼关系中的主体地位

教师与幼儿的关系是一种人与人之间的平等关系，而平等是要以尊重为基础的。尊

重幼儿意味着要把幼儿看作一个有独立人格的人，一个有表达自己情感权利的人。教师只有把幼儿当作积极主动发展的个体来对待，尊重幼儿在与教师互动中的主体地位，才能与幼儿建立起真正平等和谐的师幼关系。

在师幼互动中，教师绝非管理者、指挥者或决策者，也不是机械的灌输者或传授者，而是良好的互动环境的创设者、组织者、帮助者。教师只有对自身的角色进行正确的定位，才有可能在与幼儿的交往中更多地关注幼儿的需要、兴趣、观点和见解，与幼儿对话、沟通，倾听并理解幼儿。

（三）教师要用理解和宽容的态度对待幼儿的错误，并用科学的方法处理

幼儿缺乏完善的自我概念系统和自我评价能力，其对自己的评价在一定程度上依赖于教师。教师的批评和指责可能会使幼儿受挫，产生自卑心理，害怕并疏远教师，或者产生逆反心理，与教师对立。教师应当认识到幼儿犯错是正常并且在所难免的，应该采取理解和宽容的态度，心平气和地帮助幼儿分析错误的原因，并进行适当的引导和帮助。理解和宽容的态度有利于幼儿健康地成长，也有助于师幼关系向着积极的方向发展。

二、自由愉悦的同伴关系

（一）帮助幼儿建立自信，懂得关注同伴

根据调查和分析，被拒绝型和被忽视型的幼儿都存在不同程度的自卑心理，缺乏主动交往的勇气。教师可以开展一系列活动，如找优点，以提高幼儿人际交往的主动性。在活动中，幼儿会逐渐明白自己在同伴的心目中原来也很优秀。同时，也要让幼儿看到同伴的闪光点，从而产生交往的意愿。教师在平时的活动中要鼓励幼儿积极参与，引导幼儿正确、客观地评价自己和同伴。

（二）为幼儿创设机会，增进互动交流

幼儿的欢乐是与同伴撞击出来的，他们的胆量、角色意识、自我约束力等都是在群体活动中，通过各种游戏规则建立起来的。没有同伴，会对幼儿的成长产生极大的负面影响。教师应该积极为幼儿创设与同伴交流的机会，引导他们参加一些互动性的集体活动，让他们在交往活动中受益。如设立分享日，让幼儿自由地交流分享；组织节假日结伴出游，让幼儿在游玩活动中与同伴共同使用玩具、交流思想和情感等，从而让他们很自然地放松心情，展现自我并体验集体活动的乐趣，进而融洽同伴关系。

（三）教给幼儿初步的人际交往技能

幼儿在与同伴交往中要学会：如何成功地加入其他幼儿正在进行的活动；如何建立良好的同伴关系；如何与其他幼儿进行有效的沟通；如何说服并得到其他幼儿的支持与帮助。在相互冲突中，幼儿还必须学会如何表达自己的立场并为自己辩护，如何机智地解决冲突，以及怎样给予和接受帮助，怎样对待敌意和专横等。这些都是幼儿在交往中

必不可少的社会交往技能。教师有责任和义务教给幼儿初步的社交技能，并及时给予幼儿必要的引导和教育。

三、合作良好的教师关系

教师与教师之间的人际交往会对幼儿的社会性发展产生深刻的影响。教师之间的私人矛盾、工作上的意见分歧等，也会被幼儿敏锐地察觉到。如果教师之间不能和谐相处、愉快合作，其所在班级出现幼儿顶嘴，或假装看不见别人的要求，甚至不团结友爱的情况也相对要多。因此幼儿园教师应该以身示范，相互关心，相互帮助，让幼儿在耳濡目染中形成积极的社会行为模式。

四、和谐融洽的家园关系

幼儿园的教育离不开家长的配合，教师能否与家长建立和谐的人际关系，会对幼儿园工作的开展产生直接的影响，最终作用于幼儿的成长发展。作为幼儿园教师，为达到和谐的家园关系，应从以下几方面做起：

一是要本着信任、尊重、理解和服务的原则，不以教育者自居，不居高临下地对待家长；二是要耐心听取家长的意见，采纳家长的合理建议，听取家长成功的育儿经验，乐于与家长沟通；三是要使家长了解幼儿教师的工作以及幼儿教育的特点，明确幼儿教育的目标、任务和内容；四是要取得家长的信任和支持，形成良好和谐的亲密关系，促进幼儿的健康成长。

资料贴吧

什么是师源性心理伤害？

师源性心理伤害是指教师有意或者无意的不当言行和错误的教育方法对幼儿造成的暂时或永久性的精神性伤害。在教育实践中，这种伤害更多是教师的无意识行为引起的。与身体伤害相比，师源性心理伤害具有无意识性、内隐性，其后果常常是严重的，对幼儿的影响可能具有长期性。在幼儿园教育中可能导致幼儿心理受伤害的教师言行主要有：恫吓、权威命令、不公平对待、滥用或误用批评和惩罚、不良情绪状态等。

任务实施

利用实习时间对幼儿园精神环境卫生进行访谈，完成访谈记录。

访谈者		时间		地点	
访谈提纲	1. 幼儿园的精神环境卫生包括哪些方面？ 2. 如何在一日生活中构建良好的师幼关系？				

任务测评

[活动主题] 幼儿园的精神环境卫生。

[活动目标] 知晓幼儿园的精神环境卫生包含的内容；构建良好的师幼关系。

[建议时间] 20 分钟。

[活动准备]

知识准备：联系实际，或通过上网及其他方式查找相关资料，做好知识储备。

材料准备：将幼儿园精神环境卫生相关基本知识做成卡片；设计几个师幼关系解决的场景材料，也做成卡片。

[活动步骤]

（1）将学生分为 A、B 两组，A 组学生拿出事先准备的幼儿园精神环境卫生资料卡片进行提问，B 组学生回答，答对者得分。

（2）联系实际，B 组学生拿出师幼关系处理的场景材料，请 A 组学生回答如何处理，处理得当者得分。

（3）教师汇总分数，宣布获胜小组，比赛结束。

[总结评价]

（1）幼儿园的精神环境卫生包括哪些方面？

（2）学会构建良好的师幼关系。

任务二 幼儿园物质环境卫生

案例导入

中午户外活动时，幼儿园里发生了一件事情。张老师带着中班的小朋友们玩大型玩具，大家玩得很开心，张老师在旁边观看巡视。这时，欣欣突然用手捂着额头哭了起来。张老师连忙走近一看，发现欣欣的额头出血了，便马上带欣欣去医务室处理。回到班级后，张老师对欣欣进行了询问，才知道中午欣欣在滑梯的通道下面玩耍，觉得很好玩，就在那里钻来钻去，不小心碰到了滑梯下面一段钢板做的棱角，额头被划了一道小口子。

大型玩具是幼儿园物质环境的重要组成部分，那么，幼儿园的物质环境包括哪些方面，需要达到什么样的卫生要求？如何保障幼儿安全玩耍？

知识准备

一、建筑卫生

（一）园址选择

1. 安全便利

园址宜位于居民区适中的地方，以方便幼儿入园、离园。避开市、县、乡、镇交通干道，离开铁路线至少500米，保证幼儿在途中安全。

2. 环境安静、空气清新

选择环境安静、空气清新的地方，远离喧闹的交通要道、车站码头、机场、市场等，也尽量避免在医院和工业区附近，防止噪声和空气污染对幼儿的身心健康带来的伤害。

3. 地势平坦

场地应平坦、干燥，保证幼儿活动的安全；不应设在低凹处，以免排水不畅影响幼儿活动。

4. 日照充分

幼儿园主体建筑与四周的建筑物应保持一定的距离，在东、南两个方向距离不得小于最高建筑物高度的2倍，在西、北两个方向距离不得小于最高建筑物高度的1.5倍。

5. 面积充足

除房舍用地外，应有足够的场地供绿化和体育活动之用。应有足够的室外活动场地，各班应有单独活动场地，发生传染病时便于隔离；还要有公共运动场地，供集体活动时使用。

（二）场地、房舍布局

1. 场地

幼儿园的用地面积包括建筑用地、室外活动场地、绿化及道路用地等。应该有足够的室外活动场地，场地上设沙坑及各种游戏设备。

幼儿园应有足够的绿化面积，绿色植物能起到净化空气、调节体温、减少噪声、美化环境的作用。绿化面积的理想标准是达到全园总面积的40%～50%。

2. 房舍布局

（1）各室配置原则。

①以幼儿为中心，保证幼儿一日生活正常进行，便于幼儿睡眠、进餐、户外活动、教学活动、游戏、盥洗等活动的顺利开展。

②应能有效控制传染病在机构内蔓延或流行。各班应有一套单独使用的房间，组

成独立的单元，主要包括活动室、寝室、卫生间及衣帽储藏室。每套房间有自己的出入口，以利于对传染病的管理。若因场地所限，活动室也可兼做寝室。盥洗室可设在活动室和寝室之间。隔离室可单独设在大门的入口旁。

③安全防范措施细致到位。主要包括防火、安全用电、防止外伤等方面。具体事项见表7－1。

表7－1 幼儿园安全防范注意事项

序号	注意事项
1	电源插座需要接地安全，紧闭且安装高度不低于1.80米。
2	楼梯的设计要安全，且便于幼儿通行，楼梯宽度不低于1.20米。每级踏步的高度在0.13米左右，深度在0.26米左右。楼梯应安装护栏和幼儿扶手，扶手高度应不高于0.6米。
3	阳台及房屋平台的护栏净高不低于1.30米。所采用的垂直线饰的净空距离不大于0.09米。
4	幼儿经常出入的门须距地面0.6厘米。加设幼儿专用把手，不设门槛和弹簧门。
5	室内避免明显突出的物件，家具的棱角部位应做成小圆角。

（2）各室卫生要求。

①活动室的卫生要求。活动室是幼儿生活、活动的中心，应有足够的面积和容量。每名幼儿所占面积不应小于2.50平方米。为保证活动室内有充足的光线，室内净高不低于3.30米；活动室尽量采用坐北朝南的房间，窗户应朝南，窗高（由地面至窗上缘）不低于2.80米，窗台距离地面的高度不大于0.60米。东西向的活动室夏季应有遮阳设备。此外，活动室的地面应铺木地板，便于保温、防潮和打扫。

②寝室的卫生要求。为避免幼儿在卧床期间的相互接触并减少飞沫传播的机会，以及便于工作人员在床间行走，照顾每个幼儿，床头之间、两床之间应有一定的距离。

③卫生间的卫生要求。卫生间应临近活动室和寝室，盥洗池和厕所应分间或分隔，并始终保持通风干燥。盥洗池的宽度为0.35～0.40米，至少有6～8个水龙头。无论采用沟槽式大便器还是坐便器，都应设有1.20米高的架空隔板，并加设幼儿扶手。地面应易清洗、不渗水且防滑。寄宿制幼儿园可设淋浴池一个。卫生间的设备应适合幼儿使用，标准见表7－2。

表7－2 幼儿园卫生间设备标准

沟槽式大便器的槽宽（米）	0.16～0.18
坐便器的高度（米）	0.25～0.30
盥洗池的高度（米）	0.40～0.45

④隔离室的卫生要求。隔离室内可设2～4张床位，并有专用盥洗设备和独立卫生间，供隔离幼儿或观察疑似传染病幼儿时使用。

（三）室内的采光和照明

1. 采光

采光是指以太阳为光源，室内所得到的光线。活动室内采光的卫生要求是使桌面和黑板面有足够的照度，自然光分布均匀，避免眩光，形成柔和、舒适的生活与学习环境。

（1）窗户面积。窗户面积是影响室内采光的重要因素。玻地面积比是衡量室内采光的一项重要指标，指窗户的透光面积与地面面积之比不应低于 1∶5 至 1∶6。因此，为提高室内采光效果，窗户面积可适当加大。

（2）窗户位置。窗上缘距地面高与室深之比称为室深系数。单侧采光时，室深系数不应小于 1∶2；对侧采光时，室深系数不应小于 1∶4。因此，为保证采光状况达到卫生要求，应尽量提高窗户上缘与地面的垂直高度。

（3）窗玻璃清洁度。普通玻璃的遮光率为 10% 左右，而被尘埃污染的玻璃遮光率可达 20% ～ 30%。因此，为确保室内采光充足，应经常做好窗玻璃的清洁工作。

（4）墙壁、家具及天花板的色调。墙壁宜刷成白色，家具及天花板以淡色为主，因为颜色越深，光反射率越小。

（5）室外遮挡物。一般来说，对面建筑物（遮挡物）至活动室之间的距离最好不小于该建筑物高的 2 倍。活动室附近不宜种植高大树木或放置大型运动器械。

（6）活动室朝向。幼儿园主体建筑最好采用南北向的双向采光。单侧采光时，光线应来自左侧，以免幼儿书写时造成手部阴影。

2. 照明

照明是指利用白炽灯、荧光灯等，弥补自然采光的不足。使用人工照明时，室内各桌面的照度应充分、均匀，避免产生阴影和眩光。

（四）室内的通风和采暖

1. 通风

通风的目的是通过空气流通，引进室外的新鲜空气，排出室内因呼吸等原因而产生的污浊空气，同时调节室内的温度与湿度。幼儿的需氧量大，且对疾病的抵抗力差，如果幼儿的活动室内空气较浑浊，含氧量不足，有可能会造成幼儿机体缺氧，引起幼儿疲劳、精神不振等现象，同时也较容易导致某些疾病的传播。幼儿园应尽量采取以下措施，加强自然通风：

（1）使用足够面积的窗户。房屋在相对两侧设置门窗，便于空气对流、迅速换气，并在不影响幼儿健康的情况下可开窗通风。

（2）安装通风小窗，用于寒冷季节通风。小窗呈风斗状，回转角约为 30°。室外气流经风斗式小窗流向天花板，呈弧形下降，冷空气不直接吹向幼儿头部，也不会导致室内气温骤然下降。

（3）人工通风。当采用自然通风，室温仍达到 30℃以上时，应采用人工通风的辅助设备，如电扇、空调、排风扇等。

2. 采暖

冬季，尤其是在北方应有采暖设备，使室温不低于18℃。

（1）集中采暖。活动室内以集中的热水式采暖为宜，因为在停止供热时，散热片的热水是逐渐冷却的，室内温度波动较小。如果幼儿园经济条件许可，可采用效果较好的空调设备取暖。

（2）局部采暖。不具备集中采暖条件的幼儿园，可采用局部采暖的方式。例如使用火炉、壁炉等明火取暖，或运用电热取暖器的电热取暖。在使用的过程中一定要注意安全，防止一氧化碳中毒、火灾、烟尘、烫伤、触电等事故，并注意室内空气湿度，以免室内空气过于干燥而影响幼儿健康。

二、设备卫生

（一）家具卫生

1. 桌椅

桌椅是幼儿园内使用最多的家具之一，供幼儿游戏、学习、进餐、喝水时使用。合适的桌椅有助于幼儿保持良好的坐姿，预防近视和脊柱异常弯曲的发生。幼儿园桌椅尺寸应根据幼儿的身高及身体各部分的比例确定。

（1）椅高、椅深、椅宽、椅背。

①椅高即椅面前缘的最高点距离地面的高度。适宜的椅高应与幼儿小腿高相适应，幼儿就座时脚掌能平放在地面上，大小腿成直角。椅子太低，就座后大腿全部抬起，使支撑身体的面积减少；椅子太高，幼儿两脚悬空，不但失去了足够的支持，同时下肢的血管和神经也受到压迫，幼儿为了使脚掌着地，就要使臀部前移，形成不稳定的坐姿，容易疲劳。

②椅深即椅面前后的深度。适宜的椅深应是大腿的后3/4置于椅面上，小腿后方留有空隙。椅深过大时，幼儿腘窝神经易受压迫；椅深过小时，又会减少支撑面，幼儿易疲劳。

③椅宽即椅面左右的宽度。适宜的椅宽应是幼儿臀部的宽度再加5厘米左右。

④椅背缘应高于儿童肩胛骨下缘。椅背下缘离椅面有空隙，以便臀部前后移动。椅背可向后倾斜7°左右。

（2）桌椅高差。适宜的桌椅高差约为幼儿坐高的1/3，使幼儿就座时双臂能自然地放在桌面上，两肩齐平，背部挺直。桌椅高差是影响幼儿坐姿最重要的因素。桌椅高差过大，幼儿一侧肩膀尤其是右肩就会抬高，久坐容易形成脊柱弯曲；桌椅高差过小，幼儿久坐容易形成驼背。

（3）桌面。宜用平面桌。桌面下不要再加抽屉和横木，以免影响幼儿下肢的活动。

2. 床

床的大小应适合幼儿身材。床长应为幼儿身长加 15 ～ 25 厘米，床宽应为幼儿身宽的 2 ～ 2.5 倍。床高一般为 30 ～ 40 厘米，床周围应有栏杆，以保证幼儿的安全，且便于其自行整理被褥。通常，条形木板床最为适宜，不宜使用弹簧床、沙发床。

3. 其他家具

幼儿园不必设过多的家具，家具过多会影响幼儿的活动和安全，并且占据较多的空间。活动室内可设玩具柜和幼儿橱柜。橱柜的高度相当于幼儿的平均身高，深度相当于幼儿的手臂长。橱柜不应有尖锐的棱角，要涂浅色油漆。更衣室挂衣架的高度应适合幼儿使用，衣钩间的距离在 20 厘米以上，最好每人有一格衣柜。盥洗室可安装放置盥洗用具的橱、放置水杯及毛巾的架。小橱分成若干格，每个幼儿都有自己的小格，为了便于辨认，可贴上名字或小画片。毛巾架应使每条毛巾中间有一定距离，以保证通风干燥和不相互接触。

（二）玩具、教具、文具、书籍卫生

1. 玩具卫生

（1）玩具的选择。注意选择正规厂家生产的符合卫生要求的产品。

①塑料、橡胶、木材和金属等制作的玩具，比毛皮、布料制作的玩具容易保洁和消毒。

②玩具的材料应安全、无毒。外形必须光滑，无锐角。玩具上的颜料应无毒、无味，不褪色，不溶于水，在涂料上应有 2 ～ 3 层透明膜。布质玩具的填充物要选用无毒质软的东西。塑料袋、薄质织物袋不宜当作玩具，以防幼儿将其套在头上，造成窒息。不宜选用喇叭、口琴等用口含的玩具。

③玩具的大小、轻重应适合幼儿使用。玻璃球、木珠类玩具不宜太小，以免幼儿误吞引起意外。大型积木类玩具应制成空心，防止坠落时砸伤幼儿。

④对幼儿心理健康有良好的作用。玩具要能吸引幼儿，使幼儿产生想玩、爱玩的兴趣，引起幼儿良好的感知觉和情绪情感。不宜选购那些容易引起幼儿视觉、听觉、触觉不安的玩具，有碍于幼儿心理健康的发展。

（2）玩具的管理。玩具应有规定的存放场所，要指导幼儿正确使用，并培养幼儿爱护玩具、清洁玩具的良好习惯。对于已损坏的玩具应及时修复；过分陈旧而无法修复的玩具应报废处理。

玩具应实行经常性的消毒。根据玩具材料的性质，可以采用温水和肥皂清洗，使用消毒液清洗、蒸煮或日光曝晒等方法进行消毒。新添置的玩具经过消毒处理后方可使用。教育幼儿玩过玩具后要及时洗手。

2. 教具、文具、书籍卫生

幼儿使用的各种笔、绘画颜料、橡皮泥、黑板、练习纸、图书、书包等，都应符合

卫生标准和卫生要求，具体见表7－3。

表7－3 幼儿园教学具卫生说明

类型	卫生说明
图书	1. 图书应以图画和图片为主，适当配文字说明。 2. 图画要形象生动、线条清晰、色彩柔和、大小适宜。幼儿年龄越小，字应越大。 3. 排版要便于阅读，所用的纸张要结实，纸面光滑且不反光、不耀眼，有一定的厚度，避免印刷的字体透过纸的背面。 4. 定期曝晒消毒，出现破损及时修复，过度破旧和严重脏污时及时废弃。
黑板	1. 黑板应使用耐磨材料，平整，无裂缝，不反光，使用方便，卫生。 2. 使用黑板时应尽可能用湿的抹布擦去粉笔印迹。尽量减少幼儿吸进粉尘或使用无尘粉笔。
纸、笔	1. 幼儿使用的纸张应是白色或浅色的，纸张质地要求结实、坚韧、不反光。 2. 幼儿使用的各种画笔、铅笔、蜡笔、颜料、橡皮泥等，不能含有有毒有害物质。笔杆宜为圆柱形，直径以0.8厘米为宜，以防止幼儿握笔时动作不协调，导致关节和肌肉过度紧张。铅笔笔杆上的涂料外层应有不易脱落、不溶于水和唾液的透明薄膜。

（三）体育设备卫生

幼儿园要准备各种供幼儿运动的体育设备，体育设备要符合幼儿的身心特点，能促进幼儿身体健康的发展。幼儿园的运动器械有大中型的，如滑梯、秋千、轮椅、攀登架、摇马、平衡板等；也有小型的，如小三轮车、手推车、塑料圈、哑铃、各种球等。幼儿园管理运动器械要做到以下几点：

一是设备安全。耐用、光滑，高矮、大小、坡度等均适合幼儿的年龄特点，有利于幼儿的身心健康和发展。

二是做好检查。在每次活动前要仔细检查器械的关键部位是否安全。当发现有破损、脱落、变锈等现象时，应立即停止使用并及时处理。

三是定期检修。加强检修安全与清洁管理。幼儿体育活动场地以草地或泥地为宜，必须清洁、平坦，不得有任何会给幼儿带来损伤的异物，如玻璃、石块、碎砖、木桩等。场地内也不得有积水。

资料贴吧

四招挑选安全玩具

识颜色：尽量不买喷涂的积木、带图案的彩色气球等。这类经过喷漆加工的玩具都含铅，很容易导致幼儿铅中毒。

闻气味：不要选择带有香味或异味的玩具。

摸表面：对玩具的表面进行检查，劣质玩具做工粗糙，有毛刺、尖角，并且掉色。

看认证：看是否有国家强制性产品认证“CCC”标志，也要仔细检查玩具是否明确标注了制造商或销售商的名称及地址、产品的主要材质或成分、安全警示语等。

任务实施

利用实习时间对幼儿园物质环境卫生进行访谈，完成访谈记录。

访谈者		时间		地点	
访谈提纲	1. 幼儿园的物质环境卫生包括哪些方面？ 2. 在工作过程中，您一般怎样判断幼儿园物质环境卫生是否合乎卫生要求，可以防止安全事故的发生？				

任务测评

［活动主题］幼儿园的物质环境卫生。

［活动目标］知晓并学会判断幼儿园的物质环境卫生要求，防止安全事故的发生。

［建议时间］20 分钟。

［活动准备］

知识准备：联系实际，或通过上网及其他方式查找相关资料，做好知识储备。

材料准备：将幼儿园的物质环境卫生要求做成卡片；准备几张物质环境场景照片。

［活动步骤］

（1）将学生分为 A、B 两组，A 组学生拿出事先准备好的幼儿园的物质环境卫生资料卡片进行提问，B 组学生回答，答对者得分。

（2）联系实际，B 组学生拿出幼儿园物质环境场景照片，请 A 组学生回答是否符合要求，若不符合要求应如何改进，回答正确者得分。

（3）教师汇总分数，宣布获胜小组，比赛结束。

［总结评价］

（1）幼儿园的物质环境卫生标准有哪些？

（2）判断幼儿园物质环境是否合乎卫生要求，防止安全事故的发生。

实践操作

评析幼儿园的物质环境卫生

选取一所幼儿园，调查该幼儿园设备用具的配置情况，能结合所学内容对其配置情况进行具体分析，发现其中的不合理因素，并提出改进意见。

【操作目的】

幼儿园的设备是组织幼儿开展游戏生活和教育活动的物质前提，各项设备要适合幼儿身心发育的特点，符合一定的卫生要求。通过本实践操作，学生应明确幼儿园各项设备的卫生要求，并掌握在使用这些设备时必须注意的卫生要求。

【操作内容与要求】

1. 本操作项目分小组进行，将班级学生分成 6 ～ 8 人一组。

2. 调查统计小、中、大不同年龄班设备用具的配置情况。

3. 运用统计资料分析各项设备用具的卫生状况，特别关注某些设备用具在教师使用时必须注意的卫生状况。

4. 归纳、总结值得学习的好的做法，并针对存在的问题提出改进意见。

5. 完成见习报告，并在小组或班级交流。

项目小结

幼儿园精神环境是指幼儿园的氛围和人际关系，包括平等和谐的师幼关系、自由愉悦的同伴关系、合作良好的教师关系及和谐融洽的家园的关系。保教人员要热爱幼儿，尊重、理解幼儿，会用科学的方法处理幼儿的一些问题，注重与幼儿之间的情感交流，并帮助幼儿学会如何与同伴交往；教师与教师之间的人际交往会对幼儿的社会性发展产生深刻的影响；幼儿教师要与家长建立和谐融洽的人际关系，双方共同促进幼儿的健康成长。

幼儿园物质环境卫生包括建筑卫生和设备卫生。建筑卫生包括：选择合适的园址，注意场地、房舍布局，室内有良好的采光条件和照明以及通风和采暖设施。设备卫生包括：家具卫生，玩具、教具、文具、书籍卫生，体育设备卫生等。

同步练习

一、选择题

1. 幼儿园环境分为物质环境和（　　）。

A. 社会环境　　B. 精神环境

C. 城市环境　　D. 局部环境

2. 教师要以宽容的态度对待幼儿是指（　　）。

A. 包容他们的违规行为　　B. 忽略幼儿的言行

C. 理解幼儿的言行并悦纳他们　　D. 争取家长配合教育幼儿

3. 适宜的桌椅高差约为幼儿坐高的（　　）。

A. 1/3　　B. 2/3

C. 1/2　　D. 1/4

4. 可以作为幼儿玩具的是（　　）。

A. 钉子　　B. 小钢珠

C. 碎玻璃　　D. 玩具听诊器

5. 以下关于幼儿园玩具的表述，错误的是（　　）。

A. 制作玩具的材料应便于清洁和消毒

B. 玩具表面要光滑，无尖角，以免刺伤幼儿

C. 玩具涂料应该无毒无味

D. 塑料袋、薄质织物袋特别适合幼儿玩耍

二、判断题

1. 新添置的玩具经过消毒处理后方可使用。(　　)

2. 毛皮、布料制作的玩具比塑料、金属等玩具更容易保洁和消毒。(　　)

3. 床长应为幼儿身长加 15 ～ 25 厘米，床宽应为幼儿身宽的 2 ～ 2.5 倍。(　　)

4. 在师幼互动中，教师绝非管理者、指挥者或决策者。(　　)

5. 幼儿使用的纸张应是白色或浅色的，纸张质地要求结实、坚韧、光滑、明亮。(　　)

三、简答题

1. 简述幼儿园精神环境的主要内容。

2. 幼儿园的物质环境包括哪些方面?

3. 桌椅高差会对幼儿的身体发育产生怎样的影响?

四、思考题

1. 如何建立良好的师幼关系?

2. 某幼儿园准备购进一批教具、文具和书籍，请你提出采购要求，并说明科学依据。

学习评价

序号	评价内容	评价标准	学生自评（是 / 否）	分值	得分
1	幼儿园精神环境卫生	1. 知道幼儿园环境的含义及构成 2. 知道幼儿园与家庭、社区等精神环境的联系 3. 熟悉幼儿园精神环境的卫生要求		4	
2	幼儿园物质环境卫生	1. 熟悉幼儿园场地、房舍的卫生要求 2. 熟悉幼儿园常用设备的卫生要求		4	
3	实践操作	评析幼儿园的物质环境卫生，初步具备按要求为幼儿创设健康环境的意识和能力		2	

项目八 特殊儿童的养护卫生

教学导航

教学目标	知识目标	1. 能够说出学前特殊儿童教育的重要意义 2. 能够依据各类特殊儿童的身心特点提出相应的养护卫生
	技能目标	初步掌握各类特殊儿童的鉴别和矫正方法
	素养目标	配合家长做好学前特殊儿童的早期干预工作，塑造人文关怀精神，促进学前特殊儿童的发展
教学方法	情景教学法、任务驱动教学法	
建议学时	6 课时	
实践操作	新入园幼儿预警征象筛查	

知识图谱

- 特殊儿童的养护卫生
  - 视觉障碍儿童身心特点及养护卫生
    - 认识视觉障碍儿童
    - 视觉障碍儿童的身心特点
    - 视觉障碍儿童的养护卫生
  - 听觉障碍儿童身心特点及养护卫生
    - 认识听觉障碍儿童
    - 听觉障碍儿童的身心特点
    - 听觉障碍儿童的养护卫生
  - 智力落后儿童身心特点及养护卫生
    - 认识智力落后儿童
    - 智力落后儿童的身心特点
    - 智力落后儿童的养护卫生
  - 肢体及健康障碍儿童身心特点及养护卫生
    - 认识肢体及健康障碍儿童
    - 肢体及健康障碍儿童的身心特点
    - 肢体及健康障碍儿童的养护卫生
  - 超常儿童身心特点及养护卫生
    - 认识超常儿童
    - 超常儿童的身心特点
    - 超常儿童的养护卫生
  - 实践操作：新入园幼儿预警征象筛查

项目引入

学前特殊儿童是指在发展过程中存在特别需求的 0 ～ 6 岁儿童，包括超常（天才）、低常（智力落后）、品德缺陷（问题儿童）、器官缺陷（盲、聋、肢残）、病弱的儿童等。《“十四五”特殊教育发展提升行动计划》中提出推进融合教育，全面提高特殊教育质量。融合教育融入幼儿园日常教学，能够促进儿童互相接纳，使他们发展潜能、增长知识、获得技能、完善人格，增强社会适应能力，可以最大限度地满足特殊儿童教育需求和社会需求。

任务一　视觉障碍儿童身心特点及养护卫生

案例导入

“迟了，迟了！”面对原本可以由全盲挽救成低视的小奕，盲校的老师惋惜地感叹。今年 9 岁的小奕，先天视力低下，父母怕她有危险，从不让她独自行走。入学后，小奕生活无法自理。经检查，小奕其实存在光感，如果在 0 ～ 4 岁时进行早期干预，最佳矫正视力可以达到 0.05 ～ 0.3（不包括 0.3），这样就可避免因失明而残疾的命运。

知识准备

视觉是儿童感知外界的重要通道，而视觉障碍好比在儿童面前拉上帘子，阻断了这条通道，造成各方面能力限制。融合教育的保教人员应了解视觉障碍儿童的发展特点，早期发现、早期矫治，减少其视力损害与残疾，促进其视觉功能的康复。

一、认识视觉障碍儿童

视觉障碍是指各种原因导致的双眼失明或视力严重低下而影响日常生活和社会参与的情况。视力残疾的鉴别应由眼科医生来做。以下是视力残疾简易的识别方法，可以帮助我们尽早发现视力有问题的孩子。

（一）观察

先天失明的孩子，和正常孩子有着明显不同，很容易分辨出来。对于后天出现视觉障碍的儿童，可以通过日常生活观察发现：眼睛畏光、流泪；经常揉眼、挤眼；看东西眼睛靠得很近或歪头，或只固定地用一只眼睛看东西；行走时对障碍物“视而不见”，不能主动避让；学习时看不清楚远处的物体或阅读小字时有困难；怕强光，易头疼或疲劳。

（二）测试

在适当照明或室外自然光线下，伸出不同数目的手指让被试儿童用单眼分辨。

盲：如果一个人双眼无光感，或者较好眼的最佳矫正视力（佩戴眼镜）小于0.05，则为盲。如果一个人较好眼的视野缩小到以注视点为中心，视野半径小于10°，则不论这只眼的视力如何，也属于盲。

低视力：若一个人较好眼的最佳矫正视力（佩戴眼镜）小于0.3，但大于或等于0.05，则属于低视力。

二、视觉障碍儿童的身心特点

（一）生理特征

视觉障碍儿童由于看不见自己周围的物体，有可能会出现早期身体运动发展迟缓的状况，还会出现特殊动作或习惯，如经常性挤眼、摆动身体、注视灯光和玩弄手指等。视觉障碍儿童早期身体运动发展迟缓和入学后运动不足，会影响其体格的正常发育，为此，在动作发展方面的早期干预就显得格外重要。

微课

视觉障碍儿童的身心特点

（二）心理特征

视觉缺陷使儿童的感知活动受到很大的限制。视觉障碍儿童对事物的感知往往具有片面性，感知速度慢且准确性差。作为代偿，视觉障碍儿童的听觉、触觉、嗅觉能力增强。视觉障碍儿童说话时姿势、体态等方面往往表现异样，略显呆板。有研究显示，视觉障碍儿童存在几个较为显著的人格倾向，如耽于幻想、焦虑、依赖性、自卑感、内疚感等。

语言是思维的工具，视觉障碍会令儿童对概念的形成，特别是比较复杂、抽象概念的形成造成不利的影响，且视觉表象缺少、感性经验贫乏及其他感官的局限性限制了思维能力的自然发展。但经过适当的教育训练，上述缺陷可在一定程度上得到补偿。

三、视觉障碍儿童的养护卫生

（一）视觉障碍儿童的残余视觉训练

1. 第一阶段：光觉、形觉、色觉、立体视觉的训练

训练的目的是建立和强化儿童视觉最基本的功能，主要解决“看得到”和“怎么看”的问题。如手电筒亮光训练可让儿童掌握亮光照射的各个方位及名称；视觉注视训练可训练儿童集中注视并看清固定目标；视觉追踪训练可让儿童的视线跟踪运动的物体；立体视觉训练可指导儿童认识生活中熟悉的物品的方位结构；色觉训练可让儿童认识通电后的不同颜色的灯泡并记忆各种色光。

2. 第二阶段：审视和视觉分辨的训练

训练的目的是训练儿童用视觉观察、分辨精细事物，主要解决“是什么”和“是不是”的问题。如视觉分辨训练可让儿童对实物或图片进行归类比较等；视觉搜寻训练可让儿童从一幅完整的画面中找出其中某一种物体。

3. 第三阶段：眼手协调训练

训练的目的是培养儿童在视觉的引导下，准确地完成某一个动作，做到“眼到手到”“看得见摸得着”。如指导儿童按字母或数字的顺序搜寻连线构成图形、走迷宫、曲线追踪、平面拼图、描图等。

4. 第四阶段：视觉整合练习

训练的目的是使儿童建立完整而清楚的视觉形象。本阶段训练的特点是做到“三个要”，要用眼看、要动脑想和要动手做。

（二）低视力儿童残余视力的保护

对低视力儿童的视力要坚持合理使用、妥善保护的原则。保护低视力儿童的残余视力应注意根据低视力儿童的不同眼疾，改善采光条件，合理安排座位，配备适合的教学用书，选用适宜的助视眼镜，调整学习节奏，并加强跟踪检测。

（三）视觉障碍儿童的听觉训练

对视觉障碍儿童进行听觉训练既可以结合学科教学进行，也可以在课外以游戏的方式进行。

（1）辨声训练：让儿童辨听自然界中的各种声音。

（2）听觉选择训练：让儿童在嘈杂的环境中听某种指定的声音。

（3）听觉理解训练：给儿童讲述一段话，故意将某些词语说得很轻或省略不说，要求儿童根据听到的线索理解整个句子。

（4）听觉记忆训练：可通过让儿童进行听话表演、耳语传话、复述数字等方式来训练儿童的听力。

（5）声音的发射与折射训练：训练儿童能判断原声与回声，判断空间的形状、大小等。

（四）视觉障碍儿童的触觉训练

让视觉障碍儿童了解手的各部分名称，并懂得手的用处和保护手的基本方法。让儿童学会摸、拿、捡、剥、撕等手部操作活动。利用手部的触觉，让儿童对物体的温度、光滑度、质地、形状等进行分辨。通过触觉的训练，培养视觉障碍儿童把触摸到的各种信息整合成完整的一个物体的能力。

（五）对视觉障碍儿童的定向行走能力训练

行走训练包括在别人引导帮助下的行走训练，凭借导盲犬、其他导盲器具的独立行走训练。要教给视觉障碍儿童在不同环境条件下的行走技能：道路行走、上下楼梯、过路口、乘车等。应创造一切有利条件，开展适合视觉障碍儿童的体育活动，如游泳、跑步等，可以提高视觉障碍儿童机体的灵活性，提高视觉障碍儿童的定向和平衡能力，有利于视觉障碍儿童的身心健康和缺陷的补偿。

资料贴吧

《你是我的眼》

这首歌的作者是萧煌奇，正像歌里面唱的一样，他从生下来就是盲人，4 岁的时候做了手术，有了轻微的视觉，可是这种弱视也只持续到了 15 岁。这首歌写得很平实，都是简单的描述，如果他能看得见，他会做一些对我们来说微不足道的事，比如牵着爱的人，比如开车去旅游……音乐为他开启了一扇窗，让他重新找到了失去的光明！歌声诠释了他的心情，让世人听见他无惧黑暗的勇气！当指尖在琴弦上轻轻拨动时，他看清了自己的道路，而生命的乐章也已灿然溢出缤纷的颜色！萧煌奇凭借其卓越才华与乐观态度走到如今，比常人遭遇了多几倍的艰辛。就像萧煌奇口述自传《我看见音符的颜色》一书的序言中说的："对大部分的朋友来说，煌奇当然不只是一个朋友，他更像是一种启示，跌倒了要自己爬起来的启示。"

任务实施

依据不同视觉障碍儿童的身心特点，总结视觉障碍儿童的养护要点，并模拟训练。

训练项目	训练要点
残余视觉训练	
残余视力保护	
听觉训练	
触觉训练	
定向行走能力训练	

任务测评

［活动主题］做幼儿视觉的安全卫士。

［活动目标］正确判断幼儿视力是否健康，掌握视觉障碍儿童的养护卫生。

［建议时间］20 分钟。

［活动准备］

知识准备：通过上网及其他方式查找幼儿视觉障碍相关资料，做好知识储备。

材料准备：将不同幼儿视觉观察的结果做成卡片。

［活动步骤］

（1）将学生分为 A、B 两组，教师将幼儿视觉观察的结果同时呈现在 A 组、B 组学生面前，学生判断是否属于视觉障碍，回答得既对又快的小组每次得 2 分。

（2）教师通过 PPT 展示不同症状的视觉障碍，A、B 两组学生抢答保健要点，答得既对又快的小组每次得 2 分。

（3）教师汇总分数，宣布获胜小组，比赛结束。

［总结评价］

（1）幼儿视觉障碍的表现有哪些？

（2）如何做幼儿视觉的安全卫士？

任务二　听觉障碍儿童身心特点及养护卫生

案例导入

“在西藏时，天地广阔，我感到人太渺小了，渺小得可以说不存在。我在拍摄时，教给那里的人一个爱的手势，取名‘大爱’，感恩帮助过我的人。”这就是小昆，因链霉素中毒导致双耳重度失聪。小昆 5 岁时戴上了助听器，在老师和妈妈的引导下，开始接受语言康复训练。大家像对待健全的孩子一样告诉他发生在周围的一切。小昆顺利地进入普通小学、中学，直至大学，毕业于中央民族大学经济系。他曾做过外企白领，后游学国外，最后选择在北京电影学院摄影系读研，找到了自己的挚爱——摄影，发现了实现自我价值和报答社会的机会。

知识准备

婴幼儿通过听觉反馈后有了言语感知才能学会说话，言语形成又会影响大脑功能和发音器官功能。听力不好影响言语学习，可出现说话迟缓或讲不清楚，直至听觉障碍导致言语障碍。听觉障碍还会影响心理健康，儿童听力缺陷或听力受限常会导致性格变化。幼儿园保教人员只有了解听觉障碍儿童身心特点及养护卫生，才能做好他们的保教工作。

一、认识听觉障碍儿童

听觉障碍是指各种原因导致的双耳不同程度的永久性听力受损，听不到或听不清周围环境声及言语声，以致影响其日常生活和社会参与。听力残疾等级分类标准见表 8－1。

表 8－1 听力残疾等级分类标准

平均听力（dB HL）	听力残疾等级	听力残疾程度分级	听觉障碍表现
26 ～ 40		轻度	对细小的声音难以分辨，如树林风吹声
41 ～ 60	四级	中度	对日常语言有听觉上的困难，与人交谈感到模糊不清
61 ～ 80	三级	重度	对于较大的谈话声、汽车声感到模糊
81 ～ 90	二级	极重度	通常极难感觉到声音的存在
≥ 91	一级		

持教育观点的人将耳聋分为“学语前耳聋”（4 岁前）和“学语后耳聋”（4 岁后）。对听觉障碍的鉴别应通过耳科医生测查听力的方式进行。日常生活中，我们可以通过一些简易的方法识别听觉障碍。如果发现孩子对声音无反应或反应下降，应引起足够重视；如果发现孩子有明显的言语发育迟缓或吐字不清，除关心孩子智力发育和发音器官外，还应注意孩子听力问题；内耳畸形、梅尼埃病等多种疾病可引起听力下降伴眩晕，如果发现孩子常常无故跌倒，须请耳鼻喉科医生协助诊治；中耳炎、耳毒性药物中毒等很多因素可引起耳鸣，往往伴有听力下降；此外，日常生活中，如果孩子听人讲话时喜欢盯着对方嘴巴看，看电视喜欢把音量调得很高，上课时回答问题经常答非所问等，都是听觉障碍的危险信号。

二、听觉障碍儿童的身心特点

（一）身体发育特点

听觉障碍儿童的生长发育水平略低于正常儿童，但整体发展趋势和规律与正常儿童相近。

（二）心理发展特点

听觉障碍限制了儿童语言的发展，而语言发展的缓慢又影响了知觉的发展。视觉及其他感觉对儿童的听觉障碍起到了一定的补偿作用，其中，视觉起了最主要的作用，很多人用“以目代耳”来强调视觉的缺陷补偿作用。3 ～ 6 岁听觉障碍儿童注意的主要特点是无意注意占优势。由于听觉障碍儿童稳定性差，无意注意需要有活动来支持和吸引，因此对听觉障碍儿童的康复活动均以游戏形式为主。在教学中，应利用直观鲜明的具体事物进行教学，利用无意注意，以提高听觉障碍儿童学习兴趣和发展有意记忆。听觉障碍儿童性格特点是脾气倔强，易冲动、好动、独立性差、抽象性差；伙伴范围狭窄，社会交往欠缺，常有自我中心的倾向，缺乏社会责任感和独立感。

三、听觉障碍儿童的养护卫生

（一）听觉障碍的预防及早干预

听觉障碍产前预防措施包括：避免近亲结婚，进行婚前检查；注意孕期养护、检查。婴幼儿期的预防措施包括：不能长期暴露在噪声中，不滥用药物，重视耳科疾病、感染性疾病，注意儿童养护。

听觉障碍早干预对儿童语言意识的建立有着重要影响。日常生活中通过观察和简易的听力测试，可以及早发现听觉障碍儿童。儿童听力筛查的方法有耳声发射、脑干反应测听、多频稳态、声导抗等。如果能在婴儿6个月内及时发现听觉障碍，可进行人工干预，如使用人工耳蜗、助听器等帮助其建立必要的语言刺激环境，则可使语言发育不受或少受损害。医学实践证明，某些听觉障碍可以通过早期的治疗达到完全康复状态，或者通过手术治疗得到较大的改善。

（二）听觉障碍儿童早期教育训练

1. 看话训练

听觉障碍儿童失掉了听觉，也就失掉了最主要的一种言语感知形式，需要“以目代耳”。为此，教师要重视对听觉障碍儿童看话的训练。“看话”的初级阶段只是建立口形与文字的联系，由感知到口形，而回忆起文字表象，再通过译码，由文字表象达到理解。

2. 听觉训练

听觉障碍儿童的听觉训练要经过认识声音、记忆声音、辨别声音、理解声音四个阶段。认识声音：指导听觉障碍儿童利用助听器广泛地感受各种响声，再逐渐引导听觉障碍儿童向记忆声音过渡。记忆声音：记忆是辨别的基础，声音信息反复刺激后在大脑中形成了模样，就是记忆。辨别声音：这是一个非常重要而又相当困难的阶段，可以从辨别频率低、响度大的声音开始，如雷声、鞭炮声、喇叭声等，进而培养辨听言语声调的能力，听觉障碍儿童可以通过反馈作用纠正自身的发音。理解声音：听觉训练的最高阶段是理解声音，在大脑里形成声音的表象。

3. 言语训练

听觉障碍儿童的言语训练主要包括语音训练、语言理解训练和语言表达训练三部分。听觉障碍儿童适合在小集体中学习，教师要积极利用同伴教学模式，并结合使用手语交流法与口语交流法（见图 8－1）。注意，教学难度应尽可能接近普通学前儿童的水平，为听觉障碍儿童接受融合教育做准备。

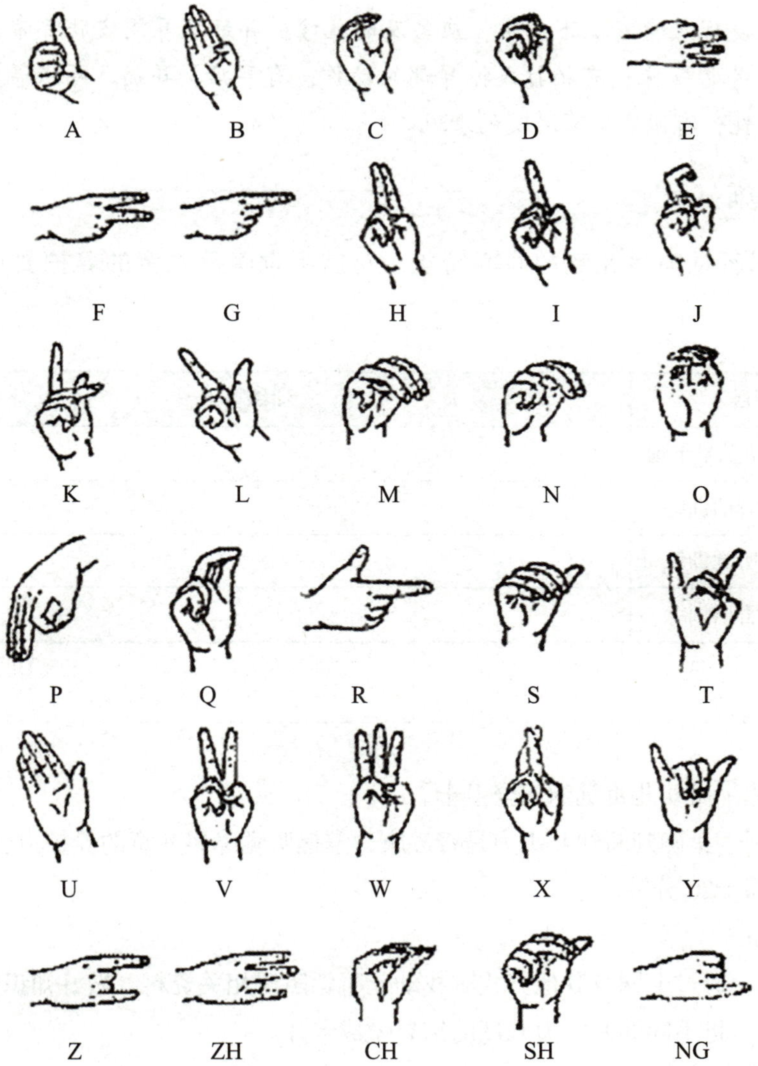

图 8－1　汉语手指字母图

资料贴吧

儿童听力保健知识指导

1. 正确地哺乳及喂奶，防止呛奶。婴儿溢奶时应当及时、轻柔清理。
2. 不要自行清洁儿童外耳道，避免损伤。
3. 洗澡或游泳时防止儿童呛水和耳进水。
4. 让儿童远离强声或持续的噪声环境，避免使用耳机。

5. 有耳毒性药物致聋家族史者，应当主动告知医生。

6. 避免儿童头部外伤和外耳道异物。

7. 儿童患腮腺炎、脑膜炎等疾病时，应当注意儿童听力变化。

8. 如果发现儿童有以下异常，应当及时就诊：耳部及耳周皮肤异常；外耳道有分泌物或异常气味；有拍打或抓耳部的动作；有耳痒、耳痛、耳胀等症状；对声音反应迟钝；有语言发育迟缓的表现。

任务实施

依据不同听觉障碍儿童的身心特点，总结听觉障碍儿童的养护要点，并模拟训练。

<table>
<tr><th colspan="2">训练项目</th><th>训练要点</th></tr>
<tr><td colspan="2">听觉障碍的预防及早干预</td><td></td></tr>
<tr><td rowspan="3">听觉障碍儿童早期教育训练</td><td>看话训练</td><td></td></tr>
<tr><td>听觉训练</td><td></td></tr>
<tr><td>言语训练</td><td></td></tr>
</table>

任务测评

［活动主题］做幼儿听觉的安全卫士。

［活动目标］正确判断幼儿听力是否健康，掌握听觉障碍儿童的养护卫生。

［建议时间］20 分钟。

［活动准备］

知识准备：通过上网及其他方式查找幼儿听觉障碍相关资料，做好知识储备。

材料准备：将不同幼儿听力测试的结果做成卡片。

［活动步骤］

（1）将学生分为 A、B 两组，教师将幼儿听力测试的结果同时呈现在 A 组、B 组学生面前，学生判断是否属于听觉障碍，回答得既对又快的小组每次得 2 分。

（2）教师通过 PPT 展示不同症状的听觉障碍，A、B 两组学生抢答保健要点，答得既对又快的小组每次得 2 分。

（3）教师汇总分数，宣布获胜小组，比赛结束。

［总结评价］

（1）幼儿听觉障碍的表现有哪些？

（2）如何做幼儿听觉的安全卫士？

任务三 智力落后儿童身心特点及养护卫生

案例导入

晴晴班里有位特殊的小朋友乐乐，乐乐很晚才会说话，但家人认为“贵人语迟”，就没有在意。3岁多时，乐乐只会说几个简单的字词，常随地大小便，吃饭也需要家人喂，不然就弄得一片狼藉。4岁多时，乐乐才会说简短的句子。乐乐进了幼儿园就到处乱跑，不遵守规则，晴晴根本无法管理。晴晴建议家长带孩子去医院看看。医生详细询问乐乐父母后，对乐乐进行了相关检查，发现乐乐的智力水平远低于同龄孩子，适应能力也很差，最终乐乐被诊断为智力障碍，需要进行康复训练。

知识准备

一、认识智力落后儿童

智力落后儿童也称弱智儿童，是指智力明显低于同龄正常儿童的发展水平，并伴有一定的学习障碍和适应行为障碍的儿童。到目前为止，全世界大多数国家仍把智商的高低作为鉴定智力落后儿童的主要标准。凡是智商低于70者，就是智力落后儿童。智力落后儿童是特殊教育的重要组成部分。智力落后儿童的鉴别可以按照先筛查后诊断的程序进行，诊断应由专业人员及医生做出。

微课

智力落后及其分级

二、智力落后儿童的身心特点

（一）身体发育特点

目前为止，没有大样本的研究证明智力落后儿童的身体发育与普通儿童有明显的差异。智力落后儿童因发病原因、智力残疾程度的不同，相互之间的差异也较大。如先天性愚型就有特殊的面容：张口伸舌、鼻根扁平、眼距宽等。

（二）心理发展特点

智力落后儿童在认知、情绪、意志、人格特征等方面都有一些不同于正常儿童之处，总体来说，智力落后儿童的心理发展水平普遍较低。

在感知方面，智力落后儿童的感知不敏感，如对大小、形状、颜色的辨别能力明显低于正常儿童。他们对近似音节或形似字的分辨也较困难，如对“戊”“戎”不能正确区分。同时，智力落后儿童的知觉恒常性也比正常儿童差，当把同一事物放到不同的环境中时，他们往往缺乏辨认能力。智力落后儿童感知物体时欠缺好奇心，没有仔细观察和深入了解物体特性的强烈意向和愿望，而只是满足于对事物的一半了解，如智力落后儿童感知图画时，把握不住图片中的内容的主题，造成看图说话十分困难。

在注意力方面，智力落后儿童的注意力容易分散，注意范围狭窄，占优势地位的是无意注意，有意注意发展迟缓，注意的分配与转移也比正常儿童差。他们的注意力常常被色彩鲜艳的事物或其他无关事物所吸引而离开学习时所必须注意观察的事物。智力落后儿童的识记速度缓慢，保持不牢固，遗忘快。他们常采用机械识记的方法记忆学习材料，能较好地记住物体和现象的纯粹偶然的外部特征，却很难记住内部的逻辑联系和关系。

在语言方面，智力落后儿童的语言发展缓慢，理解能力差，多数有言语障碍。

在思维方面，智力落后儿童的思维多停留在具体形象思维阶段，缺乏分析、综合、抽象、概括的能力，很难掌握概念和规则。刻板性是智力落后儿童思维的又一特征，他们很难做到根据条件的变化来调整自己的思维定向和方式。此外，智力落后儿童缺乏思维的独立性和批判性，很难提出与众不同的见解。

在情绪情感方面，智力落后儿童情绪不稳定，体验不深刻；情感外露，比较简单和极端。智力落后儿童在情感控制方面的发展又慢又差。他们的情绪调节和控制能力更多地受机体需要和激情的支配。智力落后儿童的意志品质特点：缺少主动性，难以抑制的冲动性，易受暗示和固执。

在需求方面，智力落后儿童的发展很不协调；多数智力落后儿童以低级的生理需求占主导地位，而高级的精神文化需求发展比较困难和迟缓。原始欲望亢进是智力落后儿童需求发展的又一特点，表现在食欲方面无节制，不良的习惯难以抑制。智力落后儿童不论是生理需求还是社会需求都存在以自我为中心的特点。

三、智力落后儿童的养护卫生

智力落后儿童的干预以教育和康复训练为主，目的是提高其认知、运动、语言和社会适应等能力。父母需要识别孩子正常认知行为发育的基本规律，了解孩子现有的能力和潜力，与医务工作者、幼教老师共同制定合适的干预方法和策略，让孩子主动参与丰富的家庭环境互动，开发孩子自身的潜能。学前教育一般在幼儿园和智力落后儿童家中进行，教育的重点放在运动、感觉技能以及吃、穿、大小便等日常生活能力的训练等方面。

智力落后儿童的康复训练方法很多，比如：

感知能力训练：包括视觉、听觉、触觉、嗅觉和味觉训练，让儿童借着感知能力，了解事物的外形，分辨声音和颜色，然后做出反应，并能将对外界的体验应用于日常生活中，以便适应环境。

动作训练：粗大动作，如俯卧、抬头、竖颈、翻身、仰卧、爬行、独坐、独站、行走、跑步、跳跃等。让儿童能逐渐做到感官与机能配合，动作协调，适当地控制运作的力度和速度，操纵物件和运用工具。精细动作，如大把抓、手指捏、穿珠、写字等训练，在康复训练中让儿童能逐渐做到依据视觉指示做精细而准确的动作。

语言与社会适应能力训练：让儿童能逐渐做到会用目视、微笑等动作表示理解他人说的话，并能用单词、句子来表达自己的愿望和要求。让儿童能逐渐做到与别人友善合作，建立和维系良好的关系，掌握社会认可的一般行为，以便适应社会。

认知能力训练：让儿童能逐渐做到利用视和听认识外界事物，懂得生活常识、自然常识等，并做出正确反应。

生活自理能力训练：主要包括穿衣、进食、个人清洁、如厕等自理能力训练。训练越及时，效果越明显。让儿童能逐渐做到会运用基本的生活自理技巧和步骤，照料个人每天的起居饮食及个人卫生，满足生活上的需要。

资料贴吧

0～6岁幼儿智力残疾分类标准

中华人民共和国国家标准《残疾人残疾分类和分级》(GB/T 26341—2010)，是我国第一个正式发布的关于残疾种类和等级划分的国家标准，标准中将智力残疾（0～6岁）分为四级。

轻度（四级）：患儿发展商（DQ）在55～75分，具有轻度的社会适应障碍，具有基本的生活自理能力，能承担简单的家务劳动。

中度（三级）：患儿发展商（DQ）在40～54分，同时具有中度社会适应障碍，具有一定程度的生活自理能力。

重度（二级）：患儿发展商（DQ）在26～39分，同时具有严重社会适应障碍，常在出生后不久被确诊。

极重度（一级）：患儿发展商（DQ）在25分及以下，同时存在极为严重的社会适应障碍，基本没有独立的生活能力，常常伴随多重障碍，包括运动障碍、日常生活障碍、言语沟通障碍和心理疾病等。

任务实施

依据不同级别智力落后儿童的身心特点，总结智力落后儿童的养护要点，并模拟训练。

训练项目	训练要点
感知能力训练	
粗大动作训练	
精细动作训练	

续表

训练项目	训练要点
认知能力训练	
社会适应能力训练	

任务测评

［活动主题］做幼儿智力的养护者。

［活动目标］正确判断幼儿智力是否健康，掌握智力落后儿童的养护卫生。

［建议时间］20 分钟。

［活动准备］

知识准备：通过上网及其他方式查找幼儿智力落后相关资料，做好知识储备。

材料准备：将不同幼儿智力特点的结果做成卡片。

［活动步骤］

（1）将学生分为 A、B 两组，教师将幼儿智力特点的结果同时呈现在 A 组、B 组学生面前，学生判断是否属于智力落后，回答得既对又快的小组每次得 2 分。

（2）教师通过 PPT 展示不同症状的智力落后儿童案例，A、B 两组学生抢答保健要点，答得既对又快的小组每次得 2 分。

（3）教师汇总分数，宣布获胜小组，比赛结束。

［总结评价］

（1）幼儿智力落后的身心表现是怎样的？

（2）如何做幼儿智力的养护者？

任务四　肢体及健康障碍儿童身心特点及养护卫生

案例导入

晴晴班里的小娟，是一个小时候因车祸而右手残缺的女孩。刚入园时，小娟特别不适应，妈妈离开后显得很焦虑，平时在园中也不愿与其他小朋友玩耍，经常又哭又闹、发脾气，每当有人问她为什么没有右手时，她总是说：“等我长大了，它就会长出来的……”父母对小娟特别溺爱，还多次要求老师给予小娟特殊关照。

思考：你觉得小娟有哪些心理问题？形成这些问题的原因是什么？

知识准备

教育应面向全体，每一个孩子都有受教育的权利。智力正常但有肢体或健康障碍的儿童，需要家长和幼教工作者付出更多努力，通过科学、有效的教育措施改善其残障程度，提高其肢体应有的机能，还要帮助其及时克服消极心理的影响，促使其个性品质向着好的方向发展，提高其社会适应能力，使其长大后能参与社会建设，成为身残志坚的人。

一、认识肢体及健康障碍儿童

肢体障碍，又称肢体残疾，是指因四肢残缺或四肢、躯干麻痹、畸形，导致人体运动系统不同程度的功能丧失或功能障碍。目前，肢体障碍儿童从病源上可以分为神经系统异常、骨骼肌肉异常及先天性畸形等。

神经系统异常主要分为脑性麻痹症（脑瘫）、脊髓灰质炎（小儿麻痹症）、痉挛异态（癫痫）三类。骨骼肌肉异常分为畸形足、脊柱侧弯、幼年变形性软骨炎、成骨不全、幼年性风湿性关节炎、脊髓炎、进行性肌肉萎缩、截肢等。先天性畸形包括先天性心脏畸形、先天性髋关节脱臼以及脊柱裂。肢体障碍儿童残疾程度的划分主要依据残疾对多种动作技巧的影响程度，通常分为轻度肢体障碍、中度肢体障碍及严重肢体障碍。

健康障碍，也称“病弱”，指患有疾病或体质差，包括患有各种慢性病、急性病初愈、严重贫血、营养不良、发育落后的儿童。病弱儿童需要在医教合一的环境中接受特殊的指导和帮助，因此也是特殊教育的对象。

二、肢体及健康障碍儿童的身心特点

儿童期既是智力迅速发展和个性逐渐形成的时期，又是多种心理、行为障碍的好发阶段。肢体及健康障碍儿童更容易出现各种心理问题，心理问题反过来又直接影响肢体及健康障碍儿童身体发育、智力发展和适应能力的学习。

除一些因中枢神经系统损伤而引起的肢体残疾（如脑瘫）会并发智力和感官缺陷外，大多数肢体障碍儿童的智力状况和感知觉、思维、语言、记忆等方面是正常的。但是肢体障碍儿童由于生理上的残缺，可能产生不同程度的心理障碍。较严重的肢体障碍儿童多缺乏生活自理能力，饮食、排泄与起居都需要家长帮助，因此易产生自卑心理和依赖感。大多数肢体障碍儿童从小就受到欺凌、取笑，这会增加他们的挫折感，使他们产生孤独、焦虑、自卑、胆怯等不良适应心理。一些肢体障碍儿童因受到家长的溺爱，往往会形成意志薄弱、迟疑、情绪的稳定性差等特点，表现为性情暴躁、乱发脾气、不听劝告。

病弱儿童由于患有慢性疾病或体质虚弱，会影响他们生活和学习的情绪，也降低了学习的效果，易表现为注意力不容易集中、持久性差、情绪不够稳定。在人格方面，由于人际交往受到一定程度的影响，病弱儿童多有孤僻感、退缩感。因此，对他们要经常进行必要的心理指导。

三、肢体及健康障碍儿童的养护卫生

（一）加强心理辅导

先天肢体障碍儿童在意识形成后，发现自己与健康人的不同，心理会产生“为什么”的疑问，开始进入艰难的心理适应期；后天肢体障碍儿童在生命危险消失后，也会进入“为什么会这样”的心理适应期。这时，建立自信、燃起生命之火是非常重要的。要让肢体障碍儿童和病弱儿童树立乐观、顽强的生活信念和健康的心理。真诚地关心和帮助他们，引导他们正确地分析自己，像张海迪那样热爱和追求生活，做一个有志气的人。

（二）医教结合

肢体障碍儿童、病弱儿童既是受教育的对象，也是医疗康复的对象。对于病残程度较重、正在治疗和康复过程中儿童的教育，保教人员在确定教学内容、教学形式等时，需要征询并在医生的监护下进行。这是肢体障碍儿童和病弱儿童教育明显有别于普通教育以及其他一些类型特殊教育的地方。例如，保教人员要仔细了解儿童的病残史、现状、医院诊断结果、医嘱，并按医嘱来安排教学活动；要将肢体障碍或病弱儿童的姓名、情况报告给校医，请校医监督，出现问题及时处置；要注意观察孩子的病残情况的变化，发现异常要尽快通知家长，或直接带孩子就医。

（三）教学设施和教学具应符合卫生规范

伤病给肢体障碍和病弱儿童带来了活动上的不便。国内外在残疾人经常使用的建筑设施上，都推行无障碍设计。幼儿园应安排有可升降轮椅的专用校车每天接送肢体障碍儿童，配置特殊的教学具，如供坐轮椅儿童使用的专用课桌，供失去上肢的儿童使用的专用书写工具和用脚来控制的自动翻页器等。在融合教育的幼儿园，应配有康复训练室、活动室等专用教室，配备专门的教学设备。

（四）掌握生活和劳动技能

对于许多后天肢体障碍儿童来说，顺利度过适应期之后，他们面临的最重要的任务就是身体功能的重建。保教人员应因人制宜地培养肢体障碍、病弱儿童的生活和劳动技能，使他们学会依靠自身的力量料理个人生活，具备一技之长，长大后能够独立生活。

教育和训练的内容包括三个方面：一是生活训练，培养他们饮食、穿衣、起居等的生活自理能力；对患有脑性麻痹症的儿童还需要进行语言训练来发展语言能力。二是文化课的学习，尤其是对没有智力障碍的肢体障碍儿童，要让他们和正常儿童一样，学习文化科学知识，并具有一技之长，成为对社会有用的人才。三是进行社会适应方面的指导，帮助他们树立与困难做斗争的信心和勇气，培养坚强的意志，克服自卑心理，理智地认识和处理问题，既不要过于放纵自己，也不要强求自己去实现过高的常人也难以达到的目标，保持心理平衡。

资料贴吧

面对肢体障碍儿童，家长应如何做智者？

家长应对肢体障碍儿童充满爱心。肢体障碍儿童不可避免地给家庭带来了经济上和精神上的负担，但家长既不应该把对孩子的爱建立在同情、怜悯之上，也不能因此溺爱、迁就孩子和满足孩子的一切要求，而应该抱着对孩子的高度责任感去爱孩子。

家长要对肢体障碍儿童有耐心。肢体障碍儿童是脆弱的、敏感的，心灵极易受伤害，所以家长要控制好自己的情绪，时时告诫自己要有耐心。

家长要充分了解肢体障碍儿童的特殊需求，在教育中扬长避短，尽量满足他们的学习需求、心理需求以及行动方面的需求。

家长要像对待正常儿童一样对待肢体障碍儿童，对其提出严格的要求。在对待肢体障碍儿童的方式上，不要使孩子意识到他是一个肢体障碍儿童，是一个特殊的人或是一个无能的人。

任务实施

依据不同肢体及健康障碍儿童的身心特点，总结不同肢体及健康障碍儿童的养护要点，并模拟训练。

训练项目	训练要点
加强心理辅导	
无障碍教学设施和教学具的使用	
生活和劳动技能训练	

任务测评

［活动主题］做幼儿肢体的养护者。

［活动目标］正确判断幼儿肢体是否健康，掌握肢体障碍儿童的养护卫生。

［建议时间］20 分钟。

［活动准备］

知识准备：通过上网及其他方式查找幼儿肢体障碍相关资料，做好知识储备。

材料准备：将不同幼儿肢体观察的结果做成卡片。

［活动步骤］

（1）将学生分为 A、B 两组，教师将幼儿肢体观察的结果同时呈现在 A 组、B 组学生面前，学生判断是否属于肢体障碍，回答得既对又快的小组每次得 2 分。

（2）教师通过 PPT 展示不同症状的肢体障碍，A、B 两组学生抢答保健要点，答得既对又快的小组每次得 2 分。

（3）教师汇总分数，宣布获胜小组，比赛结束。

［总结评价］

（1）幼儿肢体障碍的表现是什么？

（2）如何做幼儿肢体的养护者？

任务五　超常儿童身心特点及养护卫生

案例导入

文文的记忆力和检索能力特别强，几乎能做到过目不忘，3 岁时识字量已经超过 2 000。但妈妈说文文做事极其慢。幼儿园的班主任也这样评价文文：文文刚来时表现得特别敏感，总是哭着要回家。现在不喜欢遵守纪律，上课从不举手发言，但不该说时随便发言，影响课堂纪律和教学秩序；喜欢恶作剧；运动能力差，行为表现堪忧。

文文让家长与老师无所适从：他到底是超常儿童还是问题孩子？如何正确对待智力超常的儿童？

知识准备

一、认识超常儿童

超常儿童是指一般智力特别优异，或在某方面具有突出特殊才能的儿童。不同的超常儿童有明显的个体差异，但大多数的超常儿童有一些共同的特征：记忆力强、观察细致、思维敏锐、推理能力强、语言流畅、坚持性好、注意力集中、自信心强、好奇心强、精力十分旺盛等。这些特征也就成了鉴别超常儿童的主要考察因素。我国学者查子秀认为，超常儿童可分智力型、特殊才能型和综合型三类。

智力型：也就是一般智力超常出众，如果用智力测验来测量，智商一般都在 130 以上，或测验成绩高于同龄人平均成绩两个标准差以上。

特殊才能型：如具有数学才能、文学才能、美术才能、音乐才能、舞蹈才能、体育运动才能、组织领导才能、科技制作才能等。

综合型：一般智力发展超常出众，同时兼有某方面的特殊才能。如智商在 130 以上，并兼有杰出的数学、文学或艺术等才能。

对超常儿童的评估和鉴定主要是从智力、成就、创造能力、非学术领域、个性特征或非智力因素等几个方面来进行综合评估。我国的超常儿童一般由家长或教师推荐，其鉴别程序包括主科知识测查、一般智力测验、认知能力测验、特殊才能作品评定、个性品质调查、体格检查等。

二、超常儿童的身心特点

超常儿童的智力发展远远地超过一般同龄儿童的水平。查子秀通过十多年研究，发现超常儿童在认知、情绪、意志、人格特征等方面都有一些不同于正常儿童之处。全面发展的超常儿童在认知方面主要具有以下特点：

（1）认知兴趣浓厚，求知欲旺盛。他们很小就表现出强烈的好奇心，不仅对知识有浓厚的兴趣，而且学习很轻松。

（2）思维敏捷、条理清楚。他们分析、概括能力强，有独立性和创造性，常常有独立的见解，喜欢用新的方法解决问题。

（3）感知觉敏锐，观察力强。他们不易受表面现象所迷惑，善于抓住事物本质，定向迅速而准确，因此常常能发现一般儿童很难发现的问题。

（4）注意力集中，记忆力强。他们能长时间全神贯注地学习或进行某项活动，不易被无关刺激所干扰，同时又能根据活动的需要合理地分配注意力，而且记忆力强、记忆速度快，保持时间长。

（5）进取心强，自信、有坚持性。他们比较自信、好胜，尤其突出的是有倔劲，要想学什么、干什么，非学好或干好不可，尤其是能排除干扰，表现出坚毅、顽强的个性特点。

三、超常儿童的养护卫生

（一）重视早期教育

制订教育计划，进行科学的早期教育。人的智力发展在一定程度上有一个渐进的过程，保教人员及家长要根据孩子的实际能力，制订一套适合孩子身心特点的教育计划，安排的内容既不能太深，也不能太浅，太深的学习内容孩子会因学不会而觉得沮丧，对学习失去兴趣，太浅的学习内容孩子会觉得自己懂了而不感兴趣。

（二）提供适宜的学习环境

在我国，超常儿童根据当地的教育环境，既可在普通学校随班就读，也可在特殊班中学习。超常儿童的教育形式一般说来有两种：一种是正规教育形式，即学校教育；另一种是非正规教育形式，即校外教育。正规教育形式又分三种：一是速成法，即通过提前入学、跳级、单科升级、无学年制、学科竞赛等方法，允许超常儿童跳级和免修某些课程，从而使他们比别的学生早毕业；二是充实法，即运用横向拓宽充实法和纵向加深充实法，在班内外给超常儿童各种机会去探索更深、更广的问题；三是特殊培养法，即专门为超常儿童成立特殊学校或特殊班级，对他们施以特别教育，以促进他们快速发展。非正规教育形式是通过暑期学校、特殊学习中心、社会实践等方式发展超常儿童的智能，使他们得到和谐全面的发展。

（三）创建宽松的心理环境

中外智力超常儿童的成长史都证明了环境对儿童智力发展的重要作用，因此给超常儿童提供能积极动手、动脑的学习环境是至关重要的。作为家长，应创造充满温暖和爱意的家庭氛围，以满足超常儿童的安全与爱的需要，发展稳定的情绪情感；作为保教人员，要帮助超常儿童适应幼儿园和集体生活，形成健康的人际关系。

（四）发展平衡的自我

首先，要培养超常儿童活泼开朗的性格。不能让超常儿童整天只沉浸于自己感兴趣的事，还要让他们多了解周围其他事物，多与人交往，培养活泼开朗的个性。其次，要鼓励超常儿童胜不骄、败不馁，尽可能地发展他们的独立性，让其学会做力所能及的事。最后，正视超常儿童的缺点，有意识地帮助其克服。

资料贴吧

多元智能理论

多元智能理论是由美国哈佛大学教育研究院的心理发展学家霍华德·加德纳（Howard Gardner）在1983年提出的。加德纳从研究脑部受创伤的病人发觉到他们在学习能力上的差异，从而提出本理论。

言语－语言智能指听、说、读、写的能力，表现为个人能够顺利而高效地利用语言描述事件、表达思想并与人交流的能力。

音乐－节奏智能指感受、辨别、记忆、改变和表达音乐的能力，表现为个人对音乐包括节奏、音调、音色和旋律的敏感以及通过作曲、演奏和歌唱等表达音乐的能力。

逻辑－数理智能指运算和推理的能力，表现为对事物间各种关系，如类比、对比、因果和逻辑等关系的敏感以及通过数理运算和逻辑推理等进行思维的能力。

视觉－空间智能指感受、辨别、记忆和改变物体的空间关系并借此表达思想和情感的能力，表现为对线条、形状、结构、色彩和空间关系的敏感以及通过平面图形和立体造型将它们表现出来的能力。

身体－动觉智能指运用四肢和躯干的能力，表现为能够较好地控制自己的身体，对事件能够做出恰当的身体反应以及善于利用身体语言来表达自己的思想和情感的能力。

自知－自省智能指认识、洞察和反省自身的能力，表现为能够正确地意识和评价自身的情绪、动机、欲望、个性、意志，并在正确的自我意识和自我评价的基础上形成自尊、自律和自制的能力。

交往－交流智能指与人相处和交往的能力，表现为觉察、体验他人情绪、情感和意图并据此做出适宜反应的能力。

自然观察智能指个体辨别环境（不仅是自然环境，还包括人造环境）的特征并加以分类和利用的能力。

任务实施

利用实习时间对超常儿童进行调查，并完成访谈记录。

访谈者		时间		地点	
访谈内容	1. 您遇到过哪些儿童超常智力方面的问题？ 2. 您会采取什么办法来养护儿童超常智力？效果怎样？				

任务测评

［活动主题］做超常儿童的养护者。

［活动目标］正确判断幼儿智力是否超常，掌握超常儿童的养护卫生。

［建议时间］20 分钟。

［活动准备］

知识准备：通过上网及其他方式查找超常儿童相关资料，做好知识储备。

材料准备：将不同幼儿智力测评的结果做成卡片。

［活动步骤］

（1）将学生分为 A、B 两组，教师将幼儿智力测试的结果同时呈现在 A 组、B 组学生面前，学生判断是否属于超常儿童，回答得既对又快的小组每次得 2 分。

（2）教师通过 PPT 展示不同才能或智力超常儿童，A、B 两组学生抢答养护要点，答得既对又快的小组每次得 2 分。

（3）教师汇总分数，宣布获胜小组，比赛结束。

［总结评价］

（1）超常儿童的特点是什么？

（2）如何做超常儿童的养护者？

实践操作

新入园幼儿预警征象筛查

【操作目的】

了解新入园幼儿预警征象筛查的内容与方法。

【操作内容与要求】

配合幼儿园保健医生做好新入园幼儿预警征象筛查工作。预警征象适用于0～6岁儿童，在进行健康体检时选取相应的年龄点条目进行测试（见表8－2）。如果儿童体检时不与相应年龄匹配，应采用实足月龄点条目进行检查，如接近下一月龄点（1周之内），可以下一月龄为参考。条目测试采用工作人员与照养人一对一询问的方式，当照养人表述不清时，需要测试者进行详细的解释，必要时可通过现场测试来判断。筛查未通过时，需要采用其他检查工具做进一步的筛查和诊断或转诊到上级医疗机构。

表8－2　预警征象筛查表

年龄	预警征象		年龄	预警征象	
3月	1. 对很大声音没有反应 2. 逗引时不发音或不会微笑 3. 不注视人脸，不追视移动人或物品 4. 俯卧时不会抬头	☐ ☐ ☐ ☐	30月	1. 不会说2～3个字的短语 2. 兴趣单一、刻板 3. 不会示意大小便 4. 不会跑	☐ ☐ ☐ ☐
6月	1. 发音少，不会笑出声 2. 不会伸手抓物 3. 紧握拳松不开 4. 不能扶坐	☐ ☐ ☐ ☐	36月	1. 不会说自己的名字 2. 不会玩“拿棍当马骑”等假想游戏 3. 不会模仿画圆 4. 不会双脚跳	☐ ☐ ☐ ☐
8月	1. 听到声音无应答 2. 不会区分生人和熟人 3. 双手间不会传递玩具 4. 不会独坐	☐ ☐ ☐ ☐	4岁	1. 不会说带形容词的句子 2. 不能按要求等待或轮流 3. 不会独立穿衣 4. 不会单脚站立	☐ ☐ ☐ ☐
12月	1. 呼唤名字无反应 2. 不会模仿“再见”或“欢迎”动作 3. 不会用拇、食指对捏小物品 4. 不会扶物站立	☐ ☐ ☐ ☐	5岁	1. 不能简单叙说事情经过 2. 不知道自己的性别 3. 不会用筷子吃饭 4. 不会单脚跳	☐ ☐ ☐ ☐
18月	1. 不会有意识叫“爸爸”或“妈妈” 2. 不会按要求指人或物 3. 与人无目光交流 4. 不会独走	☐ ☐ ☐ ☐	6岁	1. 不会表达自己的感受或想法 2. 不会玩角色扮演的集体游戏 3. 不会画方形 4. 不会奔跑	☐ ☐ ☐ ☐
24月	1. 不会说3个物品的名称 2. 不会按吩咐做简单事情 3. 不会用勺吃饭 4. 不会扶栏上楼梯/台阶	☐ ☐ ☐ ☐			

项目小结

视觉障碍是指各种原因导致的双眼失明或视力严重低下而影响日常生活和社会参与的情况。视觉障碍儿童的养护分为残余视觉训练、残余视力保护、听觉训练、触觉训练、定向行走能力训练等。

听觉障碍是指人各种原因导致的双耳不同程度的永久性听力受损，听不到或听不清周围环境声及言语声，以致影响其日常生活和社会参与。听觉障碍儿童的干预措施有看话训练、听觉训练、言语训练等方面的早期教育训练，还要做好优生优育，及早治疗可能引起耳聋的病因，做好应对噪声的防护等措施。

智力落后儿童是指智力明显低于同龄正常儿童的发展水平，并伴有一定的学习障碍和适应行为障碍的儿童。康复训练方法包括感知能力训练、粗大动作训练、精细动作训练、认知能力训练、社会适应能力训练等。

肢体障碍是指因四肢残缺或四肢、躯干麻痹、畸形，导致人体运动系统不同程度的功能丧失或功能障碍。健康障碍，也称“病弱”，指患有疾病或体质差，包括患有各种慢性病、急性病初愈、严重贫血、营养不良、发育落后的儿童。对肢体障碍、健康障碍儿童应注意加强心理辅导、医教结合，使用的教学设施和教学具应符合卫生规范，鼓励儿童掌握生活和劳动技能。

超常儿童是指一般智力特别优异，或在某方面具有突出特殊才能的儿童。智力超常儿童的养护应重视早期教育、提供适宜的学习环境、创建宽松的心理环境、发展平衡的自我。

同步练习

一、选择题

1. 视觉障碍的概念内涵是（　　）。

A. 由于各种原因导致双眼失明而影响日常生活

B. 由于视力严重低下而影响社会参与

C. 眼睛看不清远物却看得清近物

D. A、B、C 都包括

2. 下列属于儿童后天视觉障碍日常生活表现的是（　　）。

A. 眼睛瞳孔发白　　B. 经常揉眼、挤眼

C. 行走时对障碍物“视而不见”　　D. A、B、C 都包括

3. 听觉障碍儿童的言语训练主要包括（　　）。

A. 语音训练　　B. 语言理解训练

C. 语言表达训练　　D. A、B、C 都包括

4.（多选题）听觉障碍儿童的听觉训练要经过的阶段包含（　　）。

A. 认识声音　　B. 记忆声音
C. 辨别声音　　D. 理解声音

5. 智力落后儿童的概念内涵是（　　）。
A. 智力明显低于同龄正常儿童的发展水平
B. 有一定的学习障碍
C. 有一定的适应行为障碍
D. A、B、C 都包括

6. 0 ～ 6 岁幼儿智商低于 20 分属于（　　）。
A. 一级智力落后残疾　　B. 二级智力落后残疾
C. 三级智力落后残疾　　D. 四级智力落后残疾

7.（多选题）肢体及健康障碍儿童易产生的心理现象包括（　　）。
A. 孤独　　B. 退缩
C. 自卑　　D. 胆怯

8. 超常儿童的概念内涵是（　　）。
A. 智力特别优异，或在某方面具有突出特殊才能
B. 速算方面具有突出特殊才能
C. 逻辑推理方面具有突出特殊才能
D. A、B、C 都包括

二、判断题

1. 一个人较好眼的最佳矫正视力（佩戴眼镜）小于 0.05 则为盲。（　　）

2. 如果能在婴儿 6 个月内及时发现听觉障碍，可进行人工干预，帮助其建立必要的语言刺激环境。（　　）

3. 3 ～ 6 岁听觉障碍儿童注意的主要特点是有意注意占优势。（　　）

4. 我国在 2006 年《第二次全国残疾人抽样调查残疾标准》中将智力残疾分为五级。（　　）

5. 在注意方面，智力落后儿童的注意力容易分散，注意范围狭窄，占优势地位的是有意注意。（　　）

6. 对于病残程度较重、正在治疗和康复过程中的儿童的教育，教师在确定教学内容、教学形式等时，需要征询并采纳医生的意见，并在医生的监护下进行。（　　）

7. 在有肢体障碍、病弱儿童的幼儿园，只需要有一般性的上课教室即可。（　　）

8. 特殊才能的超常儿童，只是在某一方面表现为智力超常，如数学、体育、创造发明等方面。（　　）

三、简答题

1. 简述视觉障碍的概念。

2. 简述保护儿童残余视力的注意事项。

3. 简述听觉障碍儿童的身心特点。
4. 简述智力落后儿童情绪情感的特点。
5. 简述肢体及健康障碍儿童的身心特点。
6. 简述全面发展的超常儿童的特点。

四、思考题

作为幼教工作者，日常工作中针对不同特殊儿童的养护卫生需要注意哪些问题?

学习评价

序号	评价内容	评价标准	学生自评（是 / 否）	分值	得分
1	视觉障碍儿童身心特点及养护卫生	1. 能准确说出视觉障碍的概念 2. 能列举视力残疾简易的识别方法 3. 能说出视觉障碍儿童的身心特点 4. 能说出视觉障碍儿童的养护卫生要点		2	
2	听觉障碍儿童身心特点及养护卫生	1. 能准确说出听觉障碍的概念 2. 能说出听力残疾等级分类标准 3. 能说出听觉障碍儿童的身心特点 4. 能说出听觉障碍儿童的养护卫生要点		2	
3	智力落后儿童身心特点及养护卫生	1. 能准确说出智力落后的概念 2. 能说出智力残疾等级分类 3. 能说出智力落后儿童的身心特点 4. 能说出智力落后儿童的养护卫生要点		2	
4	肢体及健康障碍儿童身心特点及养护卫生	1. 能准确说出肢体及健康障碍的概念 2. 能说出肢体及健康障碍儿童的身心特点 3. 能说出肢体及健康障碍儿童的养护卫生要点		2	
5	超常儿童身心特点及养护卫生	1. 能准确说出超常儿童的概念 2. 能说出超常儿童分类 3. 能说出超常儿童的身心特点 4. 能说出超常儿童的养护卫生要点		1	
6	实践操作	新入园幼儿预警征象筛查		1	

参考文献

[1] 万钫．幼儿卫生学 [M]．3 版．北京：人民教育出版社，2009．

[2] 梁燕．学前卫生学 [M]．南京：南京师范大学出版社，2017．

[3] 王练．学前卫生学 [M]．北京：高等教育出版社，2011．

[4] 万钫．学前卫生学 [M]．3 版．北京：北京师范大学出版社，2012．

[5] 朱弋红．幼儿园保教实习与指导 [M]．北京：人民邮电出版社，2018．

[6] 王普华，赵翠红．保育员（初级）[M]．2 版．北京：中国劳动社会保障出版社，2011．

[7] 宋文霞，王翠霞．幼儿园一日生活环节的组织策略 [M]．北京：中国轻工业出版社，2012．

[8] 曹慧弟．尊重生命的管理——园长卫生保健工作管理能力的提升 [M]．北京：北京师范大学出版社，2017．

[9] 刘晓颖，陈立，汪苑，等．源头与活水——园长指导保教工作能力的提升 [M]．北京：北京师范大学出版社，2017．

[10] 谭娟，张勇．学前儿童卫生与保育 [M]．西安：西北大学出版社，2015．

[11] 付伟．幼儿卫生学 [M]．上海：上海交通大学出版社，2014．

[12] 潘建明，谢玉琳，马仁海．幼儿照护职业技能教材（初级）[M]．长沙：湖南科学技术出版社，2020.

附录

附表 1　7 岁以下儿童的体重、身长（高）参考值

年龄		男童						女童					
		体重（千克）			身长（高）(厘米)			体重（千克）			身长（高）(厘米)		
（岁）	（月）	−2SD	中位数	+2SD	−2SD	中位数	+2SD	−2SD	中位数	+2SD	−2SD	中位数	+2SD
0	0	2.4	3.3	4.3	45.9	50.5	55.1	2.2	3.2	4.0	45.5	49.9	54.2
	1	2.9	4.3	5.6	49.7	54.6	59.5	2.8	4.0	5.1	49.0	53.5	58.1
	2	3.5	5.2	6.8	52.9	58.1	63.2	3.3	4.7	6.1	52.0	56.8	61.6
	3	4.1	6.0	7.7	55.8	61.1	66.4	3.9	5.4	7.0	54.6	59.5	64.5
	4	4.7	6.7	8.5	58.3	63.7	69.1	4.5	6.0	7.7	56.9	62.0	67.1
	5	5.3	7.3	9.2	60.5	65.9	71.3	5.0	6.7	8.4	58.9	64.1	69.3
	6	5.9	7.8	9.8	62.4	67.8	73.2	5.5	7.2	9.0	60.6	65.9	71.2
	7	6.4	8.3	10.3	64.1	69.5	74.8	5.9	7.7	9.6	62.2	67.6	72.9
	8	6.9	8.8	10.8	65.7	71.0	76.3	6.3	8.2	10.1	63.7	69.1	74.5
	9	7.2	9.2	11.3	67.0	72.3	77.6	6.6	8.6	10.5	65.0	70.4	75.9
	10	7.6	9.5	11.7	68.3	73.6	78.9	6.9	8.9	10.9	66.2	71.8	77.3
	11	7.9	9.9	12.0	69.6	74.9	80.2	7.2	9.2	11.3	67.5	73.1	78.7
1	0	8.1	10.2	12.4	70.7	76.1	81.5	7.4	9.5	11.6	68.6	74.3	80.0
	1	8.3	10.4	12.7	71.8	77.2	82.7	7.6	9.8	11.9	69.8	75.5	81.2
	2	8.5	10.7	13.0	72.8	78.3	83.9	7.8	10.0	12.2	70.8	76.7	82.5
	3	8.7	10.9	13.2	73.8	79.4	85.1	8.0	10.2	12.4	71.9	77.8	83.7
	4	8.8	11.1	13.5	74.6	80.4	86.3	8.2	10.4	12.6	72.9	78.9	84.8
	5	9.0	11.3	13.7	75.5	81.4	87.4	8.3	10.6	12.9	73.8	79.9	86.0
	6	9.1	11.5	13.9	76.3	82.4	88.5	8.5	10.8	13.1	74.8	80.9	87.1

续表

年龄		男童						女童					
		体重（千克）			身长（高）(厘米)			体重（千克）			身长（高）(厘米)		
(岁)	(月)	-2SD	中位数	+2SD	-2SD	中位数	+2SD	-2SD	中位数	+2SD	-2SD	中位数	+2SD
	7	9.2	11.7	14.1	77.1	83.3	89.5	8.6	11.0	13.3	75.7	81.9	88.1
	8	9.4	11.8	14.4	77.9	84.2	90.6	8.8	11.2	13.5	76.6	82.9	89.2
	9	9.5	12.0	14.6	78.7	85.1	91.6	9.0	11.4	13.8	77.4	83.8	90.2
	10	9.7	12.2	14.8	79.4	86.0	92.5	9.1	11.5	14.0	78.3	84.7	91.1
	11	9.8	12.4	15.0	80.2	86.8	93.5	9.3	11.7	14.2	79.1	85.6	92.1
2	0	9.9	12.6	15.2	80.9	87.6	94.4	9.4	11.9	14.5	79.9	86.5	93.0
	1	10.1	12.8	15.5	81.7	88.5	95.2	9.6	12.1	14.7	80.7	87.3	93.9
	2	10.2	12.9	15.7	82.4	89.2	96.1	9.7	12.3	15.0	81.5	88.2	94.8
	3	10.3	13.0	15.9	83.2	90.0	96.9	9.9	12.4	15.3	82.3	89.0	95.7
	4	10.5	13.2	16.2	83.9	90.8	97.6	10.1	12.6	15.6	83.0	89.8	96.5
	5	10.6	13.4	16.5	84.7	91.6	98.4	10.2	12.8	15.8	83.8	90.6	97.3
	6	10.8	13.6	16.7	85.4	92.3	99.2	10.3	13.0	16.2	84.5	91.3	98.1
	7	10.9	13.7	16.9	86.2	93.0	99.9	10.5	13.2	16.4	85.2	92.1	98.9
	8	11.0	13.9	17.2	86.9	93.7	100.6	10.6	13.4	16.8	85.9	92.8	99.7
	9	11.1	14.1	17.4	87.3	94.5	101.4	10.8	13.5	17.0	86.5	93.5	100.5
	10	11.2	14.3	17.7	87.6	94.9	102.1	10.9	13.8	17.3	86.6	93.9	101.2
	11	11.3	14.4	17.9	87.9	95.2	102.5	11.0	13.9	17.7	87.1	94.2	101.4
3	0	11.4	14.6	18.3	88.2	95.6	102.8	11.2	14.1	17.9	87.2	94.6	102.0
	1	11.5	14.8	18.5	88.6	95.8	103.3	11.3	14.3	18.3	87.7	94.9	102.1
	2	11.7	15.0	18.7	88.8	96.3	104.1	11.4	14.4	18.5	87.8	95.3	102.9
	3	11.8	15.2	18.9	89.2	97.0	104.9	11.5	14.6	18.7	88.4	96.0	103.6
	4	11.9	15.3	19.1	89.8	97.7	105.7	11.6	14.8	19.0	89.0	96.6	104.3
	5	12.0	15.5	19.3	90.4	98.4	106.4	11.8	14.9	19.2	89.6	97.3	105.0

续表

年龄（岁）	年龄（月）	男童						女童					
		体重（千克）			身长（高）(厘米)			体重（千克）			身长（高）(厘米)		
		−2SD	中位数	+2SD	−2SD	中位数	+2SD	−2SD	中位数	+2SD	−2SD	中位数	+2SD
	6	12.1	15.7	19.5	91.0	99.1	107.2	11.9	15.1	19.4	90.2	97.9	105.7
	7	12.3	15.8	19.7	91.6	99.7	107.9	12.0	15.2	19.6	90.7	98.6	106.4
	8	12.4	16.0	19.9	92.1	100.4	108.7	12.1	15.4	19.8	91.3	99.2	107.1
	9	12.5	16.2	20.1	92.7	101.0	109.4	12.2	15.5	20.1	91.9	99.8	107.8
	10	12.6	16.4	20.4	93.3	101.7	110.1	12.3	15.7	20.3	92.4	100.4	108.4
	11	12.8	16.5	20.6	93.9	102.3	110.8	12.4	15.8	20.5	93.0	101.0	109.1
4	0	12.9	16.7	20.8	94.4	102.9	111.5	12.6	16.0	20.7	93.5	101.6	109.7
	1	13.0	16.9	21.0	95.0	103.6	112.2	12.7	16.1	20.9	94.1	102.2	110.4
	2	13.1	17.0	21.2	95.5	104.2	112.8	12.8	16.2	21.1	94.6	102.8	111.0
	3	13.3	17.2	21.4	96.1	104.8	113.5	12.9	16.4	21.3	95.1	103.4	111.6
	4	13.4	17.4	21.7	96.6	105.4	114.2	13.0	16.5	21.5	95.6	104.0	112.3
	5	13.5	17.5	21.9	97.1	106.0	114.8	13.1	16.7	21.7	96.1	104.5	112.9
	6	13.7	17.7	22.1	97.7	106.6	115.4	13.2	16.8	21.9	96.7	105.1	113.5
	7	13.8	17.9	22.3	98.2	107.1	116.1	13.3	17.0	22.2	97.1	105.6	114.1
	8	13.9	18.0	22.6	98.7	107.7	116.7	13.4	17.1	22.4	97.6	106.2	114.8
	9	14.0	18.2	22.8	99.2	108.3	117.3	13.5	17.2	22.6	98.1	106.7	115.4
	10	14.2	18.3	23.0	99.7	108.8	117.9	13.6	17.4	22.8	98.6	107.3	116.0
	11	14.3	18.5	23.3	100.2	109.4	118.5	13.7	17.5	23.0	99.1	107.8	116.6
5	0	14.4	18.7	23.5	100.7	109.9	119.1	13.8	17.7	23.2	99.5	108.4	117.2
	1	14.6	18.8	23.7	101.2	110.5	119.7	13.9	17.8	23.5	100.0	108.9	117.8
	2	14.7	19.0	24.0	101.7	111.0	120.3	14.0	18.0	23.7	100.5	109.5	118.4
	3	14.8	19.2	24.2	102.2	111.5	120.9	14.1	18.1	23.9	100.9	110.0	119.1
	4	15.0	19.3	24.5	102.7	112.1	121.4	14.2	18.3	24.1	101.4	110.5	119.7
	5	15.1	19.5	24.7	103.2	112.6	122.0	14.3	18.4	24.4	101.8	111.0	120.3

续表

年龄（岁）	年龄（月）	男童						女童					
		体重（千克）			身长（高）(厘米)			体重（千克）			身长（高）(厘米)		
		−2SD	中位数	+2SD	−2SD	中位数	+2SD	−2SD	中位数	+2SD	−2SD	中位数	+2SD
5	6	15.2	19.7	25.0	103.6	113.1	122.6	14.4	18.6	24.6	102.2	111.6	120.9
	7	15.4	19.8	25.2	104.1	113.6	123.1	14.5	18.7	24.9	102.7	112.1	121.5
	8	15.5	20.0	25.5	104.6	114.1	123.7	14.6	18.9	25.1	103.1	112.6	122.1
	9	15.6	20.2	25.7	105.0	114.6	124.2	14.7	19.0	25.4	103.5	113.1	122.7
	10	15.8	20.3	26.0	105.5	115.1	124.7	14.8	19.2	25.7	104.0	113.6	123.3
	11	15.9	20.5	26.3	105.9	115.6	125.3	14.9	19.4	25.9	104.4	114.1	123.9
6	0	16.0	20.7	26.6	106.4	116.1	125.8	15.0	19.5	26.2	104.8	114.6	124.5
	1	16.2	20.9	26.8	106.8	116.6	126.3	15.1	19.7	26.5	105.2	115.1	125.1
	2	16.3	21.0	27.0	107.3	117.1	126.9	15.2	19.9	26.8	105.6	115.6	125.7
	3	16.4	21.2	27.4	107.7	117.5	127.4	15.3	20.0	27.1	106.0	116.1	126.3
	4	16.5	21.4	27.7	108.1	118.0	127.9	15.4	20.2	27.4	106.4	116.6	126.8
	5	16.7	21.6	28.0	108.6	118.5	128.4	15.5	20.4	27.7	106.8	117.1	127.4
	6	16.8	21.7	28.3	109.0	119.0	128.9	15.7	20.6	28.0	107.2	117.6	128.0
	7	16.9	21.9	28.6	109.4	119.4	129.4	15.8	20.8	28.4	107.6	118.1	128.6
	8	17.1	22.1	28.9	109.8	119.9	129.9	15.9	21.0	28.7	108.0	118.6	129.2
	9	17.2	22.3	29.2	110.3	120.3	130.4	16.0	21.2	29.1	108.4	119.1	129.8
	10	17.3	22.5	29.5	110.7	120.8	130.9	16.1	21.4	29.4	108.8	119.5	130.4
	11	17.5	22.7	29.9	111.0	121.2	131.4	16.2	21.6	29.8	109.2	120.1	131.0

附表 2　身长 49 ～ 103 厘米的儿童体重参考值

身长	男童			女童			身长	男童			女童		
	−2SD	中位数	+2SD	−2SD	中位数	+2SD		−2SD	中位数	+2SD	−2SD	中位数	+2SD
49.0	2.5	3.1	4.2	2.6	3.3	4.0	63.0	5.2	6.5	8.0	5.0	6.4	7.8
49.5	2.5	3.2	4.3	2.6	3.4	4.1	63.5	5.3	6.7	8.2	5.2	6.5	8.0
50.0	2.5	3.3	4.4	2.6	3.4	4.2	64.0	5.4	6.8	8.3	5.3	6.7	8.1
50.5	2.6	3.4	4.5	2.7	3.5	4.3	64.5	5.6	7.0	8.5	5.4	6.8	8.3
51.0	2.6	3.5	4.6	2.7	3.5	4.4	65.0	5.7	7.1	8.7	5.5	7.0	8.4
51.5	2.7	3.6	4.7	2.8	3.6	4.5	65.5	5.8	7.3	8.8	5.7	7.1	8.6
52.0	2.8	3.7	4.8	2.8	3.7	4.7	66.0	6.0	7.4	9.0	5.8	7.3	8.7
52.5	2.8	3.8	4.9	2.9	3.8	4.8	66.5	6.1	7.6	9.1	5.9	7.4	8.9
53.0	2.9	3.9	5.0	3.0	3.9	4.9	67.0	6.2	7.7	9.3	6.0	7.5	9.0
53.5	3.0	4.0	5.2	3.1	4.0	5.0	67.5	6.4	7.8	9.5	6.2	7.7	9.2
54.0	3.1	4.1	5.3	3.1	4.1	5.2	68.0	6.5	8.0	9.6	6.3	7.8	9.3
54.5	3.2	4.2	5.4	3.2	4.2	5.3	68.5	6.6	8.1	9.8	6.4	8.0	9.5
55.0	3.3	4.3	5.6	3.3	4.3	5.5	69.0	6.8	8.3	9.9	6.5	8.1	9.6
55.5	3.3	4.5	5.7	3.4	4.4	5.6	69.5	6.9	8.4	10.1	6.7	8.2	9.8
56.0	3.5	4.6	5.9	3.5	4.5	5.7	70.0	7.0	8.5	10.2	6.8	8.4	9.9
56.5	3.6	4.7	6.0	3.6	4.6	5.9	70.5	7.2	8.7	10.4	6.9	8.5	10.1
57.0	3.7	4.8	6.1	3.7	4.8	6.0	71.0	7.3	8.8	10.5	7.0	8.6	10.2
57.5	3.8	5.0	6.3	3.8	4.9	6.2	71.5	7.4	8.9	10.7	7.1	8.8	10.3
58.0	3.9	5.1	6.4	3.9	5.0	6.3	72.0	7.5	9.1	10.8	7.2	8.9	10.5
58.5	4.0	5.2	6.6	4.0	5.1	6.5	72.5	7.7	9.2	11.0	7.4	9.0	10.6
59.0	4.1	5.4	6.7	4.1	5.3	6.6	73.0	7.8	9.3	11.1	7.5	9.1	10.7
59.5	4.2	5.5	6.9	4.2	5.4	6.8	73.5	7.9	9.5	11.2	7.6	9.3	10.8
60.0	4.4	5.7	7.1	4.3	5.5	6.9	74.0	8.0	9.6	11.4	7.7	9.4	11.0
60.5	4.5	5.8	7.2	4.4	5.7	7.1	74.5	8.1	9.7	11.5	7.8	9.5	11.1
61.0	4.6	5.9	7.4	4.6	5.8	7.1	75.0	8.2	9.8	11.6	7.9	9.6	11.2
61.5	4.8	6.1	7.5	4.7	6.0	7.4	75.5	8.3	9.9	11.8	8.0	9.7	11.3
62.0	4.9	6.2	7.7	4.8	6.1	7.5	76.0	8.4	10.0	11.9	8.1	9.8	11.4
62.5	5.0	6.4	7.8	4.9	6.2	7.7	76.5	8.5	10.2	12.0	8.2	9.9	11.6

续表

身长	男童			女童			身长	男童			女童		
	-2SD	中位数	+2SD	-2SD	中位数	+2SD		-2SD	中位数	+2SD	-2SD	中位数	+2SD
77.0	8.6	10.3	12.1	8.3	10.0	11.7	90.5	11.1	13.1	15.2	10.8	12.7	14.7
77.5	8.7	10.4	12.3	8.4	10.1	11.8	91.0	11.2	13.2	15.3	10.9	12.8	14.8
78.0	8.8	10.5	12.4	8.5	10.2	11.9	91.5	11.3	13.3	15.5	11.0	12.9	14.9
78.5	8.9	10.6	12.5	8.6	10.3	12.0	92.0	11.4	13.4	15.6	11.1	13.0	15.0
79.0	9.0	10.7	12.6	8.7	10.4	12.1	92.5	11.5	13.5	15.7	11.2	13.1	15.2
79.5	9.1	10.8	12.7	8.7	10.5	12.2	93.0	11.6	13.7	15.8	11.3	13.3	15.3
80.0	9.2	10.9	12.9	8.8	10.6	12.3	93.5	11.7	13.8	15.9	11.4	13.4	15.4
80.5	9.3	11.0	13.0	8.9	10.7	12.4	94.0	11.9	13.9	16.1	11.5	13.5	15.6
81.0	9.4	11.1	13.1	9.0	10.8	12.6	94.5	12.0	14.0	16.2	11.6	13.6	15.7
81.5	9.5	11.2	13.2	9.1	10.9	12.7	95.0	12.1	14.1	16.3	11.8	13.8	15.9
82.0	9.6	11.3	13.3	9.2	11.0	12.8	95.5	12.2	14.3	16.4	11.9	13.9	16.0
82.5	9.6	11.4	13.4	9.3	11.1	12.9	96.0	12.3	14.4	16.6	12.0	14.0	16.1
83.0	9.7	11.5	13.5	9.4	11.2	13.0	96.5	12.4	14.5	16.7	12.1	14.2	16.3
83.5	9.8	11.6	13.7	9.5	11.3	13.1	97.0	12.5	14.7	16.8	12.2	14.3	16.5
84.0	9.9	11.7	13.8	9.6	11.4	13.2	97.5	12.7	14.8	17.0	12.4	14.4	16.6
84.5	10.0	11.8	13.9	9.6	11.5	13.3	98.0	12.8	14.9	17.1	12.5	14.6	16.8
85.0	10.1	11.9	14.0	9.7	11.6	13.4	98.5	12.9	15.1	17.2	12.6	14.7	16.9
85.5	10.2	12.0	14.1	9.8	11.7	13.5	99.0	13.0	15.2	17.4	12.8	14.9	17.1
86.0	10.3	12.1	14.2	9.9	11.8	13.6	99.5	13.1	15.4	17.5	12.9	15.0	17.3
86.5	10.4	12.2	14.3	10.0	11.8	13.7	100.0	13.3	15.5	17.7	13.1	15.2	17.4
87.0	10.5	12.3	14.4	10.1	11.9	13.9	100.5	13.4	15.7	17.8	13.2	15.3	17.6
87.5	10.5	12.4	14.6	10.2	12.0	14.0	101.0	13.5	15.8	18.0	13.3	15.5	17.8
88.0	10.6	12.5	14.7	10.3	12.2	14.1	101.5	13.6	16.0	18.1			
88.5	10.7	12.7	14.8	10.4	12.3	14.2	102.0	13.8	16.1	18.3			
89.0	10.8	12.8	14.9	10.5	12.4	14.3	102.5	13.9	16.3	18.5			
89.5	10.9	12.9	15.0	10.6	12.5	14.4	103.0	14.0	16.5	18.6			
90.0	11.0	13.0	15.1	10.7	12.6	14.5							